福建民国时期中医学校教材丛刊

——厦门国医专门学校卷·第三册

总 主 编　李灿东　苏友新
执行主编　陈　苹　王尊旺　陈建群

全国百佳图书出版单位
中国中医药出版社
·北　京·

本册目录

藥物

《药物讲义》引言

《药物讲义》为私立厦门国医专门学校教材之一，吴瑞甫撰，现存油印本，封面题“药物”两字，版心题“药物课外读物”“药物学讲义”，本书以此为底本影印。此讲稿为未定稿之作本，且有残缺，仅存三万余字，内容较为散乱，未成系统，但可以看出吴瑞甫力求从中西医学两个角度讲解传统中药。例如第一章药物课外读物选章次公《论麻黄、杏仁、厚朴之定喘》，该文既以中医传统理论为本，又借助西医药理学来解释麻黄、杏仁、厚朴定喘机理，“近世西洋从麻黄中提出有效成分爱非特林（亦名麻黄精），主要功用在治气管炎喘息”。第二章药物学讲义介绍每味中药时既有性味功用、主治用量等传统中药理论，又有西医药理学、生理学内容，如肉桂“入胃能使胃液及唾液之分泌增加，振起其消化机能”。第三章则选摘了《神农本草经疏》中传统药物配伍理论经典文献。本讲稿体现出中西医学兼容并包之意，惜其为未竟稿，但零金碎玉，片羽吉光，有缘者得之皆自有会心处。

藥物課外讀物　　晉陵下工

大蒜之研究

別名　葫　葷　天師葫

基本　係屬百合科蒜之球根

形態　本草綱目家蒜有二種，根莖俱小而瓣少，辣甚者，此小蒜也。根莖俱大而瓣多，辛而帶甘者，大蒜也。

蒜為兩國所栽種。多年生草本。具氣臭烈，地下有大鱗莖，謂之大蒜，供藥用。葉則類水仙，細長而扁，若丹頂尖。夏月于葉間抽花軸。類似葱花之白色小花，作繖形花序排列。後結球形之實。莖之外皮作淡紅色。鱗生六七瓣。作蒜瓣狀。葉枯時採擷大蒜，將莖相連成束懸空中。

成分　含有揮發性之含硫物及大蒜油。

效能

本草謂辛温有毒。治霍亂腹中不良。葉亦能治中冷。霍亂及時氣温病。上載瘧疾。大約其作用亦外科瘡、癬疾發也。

單方

腹膨大，叩之如鼓鳴者，用大蒜去根皮。裹綿使濕，放入肛門，冷則易之。以此數次，大便不通之病，亦可用此法。血痢不止。用大蒜搗如泥，作成厚二分許、大一寸四分，貼于腳底。懸雞眼者，用大蒜搗碎。貼局部，每日取換。隔日用灰洗。陰門搔癢，則大蒜並湯時時洗之。

荷蘭藥鏡曰：蒜根味辛熱，刺激有不佳之臭味。為何腸及手肌膚，則皺腫發泡。吐根含硫磺之揮發油。內服之，其氣鑽透。迅達全身，稀釋疏解。排泄發汗，利小便。惟乾則油氣消失，并不致加益。小兒則衛動血液。凡草質、泡

弱者尤易觸動，其液蒸發，刺激各部，或多血此熱，

而生燃熱症。故用之有害。惟一切寒性粘液質人之虛冷

症，用之良佳。

此根又為殺虫良藥。殺蛔虫、蟯虫，尤能驅蟯虫。取根之扁

切者，二三片，不須嚼碎，空心嚥下。或浸水服，或細剉，用水

或乳汁送下。或乳汁煮服。或細剉，摻於飲食物中食之。

此根用於諸藥，固效之虫病後，將與驅泄而出，勝于各

種苦味殺虫藥。

小兒虫症，用此根搗爛，取一盎斯（即一英兩），浸入乳汁十二盎斯內，

空心服二盎斯，至四盎斯。或置乳汁中煮之，加糖，使甘美可口。

每次服一二碗。能殺虫驅泄於大便中。或用此根水煮，搗爛成泥，貼

臍及胃部，亦下虫。

絛虫用此根三个，剉細，每日空心用茶湯或冷水送下。連服數

日。則其臭氣鑽透刺激蟯蟲，且增其之蠕動，致蟯蟲不能吸附于腸而隨大便泄下。

或云旬于七日中。服大蒜二三次。至四次，後服下劑，則蟲可有減容。

朝服大蒜二三个。十日而下絛蟲者。

一男子患絛蟲諸症多年，服大蒜六個月，一朝下死蟲甚多而愈。惟服此時宜時時兼用瀉劑，將蟲驅除。蟯蟲搗此根進腸中，用其蒸氣時時薰肛門。則蟲死下泄。

藥物講外讀物

論麻黃杏仁厚朴之定喘

章次公

其氣逆而上行，衝之而氣急。喝々而息數，張口抬肩，攝身滾肚。是爲喘也。見（傷寒明理論）喘之成因亦多矣。其病與本章無干者，皆略而不言。今茲所論，則爲世俗所稱之痰喘、濕痰喘者。或因痰而喘，或喘則生痰。其間病因雖異，証則略同。辨之不清，藥所以致不佳。治醫十年，痰飲一門，自謂有得。顧一年前，曾治此症，亦嘗各以藥試病之蹤，過後思量，良用愧恧。當日所處方劑，彷彿億之，爲錄于後。

朱先生，痰喘有年，遇寒則發。病作時，喉中吼々有聲，氣息窒礙，胸脘苦悶。處方當溫肺，以化痰飲。仲景小青龍湯，莫妙于此。

麻黃示　白芍示　五味示　淡干姜示　川桂枝示　甘草不　細辛樣

半夏罘

上藥凡三劑，病雖略瘥，而大勢不良，以為病重藥輕，乃更製方。麻黃加至三錢，細辛加至三錢，更增三錢附子。藥二服，病勢視前略減，而康健未能恢復。然愚畢竟聰明人也，五進小青龍，而痰喘不除，寧敢湯然迎風，一往直前。于是廼推敲其究竟，因悟及病者嗜烟酒，好膏肥，濕熱痰必盛，咳病當蓋由根祛痰，緣改擬一方。藥五服，斯病影鬆退。然小青龍只能治痰喘之標，非根治之法。今從葶藶瀉，直搗巢穴。川朴一錢 半夏二錢 細辛一錢 茅山朮二錢 萊菔子 杏仁 藥二服，痰去喘平，起坐如常矣。蓋僕嘗有此經驗後，稽覆古籍，兼參西說，再以管見，恍然有悟。夫朱君喉際咻咻痰聲，兼有喘促，是喘促之來，正因痰涎壅塞，阻肺之道路，障礙呼吸之故。痰為病之主因，喘為病之副證。治療當以祛痰為先，不當以定喘為亟。麻黃之主要功效在定喘，故第一方用之無效。然三服小青龍病亦見減輕者，誠以原方有桂枝 細辛 半夏 亦能袪痰，用之治因痰而喘，不能立時見效則有之，用之立生他變則未必耳。

余君之喘，既因痰而喘，昔第二方側重燥濕袪痰，故能奏效。吾從此將解仲景喘家作桂枝湯加厚朴杏仁之理。東洞先生類聚方謂此方治桂枝湯證而胸滿微喘者，其意以去滿之功歸諸厚朴，絕不認朴有定喘之故。東洞先生學說特長，知辨證用藥，而其失則在於物義，讀東洞書者宜知之。燥其濕則痰自除。吾又懷疑及時医治此等證，恒用蘇杏二陳合三子養親，參桂朮甘亦能奏功之理。可知治病當以病為主，有此病用此藥，但問其藥是否有效，不必仲景方、後世方、蘇派方之成見，應一概破除矣。

附時方之治痰喘處方式

新寒引動痰飲，漬之于肺，咳嗽氣急，又發形寒怯冷，苔薄膩。

藥物課外讀物　十一　夏門周召[illegible]文

脉弦滑，仿金匮痰饮之病，宜以温药和之。

桂枝　云苓　白术　杏仁　炙草　半夏　橘红　远志　苏子

旋覆花　莱菔子　鹅管石　挟痰多者加白芥子

然则厚朴定喘之学理究竟如何。曰厚朴之定喘为间接作用。直接在能祛痰。考日本长井药理学课学博士言。中国产厚朴挥发性芳香挥发分，镇咳祛痰作用。并与远志同一挥发性芳香性结晶体，又考之久保田晴光药物学讲义。凡挥发油类之药品，均有祛痰作用。凡祛痰用挥发油类内服时，用通常量虽不现吸收作用。然其一部则自肺排出。有稀释粘液，使痰容易咯出之功效。然则古籍谓苍术厚朴有燥湿祛痰之用，殆以此也。

复次当论麻黄。麻黄本经则称其治欬逆上气。后世论定喘之药，麻黄首推。麻黄近世西洋从麻黄中提出有效成分，然非特林（亦名麻黄精）主要功用在治气管支喘息。按喘息原因，虽有种种，然不论其原因如何，主症候总不外乎气管支筋之痉挛。爱非特林能使痉挛之气管支弛缓，气管支弛缓之后，则腔径阔大，而气喘自平。吾友张伯瑜医师为述返国后德意志医界不特尝用麻黄之治气管支喘息，并有人能用华方以治气喘当者。其师某当任职上海宝隆医院时，则有手订治疗气喘之华方。且将药品餽诸西式药铺，以备不虞之需，其中亦麻黄，并知恪遵古法，先煎去沫，亦趣闻也。方如下

麻黄八分（先煎去沫） 白果三粒 炒莱菔子（五分） 款冬花（钱） 半夏（钱）

杏仁（钱） 川贝母 紫菀（钱） 甘草八分

按此方麻黄之定喘，其适应症为气管支喘息。所谓气管支喘息者，以国医病名与之对照，实难确切。德人手订之华方，原为气管支喘息而设，然亦以气喘为言者。盖治用普通社

會对喘症之籠統稱謂耳。要之，欲求使用藥品之無錯誤。則氣管支喘息之病理。不得不有相當之了解。之采關于氣管支喘息之本態。有種種學說。主要者(一)橫隔膜之强直性痙攣說。但現今借X光線之力。于病發作時。檢查橫隔。仍然運動。故以說依舊失敗。(二)細小氣管支粘膜之急性腫脹則脈運動神經及分泌神經之變調。(三)細小氣管支之痙攣。現今一般學者。贊成第三說。即氣管支筋之痙攣。並同時並見粘膜之急性腫脹。血管之擴張與因滲出而起氣管支粘膜之腫脹。蓋起氣管支腔之狹窄。三為喘息之本態。氣管支喘息。又可稱為神經性喘息。夫氣管支之血管及筋肉。皆受植物性神經之支配。夫植物性神經之領域。厥為交感神經與副交感神經。此二者互相拮抗。互相牽制。治生理學者。類能言之。交感神經副交感神經二分布于府藏器。交感神經司弛緩氣管支滑平肌。以及粘液痰汁之分泌。副交感神經則司促進氣管支滑平肌之緊張而縮氣管支及粘液痰汁之分泌。氣管支喘息之原因。雖有種種主症候。總不外氣管支痙攣。前已言之。氣管支之所以痙攣。非交感神經麻痹。則副交感神經興奮。氣管支喘息用麻黃所以奏效之理由。即在于非特於用于氣管之痙攣時。由交感神經末梢之刺激。及肌肉之麻痹而已。痙攣之氣管支得以弛緩。于是呼吸困難得以緩解。况刺激交感神經末梢之後。血管得以收縮。同時急性之粘膜得以減退。……吾人于氣管支喘息之病理。麻黃奏效之理由。了然于心。從可知麻黃之治喘息以氣管支痙攣為鵠的。喘息而氣管支不痙攣者無用麻黃之必要。

冬姓第一案多年痰喘。遇寒則發。此症實則西医籍中之慢性氣管支炎。慢性氣管支炎。氣管並無痙攣。麻黃非外因之類。然而緩小青龍亦病難療者。使知其種之病是慢性氣管支炎與氣管支喘息並發性。須慮黃發氣管痙攣、得以認識積大之熱，不能斷為痰之表證，其後以化痰為主。是為療治之法。故取其要述。

讀者雖十歲尚應有是病之作用，使知慢性氣管支炎之主因在痰。急性氣管支喘息者主病在喘，喘者。得欲求治潤二法之要療。倘以二證之鑑別，治療當有深切之意。

慢性氣管支炎之喘息與神經性喘息之異點：慢性氣管支炎續發之喘息。由細小氣管支因炎症粘膜生腫脹。氣管支壁痙攣。由之呼吸不能暢快而現喘息症狀，是之為神經性並常有咳嗽咯痰之合併症。

神經性喘息，系細小氣管支之痙攣，並同時發現黏膜之急性增減，致氣管支痙攣，而喘息作焉，是為一時性的，且

為發作之際，發時症狀甚劇烈。但並無咳嗽，寧氣喘獨平時，為
咳而咯痰。

或曰：上列二種之病理症狀甚為詳盡。爾後吾人于此二症之命名，將捨西人之喘鳴耶？抑以固有之病名稱之？且慢性之氣管支炎，與神經喘息，在西醫有聽診上之鑑別。甲醫無此等手續，則將如何？——答曰：二症在我國醫家無嚴格之病名。無已，慢性氣管支炎，姑以「咳嗽」稱之。其發作之劇者，亦可以「痰喘」稱之。氣管支喘息，可以「哮喘」稱之。前賢論「痰喘」，其喘必有痰聲；「哮喘」則呼吸急促而無痰聲。因醫者診斷，全恃四診，雖無聽診之助力，而辨症精詳，經驗豐富，亦殊能應付一切。例如「痰喘」、「哮喘」，其喘之聲息，正自不同。「痰喘」之喘聲，其人喉際呼吼作响，其病若是痼疾，喘病雖平，其人偶一呼吸，必聞有徐徐之音；若哮喘則聲隨喘止，喉中不留有任何声息。且二症之來路，亦迥然

有異。病痰喘者。每多嗜好烟酒。氣管支日受烟酒之刺激。因而發炎。于是粘膜分泌液增多。此名為痰。病劇者。恒經年不愈。輕者亦頻發于秋冬之際。「痰喘」近世每以「老痰飲」混稱之。痰飲蓋謂其嗜好烟酒。濕甚生痰。「老」則謂其病之纏綿不易愈焉。至若「哮喘」之起因。則因人而異。麻疹、便秘、鼻病、職業、酷暑烈寒之侵襲。心身之感動。均能誘發本病。更有某種特殊之臭味。其人不宜嗅覺者。如煤烟熱油漆氣之類。更有某種食品。病人以為發物而禁忌者。如黃魚麥粉葱酒之類。至其病之發作。亦各個不同。有年餘一作者。有一月二三作者。有一日二三度發者。更有多于夜間發病。此亦為普通之事矣。

「痰喘」之病根若氣管支業有炎症。「哮喘」之病根。是皮相物性神經之一種。吾人身上之一症。其根據遠而之病理。關聞之詳察，雖因症施治，庶幾其不錯矣。

小孩之頓咳，俗名蝦蟇咳，即西醫所謂百日咳。始則黏膜發炎，終則入於痙攣期。有時並發痙攣性咳嗽發作，古方治此病，亦有用麻黃者。如鸕鶿涎丸。古人謂本病由於風寒伏肺。麻黃能宣利肺氣故治之。實則麻黃之治此病，亦不外抑制痙攣而已。或曰麻黃之用在弛緩氣管痙攣，詮開命矣。

小兒痧子後，每見氣急鼻扇，以麻杏石甘湯為要方。例小孩痧子後氣急鼻扇，亦屬之氣管痙攣乎？答曰非是。小孩痧子後氣急鼻扇，是卡答性肺炎，況且肺循環每多鬱血，鬱血之結果，呼吸發生困難，故鼻翼乃為之扇動。西醫恆用強心劑療治，使肺循環鬱血。

大論汗出而喘無大熱者，可與麻黃杏仁甘草石膏湯。近賢惲鐵樵氏傷寒輯義，按以為「麻黃杏仁甘草總非有汗之病可服本條經文。似當作無汗而喘大熱者。則無疑義矣。

惲氏此說。殆只為一孔之見。想是經驗太少之故。自汗出身無大熱之喘息。吾人平日臨症不時遇之。蓋為肺循環鬱血或氣管支喘息。總以麻黃為主藥。而以他藥副之。病無不愈。宗人太炎先生論肺炎之治。喉咳嗽發熱喘息不甚者。無汗宜小青龍加石膏湯。有汗宜麻杏石甘湯。何嘗以有汗而禁絕麻黃不用。故凡以有汗無汗定麻黃去取。殊不盡麻黃之用。其失蓋與惲氏同矣。

麻黃定喘之效。已如上述。今當申論杏仁矣。杏仁者非定喘之藥也。呼吸鎮靜藥而已。杏仁主成分則為精酸。有鎮靜呼吸中樞之效。病者當呼吸困難時。用之能使呼吸安靜。精酸有麻醉作用。故本經謂其主欬逆上氣。下氣。杏仁既為呼吸鎮靜藥。則呼吸困難之來源。須先事討然後應用本品庶幾無誤。呼吸困難之來由。大別之可分為二。
(一)呼吸性困難。(二)血行性呼吸困難。呼吸性呼吸困難者。乃呼吸運
動及空氣進入有障礙之症候。例如因胸腔蓄水。肺臟被壓迫。
或因患肋膜痛。肋膜間神經痛等而起呼吸運動。神經或因橫膈
膜之痙攣。及麻痺等而起呼吸障礙。或者因氣道之窄狹。肺臟
中之分泌物。血液等之蓄積。或因肺臟之病變等所起之呼吸障
礙皆屬之。血行性呼吸困難者。乃因循環之原因。肺臟起血行障礙。
或血液起變性時。例如中毒時血液失其攝取養氣之能力。或其他又
如腦之血行起障礙灌流。呼吸中樞之血量。不充分等時。主要皆因血
行起障阻而起之呼吸困難。凡治療呼吸困難。務必除去其原因。
方為根治之法。如其病因為血行性時。則不得不用對血行路有
作用之藥品。杏仁用于咳等病僅為副藥。所以麻杏石甘湯杏仁
與麻黃同用。麻黃能亢進血壓。除去肺臟循環鬱血。是為麻

藥物課外讀物　(麻黃)七　厦门国医专门学校

因治療杏仁則能鎮靜呼吸中樞，使病者減除苦悶，是為对証治療。古人于喘從浮腫，有用杏仁為治此。此对因胸腔若因水壓迫肺臟，于是呼吸困難，此等病用杏仁，亦是治標之法。然東洞先生從傷寒金匱考徵藥效。所謂杏仁主治胸間停水。此未免有本末倒置之譏矣。故凡胸間停水以致喘滿者，當以治水為主，杏仁只為副佐。準以上之說，杏仁之呼吸困難以及喘咳，僅為此等病之佐藥，而不可認作此等病之主藥明矣。

结論

喘家之用厚朴目的在袪痰，袪其痰則呼吸不致障碍而氣喘自平。故厚朴之適應証為痰喘。各家之用麻黄目的在弛緩氣管支痙攣，減退粘膜急性腫脹，于是呼吸無所阻礙，而氣喘自平。故麻黄之適應証、為氣管枝痙攣喘小兒鼻病等。至于杏仁是鎮氣管枝痙攣喘小兒鼻扇等皆副用為副藥，其目的在鎮靜呼吸中樞，使病者暫時減去苦楚。其作用為对證的一時性治法。

藥物學講義

（强壯藥）

植物　人蔘

屬五加科。高多年生草。幼年一莖生三葉。二年生二複。每枝生三葉。三四三、三三複五葉。莖高達二尺餘。葉為掌狀複葉。頂生輪葉。花小作淡綠色。五月頃開花。頂以五加科之繖形花序排列。實為扁平形。綠色。熟則呈紅色。中有種子二箇。選物學粹見、

名 人蓡　高麗參　並參。

地 高麗　我國　美國　日本

狀 人參產高麗者頗多。故其形狀亦頗多種。但一般則以頭似人形者為最貴。其最佳品。並不在根之大小。以作雞腿形。或人形。質重呈黃色。內部溫潤。稍透明。味甘而微苦者為上。（新本草目）

時 秋冬之交。音臤壹。百臤壹入百。宜臤。

性味　甘温平微苦

功用　本經療腸胃中冷，心腹鼓痛，胸脇逆滿，霍亂吐逆。調中止消渴，通血脉，破堅積。別錄主五勞七傷，虛損痰弱，止嘔噦，補五臟六腑，消胸中痰，治肺痿及癇疾，冷氣逆上。凡虛而多夢紛紜者宜之。甄權止煩躁，變酸水。

主治　男婦一切虛證，肺胃陽氣不足，惡心呃吐，滑瀉久痢，心悸怔忡，小便頻數，脫血症，婦人血崩。

入藥部分　根。

禁忌　陰虛火旺，咳嗽喘逆，血壓高而熱，有汗者，心下痞鞕而非執能食濕者，痧痘癰毒欲出未出者，但熱悶而不見虛者，均不可用。

近世應用　補元氣，益血生津，安五臟，寧神益智

藥物學講義

人參（强壮劑）

原植物　屬五加科。為多年生草。初年一莖生三葉。二年生二枝。每枝生五葉。三四年生三枝五葉。莖高達二尺餘。葉為掌狀複葉。七葉輪葉。花小作淡綠色。有五瓣。類似五加花。作繖形花序排列。實扁平。初綠色。熟則呈紅色。中有種子二三。（一植物學講義）

釋名　人薓。高麗參。血參。

產地　高麗　秦國　美國　日本

形狀　人參種類頗多。故其形狀亦有種々。但一般則以類似人形者為貴。其最佳品並不在根之大小。以作雞腿形。故人形々質重。呈黃白色。內部溫潤。稍透明。味甘。稍有苦味者為上。（一綱本草目）

采時　秋冬采者堅實。春夏采者虛軟。

藥物學講義

性味　甘溫平微苦

功用　利膈，療腸胃中冷，心腹鼓痛，胸脅逆滿，霍亂吐逆，調中，止消渴，通血脈，破堅積，強記，主五勞七傷，虛損痰弱，止嘔噦，補五臟六腑，消胸中痰，治肺痿及癇疾，冷氣逆上，凡虛而多夢紛紜者宜之。

主治　甄權：止煩躁，變酸水。男婦一切虛證，肺胃陽氣不足，惡心嘔吐，滑瀉久痢，心悸怔，小便頻數，吐血血病，婦人血崩。

入藥部分　根。

禁忌　陰虛火旺，咳嗽喘逆，血壓高而脈有力者，心下痞，而非機能衰減者，新痘疹欲出未出，但熱而不見點者，均不可用。

近世應用　補元氣，益血生津，安五臟，寧神，益智

用量 一錢至五錢

配合 参附湯：人参 附子 陰陽氣血暴脱。

人参湯：人参 白朮 乾姜 桂枝 炙甘草 中焦陽虚之胸痺及虚多热少之挟热而利，心下痞鞕，表裏不解。

生脉散：人参 麦文冬 五味子 热傷元氣、氣短倦怠，口渴出汗，昏厥脉絶。

四君子湯 人参、白朮、茯苓、甘草，脾胃虚弱，嘔吐泄瀉，食少、肢困、脉象細軟。

前代記載 宏景曰：人参為药切要，与甘草同功。

好古曰：人参甘温補肺之陽，泄肺之陰，肺受寒邪，宜此補之。肺受火邪則反傷肺，宜以沙参代之。

王綸曰：酒色过度，損傷肺腎。陰虚火動，勞嗽吐血、咳血等證勿用之。盖人参入手太陰能補火，故肺受火邪者忌之，若誤服参，者甘温之剂，则病日增，服之过多，则死，不可治，盖甘濕助氣，氣屬陽，陽旺則陰愈濇，惟宜苦寒之药，生血降火。老人不識，往往服參耆為補而死者多矣。

肉桂（强壯剂）

原植物

樟科樟屬，為常綠樹，高二三丈，葉互生而革質，作長橢圓形。前端尖，面有大脈絡，夏月於枝梢及葉腋開淡绿色小形花，作聚繖花序排列，花後，结黑色長橢圓形果實。

釋名

官桂、上猴桂、安南桂、交趾桂、油肉桂、[illegible]

形狀

為瓦礫狀或卷捲狀之樹皮，其質堅，呈赤褐色，表面縱行隆緣。

產地

中國為原產地，此外東印度、安南等處亦

産之，

性味　辛溫

成分　為揮發油，樹脂，膠質等

功用　補命門火不足，益陽消陰，疏通百脉，能抑肝風而扶脾土，引無根之火降而歸原，通經，催生墮胎，

主治　沉寒，調冷之病，下焦腹痛，奔豚疝瘕，虛寒惡食。濕盛泄瀉，欬逆結氣，目赤腫痛，上熱下寒等證。

本經　上氣欬逆，結氣，喉痺，吐吸，利關節，補益氣，久服通神，輕身不老。

別錄　心痛脇痛，温筋通脉，止煩出汗，利肝肺氣，心腹寒熱冷疾，霍亂轉筋，頭痛腰痛，止唾欬嗽，鼻齆。墮胎，温中堅筋骨，

好古　補命門不足，益火消陰。

禁忌 陰虚内熱，而有实火者禁用，孕婦尤忌。丨火及葱皆不可近。

近世应用 温通肝腎，引火归元、

用量 三四分至錢許

炮製 除去粗皮，剉用。

配合 崔氏桂附地黄丸丨肉桂、附子、山萸肉、淮山、丹皮、澤瀉、茯苓、地黄。治命門火衰，脾胃虚寒，而成一切疾病，

濟生腎氣丸丨即前方加車前、牛膝，治小便不利，身腫腹脹，便溏喘急。

東垣滋腎通關丸丨肉桂、黄柏、知母，治水虧火炎，小便点滴不通。

前代記載 凡元虚不足，而亡陽厥逆，或心腹腰痛而吐嘔泄瀉，或

心腎久虛而痼冷怯寒，或奔豚寒疝而攻冲欲死，或胃寒蛔云而心膈满胀，或血氣凝冷而經脈阻遏，肉桂均能治之。—倪朱謨本草言卷八

李時珍曰：医餘錄云：有人患赤眼腫痛，脾虛不能飲食，肝脈盛，脾脈弱。用涼藥治肝，則脾愈虛；用暖藥治脾，則肝愈盛。但于溫平藥中倍加肉桂，殺肝而益脾，故一治而得之。此即别錄桂利肝肺氣，牡桂治脇痛腸風之義相符。人或不知者，今為指出。

生理作用

入胃能使胃液及唾液之分泌增加，振起其消化机能。胃內之胚酐一遇肉桂，即与肉桂內單寧酸和胃內未消化之蛋白起化合作用，成为蛋白單寧酸。此物有收斂制酵之功。餘一部分之單寧酸，由腸壁吸入血中，有凝固血球之力。而肉桂精在胃中与膵液化合，至小腸粘液吸收而至

药物學講義 四

醫治作用

近人研究

血中，有促進血液振興精神之功，且同時能使腸內膜之微血管收縮，阻止过量之分泌——新書药三·頁

肉桂為香竄约而消胃药，少有收斂性，能治呕吐之病，又能治胃腸中疼痛而肚痛，为泄泻病常用之药，他药配合，又為矯臭矯味药，亦可合与他药服之，以其性能補斂，若入補劑可止痛泄氣破，又能補腎——化學实驗新本艸

馮瑞生曰，肉桂之成分內有一種肉桂酸，曾明于瑞士康佛生氏，証明此種肉桂酸，確有減退肺癆病骨蒸潮热之功效甚大，查肺病潮热之起源，本由人體內結核菌毒之影響所致，故使肺病热度平復如常，又非抵抗此毒質归于消滅不可，再肉桂酸而安息香酸，配合能使結核菌或其他病原菌如連鎖状球菌、葡萄状球菌等之毒性完全減弱。但服此药亦可使濃厚之痰化為稀液，足证肉桂酸之功效对于肺癆病之骨蒸潮热实為近世新药中最好之良药也——医药衛生通俗报七十期舊药新用之大發明

基本 薏苡仁（理壮剂）
係屬禾本科薏苡之子仁，為一年生草。園圃常栽植，三稜，高四五尺，七月中旬莖梢上葉腋開白色穗花，成綠褐色有光澤之橢圓形小實，其中有乳，以種頭嚼之則實便分破。

異名 回回米，薏珠子，米仁，苡仁，苣實

形態 薏苡仁殼皮難剝，去其外部淡褐色薄皮，內部白色，味甘，性糯，米性，富滋潤。

性味 甘淡微寒

功用 健脾利濕，補肺，清熱，為最易消化最富滋養之食品。

主治 水腫，濕痺，脚氣，疝氣，疝瘕，肺痿，肺癰，泄痢，熱淋，風濕，拘攣，小便不利。
本經：主筋急拘攣不可屈伸，風濕痹，下氣，久服輕

藥物學講義

身益氣。

李時珍：健脾益胃，補肺清熱，去風勝濕，炊飯食。

陳藏器：煎飲，利小便熱淋。

別錄：除筋骨中邪氣不仁，利腸胃，消水腫，令人能食。

孟詵：去乾濕腳氣大驗。

甄權：治肺痿肺氣，積膿血，咳嗽涕唾上氣，煎服破毒腫。

東洞藥徵：主治浮腫也。

近世應用 健脾 浮腫 利水

用量 小量三分 中量一兩 大量三兩

禁忌 津枯便秘者勿用。

前哲記載 宗奭曰：本經以微寒主筋急拘攣，拘攣有兩等：
素問注中，大筋受熱，則縮而短，縮短故攣急不伸，此是
因熱而拘攣也，故可用。若素問言因寒

則筋急者不可更用此也。蓋受寒使人筋急，寒熱使人筋攣，若但受熱，不曾受寒，亦使人筋緩，受濕則又引長無力也。此藥力勢和緩，凡用須加倍，則見效。震亨曰：寒則筋急，熱則筋縮，急因于堅強，縮因于短促。若受濕則弛，弛則引長。然寒與濕未嘗不挾熱，三者皆因于濕。然外濕非內濕，啟之不能成病。故濕之為病，因酒而魚肉，繼以甘滑陳久燒炙並辛香，皆致濕之因也。

時珍曰：薏苡仁屬土，陽明藥也，故能健脾益胃，虛則補其母，故肺痿肺癰用之。筋骨之病，以治陽明為本，故拘攣筋急風痹者用之。土能勝水，除濕，故泄瀉水腫用之。按古方小續命湯注云：中風筋急，拘攣語遲，脈弦者，加薏苡仁，亦扶

處方

脾。柳附子義，又後漢書云，馬援在交趾常餌薏苡實，云能輕身省慾，以勝瘴氣也。又張師正倦游錄云：辛稼軒初患疝疾，重墜大如盃。一道人教以薏珠用東壁黃土炒過，水煮為膏服，數服即消。程沙隨病此，稼軒授之，亦效。本草薏苡乃上品養心藥，故此有功。

仲景腸癰薏苡附子敗醬散：薏苡仁十分，附子二分，敗醬五分。腸癰，其身甲錯，腹皮急，按之濡，如腫狀，脈數者。

又方 麻黃杏仁薏苡甘草湯：麻黃、甘草、杏仁、薏苡仁。一身悉痛，發熱，劇或浮腫者。

薏苡仁 川五加皮 牛膝 木瓜 生地黃 甘草 地骨

枸杞 桑寄生 桔梗 防己 桃仁三 貝母 蒺藜 杏仁二 甘草

鲜地黄——乾地黄——熟地黄

基本　係隸玄參科地黄之根。

辨名　芐、芑、地髓、鲜生地、細生地——細小之者乃生地黄茎之枝，近世多以之治瘟疫癫痫腦熱等病。

形態　多年生草本。苗高一尺上下。根長三五寸，横徑二三分。有肥厚之根，狀似胡蘿蔔之縱截剖視之，外面黄赤色，内面呈黄白色。富有粘液汁。

產地　產于山野之間。河南懷慶府者最佳，他產者次之。

性味　甘寒。

主治　本經：主折跌絶筋，傷中，逐血痹，填骨髓，長肌肉，作湯除寒熱積聚，除痹，生者尤良。久服輕身不老。
別錄：治婦人崩中血不止，及產後血上薄心悶絶，傷身胎動下血，胎不落，墮墜踠折，瘀血留血，衄鼻吐血。

药徵　皆搗汁飲之。

近世应用
熟地：滋陰補[illegible]，[illegible]片[illegible]，利水道，[illegible]，[illegible]消瘀血。
乾地：涼血生新，補[illegible][illegible][illegible]，[illegible]腸[illegible]，去濕熱。
鮮地：[illegible]諸證及水腫也。
[illegible]

用量　小量二錢，中量四錢，大量八錢至兩許。

炮制　用水浸透，洗淨切片，或炒用。

入药部分　塊根。

成分　含有鐵質、糖質、澱粉、苦味質。

东洋应用　為強壯藥，及肺結核、貧血等之藥品。並治[illegible]、[illegible]。

配方
地黃煎
[illegible]　生地十斤，洗淨，搗汁，鹿角膠一斤半，生薑半斤，搗取汁，蜜二升，酒四升，文武火熬[illegible]。

[illegible]

十滴○不腸。

化斑湯—石羔 元參 知母 甘草 犀角 粳米

鮮生地 銀花 丹皮 大青葉 附：[illegible]郁珠壽

神昏。

增液湯—大黄 芒硝 枳實 甘草 當歸 人參

生地 紅參 生姜 桔梗 [illegible]

瓊玉膏—生地 茯苓 人參 白蜜 治陰虛乾嗽

天王補心丹—酸棗仁 當歸 生地 柏子仁 天麥冬

遠志 五味子 茯神 人參 丹參 元參 桔梗

治心血不足怔忡健忘

導赤散—生地 木通 甘草 竹葉 [illegible]療小便淋

[illegible]

藥物學講義

形態

性味

主治

前代新識　張景嶽　生地香燥熟蒸。即今之所謂
鮮生地，色黃，味甘性涼，專入脾胃。故其清熱，凡
熱邪內傳營分。胃陰告竭者頗爲相宜。

乾地黃
內部中心呈深色。周圍灰黑色。

甘寒

本經　傷中，逐血痹，填骨髓，長肌肉。作湯除寒熱
積聚，除痹，療折跌絕筋。

別錄　主男子五勞七傷，女子傷中胞漏下血，破
惡血溺血。利大小腸，去胃中宿食。補五臟
內傷不足。血脈。益氣力。利耳目。

大明　助心膽氣。強筋骨。治驚悸勞劣心肺
損，吐血鼻衄。婦人崩中血運。

（六）主治 滋陰，益血，補骨髓，利耳目，除骨蒸，養陰退熱。

近世應用

綜述 滋補

婦科產婦人經帶病，肌瘦勞瘵，經候不調。

地髓煎用熟地黃一斤搗末，煉蜜丸，梧子大。每服五十丸。

前代記載——醫錄：黃宮繡說——其以味厚，中黃入脾，病人而有熱者，咸宜用之，載元記。陰微陽盛，相火熾強，來乘陰位，日漸煎熬，陰虛火旺之證，宜地黃以滋陰退陽。同人參茯神白蜜名瓊玉膏。治虛勞咳嗽吐血。同天冬熟地人參名固本丸。治老人精血枯槁。于固本丸中加枸杞並膏，名集靈膏。治虛羸咳嗽乏力。

熟地黃

藥物學講義　九

形態　全部變為漆黑色。質軟而重。

性味　微苦微溫

主治　時珍　填骨髓。長肌肉。生精血。補五藏。內傷不足。通血脉。利耳目。黑鬚髮。男子無嗣。女子傷中崩漏。經候不調。胎產百病。

元素　補血氣。滋腎水。益真陰。去臍腹急痛。病後脛股酸痛。

本草從新　滋腎水。補填骨髓。利血脉。補益真陰。聰耳明目。治勞傷風痺。陰虧發熱。乾咳痰嗽。氣短喘促。胃中空虛覺餓。痘證血虛無膿。

近代應用　滋腎　治消渴　強壯劑

驗方　病後虛弱。口乾出汗。熟地黃五兩水三盞黄一钱半。分三服，一日尽。

验方

百一选方　肠风下血：熟地黄，炒，并酒浸，五味子等分为末。以炼蜜丸如梧子大，每服米下七十丸。

熟地黄一两　石斛　知母　麦冬　熟地　生地　秦艽　鳖甲，治温热伤阴。

柏子仁丸——柏子仁　牛膝　卷柏　熟地　续断　泽兰，治血少便闭。

前代记载

张石顽　生地黄治心热，手心热，益肾水，凉心血。其脉洪实者宜之；若脉虚者，则宜熟地黄。钱氏六味丸以之为君，天一所生之源也。[illegible]、八味丸日补阴无衰之力，亦补阴阳兼济之功。汤液四物汤以之为主也，以肝肾同源之说也。一无不补，肝肾藏精，偶日[illegible]痿。

药物学讲义　廿

近人研究

是不知其是何因，或謂是乃水虧不能濟燄，
皆腎虛之病，非熟地黃不除。今人謂目醫內障，
往往用六味地黃丸、杞菊地黃丸服。良非謬言。地黃集
矯，何獨於陰虛之病而偏不思一一之。
趙獻可獨因揚中醫之學說。地黃之功用。
凡療陰虛陽盛，陰虛之証候。補養人身之
陰陽，氣血，臟腑，以及優於東醫者也。以其
總而言。蓋生地對於因熱失血諸症。及溫熱病
津液缺乏時用之，猶有補缺。但在中國於應用
于無人試之，猶難得應用。熟地用于身體衰弱者。
溫熱潮熱失血，燥結等症。用以滋血止血潤燥。
於轉手補血潤燥。其中尤有注重滋陰強血之
義，能補其之傳說。則有贈于燒于之區別。功

鼓铸群生与载阳之能力。是又其用药之要点一，[illegible]

之功，[illegible]

[illegible]

[illegible]

[illegible]

熟地炭

[illegible]

[illegible]

[illegible]

[illegible]

[illegible]

[illegible]

[illegible]不能

药物学讲义 十一

温病，其关系甚大者此。

自温病惑于叶天士之说，深中人心，每以见温病，即用生地石斛青蒿清温。当温病初起，经此寒遏伏，身热弥日不减。咳嗽痰稠不爽，口唇发疮，痰方欲出道矣。抑郁胃脘痞热，即根萌于此。或对温邪为大剂滋腻阻于内，其表热虽不甚，但其里热状同作，缠绵不已，生气索然，以至于死。

然对生地、石斛治温病，尝谓可用者，是又不然。生地能滋阴之药固矣。遇虚热则不为害，若治温病误伤阴液，言失体或者，老年脱精神萎靡，肌肤中犹有宜之。温病至发，身热烦作者宜之。

自属用地黄汤以生地治吐血，遵崇故以生地凉血清热，或遗有生地滋阴之说，熟地滋补言之事识不证。若精理上作同，尚未能知。

[illegible]

之官。其充在骨，其華在髮，其竅為耳，一自出腎之系。近世舉凡精神萎靡，頭髮枯燥，腰脊痿弱，耳目不聰者，無不責之腎虧。誠中於此，榮衛憂吟，色慾更多，上述現象，亦是熟地之用大矣。若人須知此種症狀，誠以用熟地有效，絕非世俗之說。即內經所謂之腎出作強，伎巧出焉，判之腎藏並內經之精髓，其內事，沙修短脈有關。然則熟地之滋陰養腎者，其功於內事，世乎難識，亦可知矣。又觀古方熟地三兩，熟附一兩，服者手脫，可以轉危為安。物無喘，將諸藥……之方，用量以度，若腰脚冰冷，用熟地六三兩，並服亦效。有患喘急，老年痰喘咳嗽者，兼通宣肺劑無效，用熟地附桂等藥，取其納氣歸腎亦是。熟地若因濕滯[illegible]難消，但濕滯痰阻則不宜誤用

藥物講義　　　　廈門國醫學校

山藥

基本形態：屬薯蕷科山藥之自生根

山野自生之宿根蔓艸。春發新芽，漸蔓延于地上。莖細長，葉為心臟形而略長，云端尖，有長葉柄，對生。花開于大葉之傍，葉腋間淡綠色之小花，朵朵綴為穗狀。栽于園圃者名。

產地：閩、廣、山野多有之。

成分：和漢藥考山藥之有效成分未詳。根中之粘質物。含有一種蛋白質約有八％，若依營養分析之，則水分八○、七四，脂肪○、二六，炭水化物一五、○九，纖維○、九○、灰分○、六四

性味：甘溫平。

功用：補脾瘦、鎮心神、固腸胃、益腎氣。澀精氣，壯筋骨

主治 本經 傷中。補虛羸。除寒熱邪氣。補中益氣力。長肌肉。強陰。

别錄 主頭面遊風。頭風眼眩。下氣。止腰痛。治虛勞羸瘦。充五臟。除煩熱。

大明 強筋骨。主泄精健忘。

時珍 益腎氣。健脾胃。止泄痢。化痰涎。潤皮毛。

近世應用 補肺脾腎 濇止精帶

用量 小量二錢 中量四錢 大量兩許

入藥部分 根

名稱 懷山藥 炒山藥 淮山 薯蕷

炮製 竹刀刮去黄皮。切片。洗去粘液。焙干。名炒山藥。切段

晒干名生山藥

禁忌 鉄脾虛有濕者勿用。

配方

妙香散——治夢遺失精驚悸鬱結　山葯　人參　黃耆　遠志　茯苓　茯神　桔梗　甘草　木香　麝香　辰砂

八味腎氣丸——治虛勞衰憊。少腹拘攣。小便不利　山葯　地黃　茱萸　丹皮　澤瀉　茯苓　附子　桂心

普濟方——脾胃虛弱。不思飲食。山葯　白朮各一兩　人參七錢半　為末　水糊丸小豆大。米飲下四五十丸

醫案示例

一案六廿　渴飲頻饑。溲溺渾濁。此屬腎消。陰精內耗。陽氣上燔。舌碎降赤。乃陰不上承。非客熱也。此乃藏液無存。豈是平常小恙。山葯　熟地黃　茱萸肉　茯神　七膝　車前

前代記載

張景岳——山葯養胃。健脾。益肺陰。固腎臟。治脾虛泄瀉。肺虛咳嗽。腎虛遺精。等證

皆可用之。……但性偏壅滯，脾虛濕勝之人不可食。

近世發明 近時發明此藥為治糖尿病之特效，屢奏奇效。

類方 [illegible]

近人經驗 張錫純曰：山藥色白入肺，味甘歸脾，液濃益腎，能滋潤血脈，固攝氣化，寧嗽定喘，強志育神，性平可以常服多服，宜用生者煮汁飲之，不可炒用，以其含蛋白質甚多，炒之則其蛋白質焦枯，服之無效。若作丸散，可軋細蒸熟用之。

華實孚曰：西人論糖尿病發病之說，以試驗及禁忌五谷粉食為最緊要療法。蓋谷粉經消化作用可變為糖，而使病者增劇也。今以為糖尿病絕對忌糖，乃西醫因噎廢食，須知糖尿病之原因，為澱粉質新陳代謝機能不健全所致，蓋吾人若腸內所吸收之澱粉糖質既不似常時之貯藏于肝內。其大部分均入血液而自尿質排出。今尋其營養料中之糖質。是由納來相符。而人体中需要之糖質。必日形虧乏。則糖尿病又能望其能愈。國医以山藥治糖尿病有效者。以山藥富于澱粉。既能補充人体中缺乏之糖質。山藥治精帶有效。其黏濇之性。更能遏止人体向外滲漏之糖質。準以上言之。而西糖尿病忌糖。而病難愈。國医不忌糖。而病易愈。前後山藥治糖尿病。果愈試而屢驗。則西医治糖尿病絕對忌糖之學理。將有根本動搖之一日也。

杜仲

基本　屬大戟科

形態　樹高數丈。葉似辛夷及柘葉。其皮折之生細白色如蠶絲。因之不易切斷。

性味　甘辛微溫

釋名　思仲　思仙　木綿

產地　河南河北等地

主治　本經　腰膝痛。補中益精氣。堅筋骨強志。除陰下痒濕。小便餘瀝

別錄　腳中痠痛不欲踐地。

好古　潤肝燥補肝經風虛。

近世應用　補腎

用量　二錢至五錢

炮製 去粗皮作薄片盐水炒炒至絲斷用。

禁忌 惡玄參蛇退殼

著名方劑 史國公藥酒方——治中風語言蹇澀。手足拘攣。半身不遂

癱瘓苡仁 羌活 防風 白朮 當歸 牛膝 萆薢

杜仲 松節 虎脛骨 鱉甲 蠶砂 秦艽 蒼耳子

枸杞 茄根 為粗末絹袋盛浸無灰酒三十斤煮熟飲之。

前代記載

時珍曰杜仲古方只知滋腎。惟王好古言是肝經氣分藥。潤肝燥補肝虛發昔人所未發也。蓋肝主筋。腎主骨。腎充則骨強。肝充則筋健。屈伸利用。皆屬于筋。杜仲色紫而潤。味甘微辛。其氣溫平。甘溫能補。微辛能潤。故能入肝而補腎。

龐元英談藪。一少年新娶後。得脚軟病。且疼甚。醫作脚氣治不效。路鈐孫琳診之。用杜仲一味。用半酒水一大盞煎服。三日能行。又三日全愈。琳曰此乃腎虛。非脚氣也。杜仲能治腰膝痛以酒行之則為效容易矣。

27※ 基本 （枸杞子） 属茄科

形態 為類似番椒之紅色圓形或橢圓形漿果，中有無数種子、

釋名 天精子 地仙子 枸辣子 却老子

性味 甘微温

主治 本經：五内邪氣。熱中消渴。周痹風濕。久服堅筋骨，輕身不老。耐寒暑。
孟詵：堅筋骨，耐老，除風，去虛勞，補精氣
時珍：滋腎潤肺、明目。

近世應用 養肝益腎

用量 一錢至五錢

禁忌 —— 便滑者勿用

配方 四神丸
枸杞子一斤（好酒潤透、分作四分，四兩用蜀

紙一兩炒四兩用小茴香一兩炒四兩用川
楝子一兩炒淡 均作如熱炒黄白 犬茯苓
苓一兩為末炒蜜丸服

還少丹——治脾胃俱虛飲食無味。面少精采。腰膝無力，
及老成少年陽痿等症。山茱山藥茯苓熟地
黄杜仲牛膝蓯蓉楮實子小茴香巴戟天枸
杞遠志石菖蒲五味子各二兩紅棗一百粒薑
煮去皮核炼蜜丸如梧子大每日淡盐湯送下

龜鹿二仙膠——大補精髓益氣養神。鹿角血十斤
龜板十斤枸杞二十兩人參十五兩熬膏服

七寶美髯丹——補肝益腎 何首烏 菟絲 牛膝
茯苓 補骨脂 枸杞 當歸

前代記載

李時珍曰：……其苗乃天精，苦甘而涼，上焦心肺客熱者宜之；根乃地骨，甘淡而寒，下焦肝腎虛熱者宜之；……至于子，則甘平而潤，性滋而補，不能退熱，只能補腎潤肺，生精益氣……[illegible]曰：[illegible]……能入肝腎，主精血，精血充則目可明，渴則止。[illegible]三焦氣分之藥，所謂熱淫於內，瀉以甘寒[illegible]

醫案示例

肝腎、血[illegible]，筋骨[illegible]痿[illegible]之象。虛入絡，遂手足無力，[illegible]當之[illegible]，[illegible]精血，宣通經絡，[illegible]本[illegible]以[illegible]。

蓯蓉　黨參　牛膝　半夏　杞子　陳皮

續斷　茯苓　巴戟　桑枝

葉天士六痿門　立冬後三日，診得左脈小弦動數，右手和乎喉嚨。頭循耳夏乎足、三數後而頭日痛流。足浮腫者。不能行走，生紅刺，飢呼有聲，欬昏冷寒。氣之熱已久，熱則真氣泄越，症則內風耳聾，聾盡聾生。大熱之耗津液，而言則欬嗽流淚，眷戀陽盛擾于上也。上則下焦無氣矣。故補肝腎以攝納腎氣為要，而清上要下。其本甘涼不傷脾胃者宜之。

製首烏　杞子　天冬　菟絲子　穞豆衣

菊花　茯苓　川石斛　龜骨膠

藥物講義　　景暉

基本　一、何首烏

　　　何首烏屬蓼科

形態　何首烏　夜合　交藤

　　　新本草　何首烏為蔓生植物，如藤，莖蔓紫色，葉似薯蕷而無光。夏秋開黃白花，結子如稜，似蕎麥。根大如拳，有赤白二色，其狀如山嶽鳥獸之形。

釋名

產地　出李郭鮮，西洛嵩山及河南柘城皆為勝。

性味　苦濇微溫

主治　開瘰癧，消癰腫，療頭面風瘡，治五痔，止心痛，益血氣，黑髭髮，悅顏色，久服長筋骨，益精髓，亦治婦人產後及帶下諸疾。

太明　久服令人有子。

近世應用　補腎　養血

入藥部分　根

炮製　竹刀刮皮切片，入鍋黑豆鋪上，九蒸九曬、

藥忌　鐵器、萊菔

驗方　瘰癧結核，或破或不破，下至胸前者，皆治之。用何首烏根洗淨，日日生嚼，並取葉搗塗之，數次即止。

小兒龜背，用龜尿調何首烏，點背上骨節處，久自安。——聖惠方

秘方　七寶美髯丹——何首烏、兔絲、牛膝、茯苓、補骨脂、枸杞、當歸，補益肝腎。

時方　王旭高：腎藏精而主骨，肝藏血而主筋，腎肝精血衰微，筋骨自多空隙，濕熱痰涎乘虛入絡，右偏手足無力，舌根牽強，語謇，甲乙之說，溫補精血，宜通補絡，兼化痰涎，守服不懈，加以靜養，庶幾却病延年。

首烏　黨參　熟地　麥冬　棗仁　巴戟

熟地　草茇　茯神　牛夕　半夏　天冬　懷山

杜仲　虎骨　菖蒲　杞子　製炒研末用重

量首烏和竹瀝汁搗再加入白蜜為丸如黍米

大每朝開水送下。

前代記載

｜張景成｜首烏之補益肝腎、陰血，與地黃相同，却無地黃之凝滯性雖固澀而又流利血脈，大抵生用則流利，製用則固補。

近人研究

曹穎甫曰，何首烏有滋養之力。而性滑利。能使人洞泄，嘗有江陰人盛姓醫制服之。其人、素肥胖，服後大泄，連服則迭泄，惆而止。其人已如舊博士矣。後又繼服，則又泄，時不敢多服，稍服之。二[illegible][illegible]天。其人壽至九十餘，筋力強健。每夏當風而臥。亦無病也。其後有人效其法服之洞泄而死。

顧暢生曰，日本人咸稱何首烏治癆。鄙人亦嘗

掌故

試服。首烏與六味丸之主藥地黃皆含鉄之有机体物。服首烏之法。每首一斤加茯苓半斤。咳者加五味子半斤。欲求子者加枸杞半斤中藥不但令人愈病且能令人有子斯為奇也。｜節錄医光肺癆病食養療法｜

唐李文公集何首烏錄云僧文象好養生術元和七年朝茅山。遇老人于華陽洞口。告僧曰。汝有仙相。吾授汝秘方。有何首烏者順州南河縣人。祖龍嗣本名田兒。天生閹。嗜酒年五十八。因醉夜歸。臥野中。見藤相交。久乃解。之合三四。心異之遂掘根。晒而乾之。有鄉人袁良。戲使之餌。經七宿忽思人道。娶寡婦曾遂生男鄉人异之十年生數男[illegible][illegible]為藥。告田兒曰。此交藤也。服之可壽百六十歲。而古方本草不載。吾傳之師亦得之南河。吾服之有子。以此藥害于靜[illegible]龜小服。汝偶餌之。乃天幸。因為田兒盡記其功。而改田兒名龍嗣焉。年百六十歲乃卒。男女十九。子廷服亦百六十歲。男女三十七人。子首烏服之。年百三十歲。男女二十一人。有李安期者。與首烏鄉里親善。遂叙其事傳之云。交藤味甘溫無毒。主五痔。腰腹中宿冷氣。長筋益精。令人多子。一名夜合。雄者苗色黃白。雌者黃赤。夜則蔓交。或隱化不見。春末夏中秋初三時采之。晒干散服。酒下良。凡服偶日二四六八日。足服訖。以衣覆汗出。導引。尤忌猪羊肉血。老人言訖而去。行如疾風。浙東知院殿中孟侍御識何首烏。嘗餌其藥。言其功如所傳。出賓州牛頭山。苗如萆薢。蔓生根如拳。削去黑皮。生啖之。南人因呼為何首烏焉。審是則唐以前本艸並無是名。其藥本為交藤。因何首烏服食羊百餘歲而髮猶黑。遂以名之耳

肉蓯蓉

基一千 靍別當犄

形態 寄生植物，生于高山樹上，其全体均可作葯用。高五六寸、至尺餘，莖為肉質，葉似鱗狀，夏日葉腋中間，有黃褐色唇形花

釋名 肉蓯蓉、黑司令、別當、

性味 甘溫

主治 本經五勞七傷，補中除莖中寒熱痛，養五臟，强陰益精氣，多子，婦人癥瘕，久服輕身，甄權益髓，悅顏色延年大補壯陽日御過倍治女人血崩，大明男子絕陽不興，女子絕陰不產，潤五臟，長肌肉，暖腰膝，男子洩精血，遺瀝女子帶下陰痛，

近世應用 補腎填精

用量 二錢至五錢

配方 還少丹治脾腎虛寒，血氣羸乏，不思飲食，發熱盜汗遺精白濁，肌体瘦弱，牙浮齒痛，

天真丸

熟地 山药 牛七 枸杞 山茱 茯苓 杜仲 远志 五味
楮實 小茴 巴戟 蓯蓉 石菖蒲 加棗肉 蜜丸
治一切之血過多形槁肢羸，飲食不進腸胃
滑泄津液枯竭，久服生血益氣暖胃。
羊肉 蓯蓉 山藥 當歸 天冬 為末安羊肉
內 用無灰酒四瓶煮令酒乾入水二斗煮爛再入
後藥 黃芪 人參 白术 為末糯米飯作餅焙乾和丸溫酒下

前代記載
好古命門相火不足者以此補之乃腎經血分藥也，凡服
蓯蓉以治腎必妨心。
震亨峻補精血驟用反動大便滑也。
宗奭洗去黑汁，氣味皆盡矣，然嫩者方可作羹矣，味
苦入藥少則不效。

茯苓

基本 為菌類中不完全之種植物，在四五十年生

產地

之松根及其附近土中發見之植物學芝栭科之地中團寄生于山林之松根，其形成塊琛，大者如嬰兒之頭，外皮黑色，皺縮，內部白皮，或淡赤色，其含松根者曰茯神。滇川均多產生，雲南產者為第一，川產者次之，今浙江亦有之，并以種植茯苓為專務

性味

甘平無毒，

主治

本經：胸脇運氣，憂恚驚邪恐悸，心下結痛，寒熱煩滿，咳逆，口焦舌乾，利小便，久服安魂養神，不飢延年。別錄：止消渴好睡，大腹淋瀝，膈中痰水，水腫淋結，開胸府，調藏氣，伐腎邪，長陰益氣，甄權：開胃止嘔逆，善安心神，主肺痿痰壅，心腹脹滿，小兒驚癇，女人熱淋，元素：止渴利小便，除濕益燥，和中益氣，利腰臍間血，

好古：瀉旁光，益脾胃，治腎積奔豚，

藥徵考徵 主治悸，及肉瞤筋惕，旁治小便不利，頭眩煩躁；

近世應用 利水化痰，和中益脾，

方劑名稱 雲茯苓 白茯苓 連皮苓

炮製 陰乾除去外皮切成薄片，其不去皮者，即所謂連皮苓

用量 三錢至五六錢

前代記載 黃宮繡曰：茯苓色白入肺，味甘入脾，味淡滲濕，故書載上滲脾肺之濕，下伐肝腎之邪，其氣先升後降，凡人病因水濕而見氣逆煩滿，心下結痛，呃逆嘔吐，口苦舌乾，水腫淋結，憂恚驚恐，及小便或澀或多者，服此皆能有效，故入四君則佐參朮以滲脾家之濕，入六味則使澤瀉以行腎邪之餘，最為利水除濕要藥，書曰健脾則水去而脾自健之謂也，又曰定魄，則水去而魄自安之意也，且水既去，則小便

配方

自開，安有癃閉之患乎，水去則內濕已消，安有小便多見之謂乎，故水去則胸膈自寬，而結痛煩滿不作，水去則津液自生，而口苦舌乾悉去。惟水虧精滑，小便不禁，非由水濕致者，切忌，恐其走表泄氣故耳。

茯苓湯　治痢後遍身浮腫。

茯苓　白术　澤瀉　枸杞　黄芩　射干

桑白皮　以水和大豆合煎服。

五淋散　治膀胱有熱，水道不通，淋澀不宣。

茯苓　當歸　甘草　芍藥　梔子　水煎服

交感丹　治憂思，心氣鬱塞，

　香附　茯苓　乾姜　煉蜜丸之。

玄菟丹　治思慮太過，心腎虛損，真元不固，便溺餘瀝，白濁夢遺。茯苓　菟絲　蓮肉　五味

右酒糊丸，如梧子大，每服二十丸，温酒下，鹽湯亦可。

藥物講義　蒼朮

原植物　植物學大辭典　菊科蒼朮屬多年生草本，生于山野中，春日自舊根出稚苗，多被白色之軟毛，至秋莖高二三尺。下部爲水質，葉爲單叶，橢圓形，亦有三裂頗深者。……互生秋月梢頭開……白色或淡紅色花……

品考　產于茅山堅小而有硃砂点者良，

性味　苦温辛烈。

主治　本草從新：……發汗，除濕，能升發胃中陽氣，止吐瀉，逐痰水，消腫滿，辟惡氣，散風寒濕，爲治痿要藥。又能總解痰火氣血濕食六鬱，及脾濕下流，腸風帶濁。

本草便讀：……芳香質壯，宣中解鬱，并驅邪，破水結之澼囊，濁痰盡化。

入藥部分　根

近世應用 燥濕逐水。

東醫應用 利水、發汗、健胃、消化、有此等之效。故常用于尿利困難、水腫、慢性胃腸卡答兒、又精神沉鬱、能收發揚之效。并治頭痛。|和漢藥物學

方劑名稱 製蒼朮 生蒼朮 茅山朮

用量 二錢至三四錢不等

泡製 切片蜜炒 米泔水浸、

配方 蒼朮白虎湯|蒼朮 石羔 知母 甘草 粳米 治濕溫之見陽明証及足冷者、平胃散|蒼朮 川朴 陳皮 甘草 治胃呆納少、胸腹脹滿。

醫案示例 濕溫一候、身熱汗自出、大渴嗜熱飲、痞則煩躁、寐乃譫語、舌前半白、後黃膩、際此關頭、處方亦頗不易。蓋濕為粘膩之邪。最难驟化。若燥既有妨于陽明之熱、辛涼復有碍于太陰之濕。進退維谷。察乎之[illegible]始擬複方圖治、以冀萬一。

生石膏八錢　知母三錢　製蒼术三錢　黃芩錢半　芦根三尺
淡竹葉三錢　天花粉三錢　生苡仁四錢　茵陳四錢

前代記載。許叔微曰、蒼术能破水飲之澼囊。蓋燥脾以去濕。崇土以填脾也。朱丹溪曰、實脾土，燥脾濕，是治痰之本。其諸鬱者。皆因傳化失常。不得升降，病在中焦。將欲升之。必先降之。將欲降之。必先升之。越鞠丸用蒼术香附。蒼术能逕入諸經。疏濕陽明之濕。香附乃溫中快氣之藥。一升一降，故鬱而平。

先輩治驗　本事方許叔微曰。微患飲澼三十年，後左下有聲。脇痛　食減。嘈雜。飲酒半杯即止。數十日必嘔酸水數升，暑月止右邊有汗。左邊絕無。自揣必有澼囊。胃弛緩｜胃擴張｜如水之有科臼不盈科不行。但清者可行。而濁者停滯無路以決之。故積至五六日必嘔而去。脾土惡濕。而水則流濕。莫若燥脾以去濕。崇土以填科臼。乃悉屏諸藥。只以蒼术麻油大棗丸服三月而疾除，自此常服，不嘔不痛，胸膈寬利，食如故。

菖蒲

基本　屬天南星科。

形態　為多年生草本，根甚長大，葉狀如劍，具中肋筋，大者長至三四尺，皆簇生，節葉俱有一種香氣，初夏葉間開淡黃色之小花，相綴而成穗狀，

釋名　荃，白菖，水劍草，蒼蒲，

性味　辛溫

主治　本經　風寒濕痺，欬逆上氣，開心孔，補五臟，通九竅，明耳目，出音聲，主耳聾癰瘡，溫腸胃，止小便利，久服輕身，不忘，不善惑，延年，益心智，高志不老

別錄　四肢濕痺，不得屈伸

甄權　治耳鳴頭風淚下，殺諸虫惡瘡疥瘙。

大明　除風下氣，丈夫水臟，女人血海冷敗，多忘，除煩悶，止心腹痛，霍亂轉筋，及耳痛者，作末炒，乘熱裹罯，甚驗。

近世應用　宣通竅

用量　八分至錢許。

醫案示例　張乃修　偏枯三載，飲食如常，五六日前大拇指忽發疔瘡，陽明濕熱之盛，略見一斑，前晚惡熱，欲去衣被，昨晨復食麵包，胃氣窒塞，甲木之氣，不能下降，遂致肝陽挾痰上升，清竅為之蒙蔽，神昏不語，喉有痰聲，脘腹飽滿，頭汗淋漓，而汗有穢氣，脈象弦滑，舌紅苔黃，中心灰黑，口[illegible]，熱痰火，蒙閉于內，澀熱薰蒸于上，[illegible]不得宣暢，[illegible]，然恍惚似清泄痰火，[illegible]三[illegible]宜白蒺藜三錢，[illegible]丹皮錢半，[illegible]菖蒲根汁瓜蔞皮三錢，牛膝，米仁，[illegible]

前代記載　[illegible]用[illegible]心[illegible]入心脾冷氣[illegible]二[illegible]鼓[illegible]同[illegible]湯之隨[illegible]行卒患心痛，咀嚼一二寸，熱湯或酒送下，亦效。

楊士瀛曰，下痢口噤雖是脾虛亦熱氣閉隔心胸所致，俗用木香失之溫，用山藥失之閉，惟參苓白朮散加石菖蒲粳米，煎調下，可用參苓石蓮肉少入菖蒲服，胸次一開自然思食。

茯神 茯苓皮

基本　茯苓之抱根者，

性味　甘平無毒，

主治　別錄　辟不祥，療風眩，風虛，五勞口乾，止驚悸，多恚怒善忘，開心益智，安魂魄，養精神，

甄權　補勞乏主心下急痛堅滿，人虛而小腸不利者加而用之。

近世應用　安心寧神，

用量　三四錢

方劑名稱　抱木茯神，硃砂拌茯神。

醫案示例　張壽頤：心悸豐於外，氣滯於內者六弱則脾土少

藥物學講義

茯神

運，生溼生痰，痰生于脾，貯于胃，胃々高宁，溼升降陰陽于此交通，心火府宅坎中，腎水上注離內。此坎離之既濟也。水火不濟，不能交泰，人盡知之。不知水火之不濟，非水火之不欲濟也，有阻我水火相交之道者，中樞是也。肝木左升，胆木右降，兩相配合。中虛挾痰，則胃土少降。胆木不能飛渡中樞，而泥不行，於是肝木升多，胆木降必。肝升太過矣，亦過而不生風，不鼓動陽氣也，得乎。胆木升浮上高耳聾等症。病緒髮繁，不越氣機痰之，猶主弱緩七。右關帶滑，問與切亦屬相符，治法當務其要。不寐是也。經曰：胃不和則臥不安。古聖于不寐之病，不曰心腎，獨曰胃不和，豈無意哉。中樞之論，非臆說也。明者當能察之。

廿六　廈門國醫專門學校

參須　炒枳實。廣皮，煅牡蛎　茯苓神　炒竹茹
棗仁　煅龍齒　白蒺藜　上濂珠　西血珀　川貝母

代記載

李時珍曰：神農本艸止言茯苓，名醫別錄始添茯神。而主治皆同。後人治心病必用茯神。故潔古張氏于風眩心虛非茯神不能除。然茯苓未嘗不治心病也。

黃宮繡曰：茯神功效與茯苓無異。但神抱心以生。苓則不從心抱，故苓則能入脾與腎。而神則入心耳。書曰：服此開心益智，安魂定魄，無非入心導其痰濕，故能使心與腎交通之謂耳……

赤茯苓

治　甄權：破結氣
時珍：瀉心小腸膀胱濕熱，利竅行水、

近世應用　濕熱

前代記載

陶弘景：茯苓白色者補，赤色者利。

宗奭：茯苓行水之功多，益心脾不可缺也。

李杲曰：……白者入壬癸，赤者入丙丁……

時珍曰：茯苓、茯神只當云赤入血分，白入氣分，各從其類，如牡丹、芍藥之義，當以丙丁壬癸分也。若以丙丁壬癸分，則白茯神不能治心病，赤茯苓不能入膀胱矣。

茯苓皮

主治　時珍：水腫膚脹，開水道，開腠理。

基本　吳茱萸

形態　屬芸香科所結之果實

此植物為落葉亞喬木，多自生暖地，高自六七尺至丈餘，樹幹直立，堅實，枝展開，作十字形，樹皮滑澤，色暗褐，而有白圈圍之。葉對生，為奇數之羽狀複葉，小葉作橢圓形，前端尖，末端圓，全緣，及葉脈、葉柄、嫩枝，俱密生軟毛，五六月間葉腋開黃綠色之小花，綴為短圓錐狀花序，苞葉五裂若鱗片，果實為小蒴果，帶紅紫色，乾則變黑色，外皮堅似革，作五稜，油腺為無數之小孔，暴露于外，內分五房，每房藏種子兩粒，滑澤而作倒卵圓形，味頗辛烈，香氣亦甚

產地

｜新本草綱目｜

中國之江浙蜀等處，日本之紀州等處

性味

辛溫

主治

本經：溫中下氣，止痛，除濕血痹，逐風邪，開腠理，欬逆寒熱。

別錄：利五臟，去痰冷逆氣，飲食不消，心腹諸冷絞痛，中惡心腹痛。

甄權：霍乱轉筋，胃冷吐瀉，腹痛，產後心痛

藥物

基本 產地 性味 主治

藥物學講義 吳景禪編

厚朴

木高三四丈，徑一二尺，膚白肉紫，春生葉如槲葉，四季不凋，皮鱗皺而厚，紫色多潤者良，五六月開細紅花，結細實如冬青子，生青熟赤，

陝西湖南蜀川，

苦溫

本經中風傷寒，頭痛寒熱，驚悸氣血痺，

大明健脾治反胃霍亂轉筋，冷熱氣瀉膀胱及五臟一切氣，婦人產前產後腹臟不安，殺腸中蟲，明耳目，調關節，

甄權治積年冷氣腹內雷鳴，宿食不消，去結水，破宿血，化水穀，止吐酸，大溫胃氣，治冷痛，主病人虛而尿血，

好古主肺氣脹滿，膨而喘欬，

名稱　金星朴、紫油朴、姜川朴

近世應用，行氣散滿

用量　一錢至三錢

醫案示例，李青久咳痰多，數日來中脘結聚有形，食入痞阻，痰喘氣逆，脉象沉弦，舌苔痰白，此帶病感寒，寒濕痰交阻肺胃，大節在邇，有喘脱之虞，用金匱桂枝加厚朴杏子湯，

桂枝　川朴　海蛤殼　炒蘇子　橘紅

白芥子　砂仁　沈香　茯苓　枳殼

杏仁泥　白芍　炙艸

處方

平胃散——除濕散滿，驅瘴嵐，調胃，蒼术　陳皮　川朴　甘草

前代記載

宗奭，厚朴平胃散中用藥調中，至今此藥盛行，既能溫脾胃，又能走冷氣，為世所需也，

元素，厚朴之用有三，平胃一也，去腹脹二也，

妊忌

孕婦忌之，三也，雖除腹脹，若虛弱人，宜斟酌用之，誤服脫元氣，惟寒脹大熱藥中兼用，乃結者散之之神藥也，本經言厚朴治中風傷寒，頭痛溫中益氣，消痰下氣，厚腸胃，去腹滿，果泄氣乎，果益氣乎，蓋與枳實大黃同用，則能泄實滿，所謂消痰下氣是也，若與橘皮蒼朮同用，則能除去實滿，所謂溫中益氣是也，與解利藥同用，則厚腸胃，大抵其性味苦溫，用苦則泄，用溫則補也，故成無己云厚朴之苦以泄腹滿，

杜仲

本態

屬大戟科杜仲之樹皮，外部呈暗褐色，欲橫斷之，則從皮部生細白色蚕絲狀纖維，其絲如綿，因之不易切斷，

産地

河南河北陝西諸省

性味：辛平，

主治：本經：腰膝痛，補中益氣，堅筋骨，強志，除陰下癢，小便餘瀝，久服輕身耐老。
別錄：腳中酸痛，不欲踐地。
大明：治腎勞腰脊攣。
好古：潤肝燥，補肝經。

近世應用：補腎，腰膝酸痛，

名稱：炒杜仲炭。

用量：二錢五錢。

配方：杜仲丸治妊娠二三月胎動腰痛欲墜者，杜仲、續斷，研細末，水煮棗肉和丸。
杜仲酒療卒然腰痛，杜仲、丹參、川芎，酒浸服。

前代記載：時珍曰：杜仲古方只知滋腎，惟王好古言是肝經氣分藥，潤肝燥，補肝虛，發昔人所未發也。蓋肝主筋，腎主骨，腎充則骨強，肝充則筋健，屈伸利用，皆屬於筋。

表劑哉。殊纔又有以熱水之氣熏發見汗者。至今當多用之。而奏效亦多。其餘作嘔。亦有用暖水以助之者。凡此皆經前人嘗試而驗者。然後人乃得用耳。顧藥有始自古人而用者。後世沿所用之藥。類多純雜弗一。惟習而不察。故未知其弊端耳。抑知藥宜小心試驗。慎勿輕信謠言。即服後偶有功效。亦未可遽以為實。醫者須深明臟腑傳用如何。然後投以藥劑。使能百發百中。

且夫人類固有強弱之不同。或父母遺傳單薄。加以培養失宜。居處不潔。飲食無度。

廣州國醫專門學校

種種弊端。皆身體孱弱。百病易生。內寒叢見。縱清靈丹妙藥。亦因可有救之機。是病不足以藥治者也。再論藥石。更有絕難之不一。有原質之性。有配製之性。或多或寡。有重有輕。選擇不精。配合匪當。則投之無功。是又藥之誤病者也。故論病則極難。而用藥亦非易。醫者凡遇大症。須先將病之來歷詢明。一切隨錄於部。而後每日用藥如何。曾否應驗。亦宜陸續登誌。如此則症既詳明。自可變通而治也。西國良醫。多遵是法。至論學醫之道。既須考識名藥之源。尤當先明治病之理。夫何以謂之曰治。治也者。素吾体内本無之病累。遂其臟腑固有之良能也。夫人受天地以生。賦稟雖無疾病。偶染之則本來之功用必有所不安矣。然聽其不安。則久之必有所損。勢必設法以安之。此藥之所由而用也。夫藥之功力為何。亦維有扶其自然之力。此其固有之功而已。故過虛則補之。過實則消之。亂則合之。塞則通之。如此庶可安其所不安。治其所未治。至於退疾復元。犹在自然固有之力。而非能以藥見功者也。由此觀之。藥劑固可以安功用。而功用始足以祛疾回生。故當耄期之年。功用已失。則雖聖藥靈丹。亦不能延年益壽也。攖病人之臟腑。雖當病時。其功用時有推疾之力。試觀勞瘵之人。其肺內之以藥。常可自化而成乳解。嗣後即可其害。此非藥力所能為。而亦本來功用之良能也。然則治病之法。最妙矣如暫保其功力。使其力有可緩。則功可盡施也。再觀此外傷損。常能不治而自愈。病狀雖屬輕方。而究其埋口平復之力。要亦在自然之良能也。何則。大凡所傷之處。必有生長之機。疏生湖汁。復長生殊。血管常連。肌肉療縫。此皆自然之力。千載以來。以竟不明其理。反妄加膏丹誤施藥料。倘治之不合。反增其苦。豈不謬哉。且由外受損傷。推而至皮膚瘡疥。亦同其類。凡疾病。亦皆有自然却病之理。時或力不足。未克盡退其疾。然亦未嘗不可減輕其勢。猶是病勢特重。極力亦不能祛之。則須藥以助耳。然凡病必有其端。不拘何病。初起必有一處不舒。或四肢或臟腑。各具自然驅病之力。譬如眼內偶為沙泥吹入。該眼必覺痛癢不舒。始則詞詞阻礙。或以手擦之。繼則發淚以沖之。終且血管亦脹紅異常炎腫熱甚。或發膿。無非欲沙泥滑出。此皆眼內祛逐沙泥之固有功能也。再如偶食不合之物。或令胃内不安。嬉必發悶作嘔。甚或瀉。務將其物逐出乃止。此又胃腸本來之功力。醫者祇可用藥以助之。或令其多發津液。或保其腸不失力。可也。更有内覺積鬱。得外洩而可免病者。或流鼻血。或瀉血汗。而病自愈者。又有病在危急之候。忽見轉機者。常於大熱症見之。或一癡流血。或瀉或汗。或小便清長。人即清爽。此其忽愈之機。必有一定之期。察内科熱症。自可知之。若有自然而然之勢。醫者須順其自然。惟有設法以保全其力。扶助其精神則智矣。夫何謂保全其力。扶助其神。即以大熱症而論。當其始也。寧臥語昏昧之態。自可聽其轉機之後。戒口勿勞。靜養足睡。此即莫大之功。如法謹慎。則勝服藥十倍矣。願勿視為常而輕忽之。則幸甚。況夫病症不一。有用藥而因效者。亦有不需藥而自愈者。在因效之症。固不必論。而自愈之症。則投藥見效。亦不得遽以為是藥之功也。

論品評藥性

欲知藥何以能治病。必須先明二理。一藥果有愈疾之力乎。二則藥何以施對曰，藥固有愈疾之力。然必用之合乎

夏門劉琴專門學

力。且必以藥之力，助其自然之力。則事不濟矣。是非卓於識見者不可。即藥之以施其力。亦更貴乎見識。必久經驗者。克窺其奧。且試藥之法。必先於無病者後見其功力如此。更試以禽獸。又見其微。必有確據。然後乃載之於書。行之於蓋藥爲，爲治病之設。用藥者。必須深明藥之功。明證斯藥之效。庶幾可以言藥不然何貴有醫者乎。是則爲醫者。固宜藥之功力。日加考覈。此藥之所由出愈多矣。且驗藥，不獨有識藥之明。尤貴識病之原。驗病之狀。而病狀之中。又有

中西药物学讲义

制方七法要義

流變在乎病。主病在乎方。制方在乎人。方有七。大、小、緩、急、奇、偶、複也。制方之體。本於氣味。寒熱溫涼。四氣生於天。酸苦辛鹹甘淡。六味成於地。是以有形為味。無形為氣。氣為陽。味為陰。辛甘發散為陽。酸苦涌泄為陰。鹹味涌泄為陰。淡味滲泄為陽。或澁或散。或緩或急。或燥或潤。或軟或堅。各隨臟腑之證。而施藥之品味乃分。七方之制也。故奇偶複三方也。大小緩急。四制之法也。故曰治有緩急。方有大小。

二十劑要義

劉元素曰。制方之體。欲成[redacted]方十劑之用者。必本於氣味也。寒熱溫涼。四氣生於天。酸苦辛鹹甘淡。六味成於地。是以有形為味。無形為氣。氣為陽。味為陰。陽氣出上竅。陰味出下竅。氣化則精生。味化則形長。故地產養形。形不足者溫之以氣。天產養精。精不足者補之以味。辛甘發散為陽。酸苦涌泄為陰。鹹味涌泄為陰。淡味滲泄為陽。辛散、酸收、甘緩、苦堅、鹹輭。各隨五臟之病。而制藥性之品味。故方有七。劑有十。方不七不足以盡方之變。劑不十不足以盡劑之用。方不對證。非方也。劑不蠲疾。非劑也。此乃太古先師設繩墨而取曲直。叔世方士。乃出規矩以為方圓。夫物各有性。制而用之。變而通之。施於品劑。其功用豈窮哉。如是有因其性而為用者。有因其用而為使者。有因其所勝而為制者。有氣相同則相求者。有氣相剋則相制者。有氣有餘而補不足者。有氣相感則以意使者。有質同而性異者。有名異而實同者。

故蛇之性上竄而引藥。蟬之性外脫而退翳。蝱飲血。而用以治血。鼠善穿。而用以治漏。皆謂因其性而為用者如此。弩牙速產。以機發而不括也。杵糠下噎。以杵築下也。所謂因其用而為使者如此。浮萍不沈水。可以勝濕。獨活不搖風。可以治風。所謂因其所勝而為制者如此。麻木穀而治風。豆水穀而治水。所謂氣相同則相求者如此。牛土畜乳。可以止渴疾。豕水畜。心可以鎮恍惚。所謂因其氣相剋則相制也。如此。熊肉振羸。兔肝明視。所謂因其氣有餘補不足也如此。鯉之治水。鶩之利水。所謂因其氣相感則以意使者如此。蜜成於蜂。蜜溫而蜂寒。油生於麻。麻溫而油寒。茲同質而異性者也。蘼蕪生於芎藭。蓬虆苗於覆盆。蕣名異而實同者也。如斯之類。不可勝舉。故天地賦形。不離陰陽。形色自然。皆有法象。

毛羽之類，生於陽而屬於陰；鱗甲之類，生於陰而屬於陽。空青法木，色青而主肝；丹砂法火，色赤而主心；雲母法金，色白而主肺；磁石法水，色黑而主腎；黄石脂法土，色黄而主脾。故觸類而長之，莫不有自然之理也。欲為醫者，上知天文，下知地理，中知人事，三者俱明，然後可以語人之疾病。不然，則如無目夜遊，無足登陟，動致顛隕，而欲愈病者，未之有也。

徐之才曰：藥有宣、通、補、瀉、輕、重、滑、澀、燥、濕十種，是藥之大體，而本經不言，後人未述。凡用藥者，審而詳之，則靡所遺失矣。

宣劑　之才曰：宣可去壅，生姜、橘皮之屬是也。　杲曰：外感六淫之邪，欲傳入裏，三陰實而不覺，逆於胸中，天分氣分窒塞不通，而或噦或嘔，所謂壅也。三陰者，脾也。故必破氣藥。如姜橘、藿香、半夏之類。瀉其壅塞。從正曰。俚人以宣為瀉，又以宣為通，不知十劑之中，已有瀉矣。仲景曰。春病在頭，大法宜吐。是宣劑，即涌劑也。經曰。高者因而越之，木鬱則達之。宣者升而上也。以君召臣曰宣是也。凡風癇、中風，胸中諸實，痰飲寒結胸中。熱鬱上而不下，久則喘嗽滿脹水脹之病生焉。非宣劑莫能愈也。吐中有汗，如引涎追淚嚏鼻。凡上行者，皆吐法也。完素曰。鬱而不散為壅，必宣以散之。如痞滿不通之類是也。攻其裏則宣者上也。泄者下也。涌劑則瓜蒂、梔子之屬是矣。發汗解表亦同。好古曰。經有五鬱。木鬱達之。火鬱發之。土鬱奪之。金鬱泄之。水鬱折之。皆宣也。教曰宣揚。制曰宣明。君召臣曰宣喚。臣奉君命。宣布上意。皆宣之意也。

中西藥物學講義 三

厦門國醫專門學校

通劑 之才曰。通可去滯。通草，防杞之屬是也。完素曰，留而不行，必通以行之。如水病為痰澼之類。以木通，防杞之屬攻其內，則留者行也。滑石，茯苓，芫花，甘遂，大戟，牽牛之類是也。從正曰，通者流通也。前後不得溲便，宜木通，海金沙，琥珀，大黃之屬通之。痺病鬱滯，經隧不利，亦宜通之。

補劑 之才曰，補可去弱。人參，羊肉之屬是也。杲曰，人參甘溫能補氣虛。羊肉甘熱能補血虛。羊肉補形。人參補氣。凡氣味與二藥同者皆是也。從正曰，五臟各有補瀉。五味各補其臟。有表虛裏虛，上虛下虛，陰虛陽虛，氣虛血虛，經曰，精不足者補之以味，形不足者，溫之以氣。五穀，五菜，五果，五肉，皆補養之物也。

瀉劑 之才曰。瀉可去閉。葶藶，大黃之屬是也。杲曰，葶藶苦寒，氣味俱厚。不減大黃。能泄肺中之閉。又泄大腸。大黃走而不守。能泄血閉腸胃渣穢之物。一泄氣閉。利小便。一泄血閉。利大便。凡與二藥同者皆然。從正曰：實則泄之。諸痛為實，痛隨利減。芒硝，大黃，牽牛，甘遂，巴豆之屬，皆瀉劑也。其催生下乳，磨積逐水，破经洩氣。凡下行者，皆下法也。

輕劑 之才曰，輕可去實。麻黃，葛根之屬是也。從正曰，風寒之邪。始客皮膚。頭痛身熱，宜解其表。內經所謂輕而揚之也。癰瘡疥痤，俱宜解表。汗以泄之，毒以熏之，皆輕劑也。凡熏洗蒸灸，熨烙刺砭，導引按摩，皆汗法也。

重劑 之才曰，重可去怯。磁石，鐵粉之屬是也。從正曰，重者鎮墜之謂也。怯則氣浮，如喪神失守。而驚悸

中西藥物學講義　四　厦門國醫專門學校

氣上。硃砂、水銀、沉香、黄丹、寒水石之倫。皆鎮重也。久病咳嗽。涎潮於上。形羸不可攻者。以此墜之。経云重者因而減之。貴其漸也。

滑劑之才曰、滑可去著。冬葵子、榆白皮之屬是也。完素曰、澀則氣著。必滑劑以利之。滑能養竅。故潤利也。從正曰、大便燥結、宜麻仁、郁李之類。小便癃閉。宜葵子、滑石之類。前後不通。兩陰俱閉也。名曰三焦約。約者束也。宜先以滑劑潤養其燥。然後攻之。

澀劑之才曰、澀者可去脱。牡蠣、龍骨之屬是也。完素曰、滑則氣脱。如開腸洞泄便溺遺失之類。必澀劑以收斂之。從正曰、寢汗不禁。澀以牡蠣、五味、五倍之屬。滑泄不已。澀以肉豆蔻、訶藜勒、没食子、亜芙蓉、龍骨之屬。凡酸味同乎澀者。收斂之義也。然此種皆宜先攻其本。而後攻之可也。

燥劑　之才曰，燥可去濕。桑白皮赤小豆之屬是也。完素曰，濕氣淫勝，腫滿脾濕。必燥劑以除之。桑白之屬。濕勝於上。以苦吐之。以淡滲之是也。從正曰，積寒久冷。吐利腥穢。上下所出。水液澄澈。清冷。此大寒之病。宜姜附胡椒輩以燥之。若病濕氣。則陳皮白朮木香蒼朮之屬除之。亦燥劑也。而黃連黃蘗梔子大黃。其味皆苦苦屬火化。皆能燥濕。此内經之本旨也。豈独二朮之類為燥劑乎。好古曰，濕有在上在下在中。在經在皮在裏之分。

濕劑　之才曰，濕可去枯。白石英紫石英之屬是也。從正曰，濕者潤濕也。雖与滑類。少有不同。經云辛以潤之。辛能走氣能化液故也。鹽硝味雖鹹，屬真陰之水。鹹濡枯之上藥也。人有枯涸皴揭之病。非獨金化。蓋有火以乘之。故非濕劑不能愈。完素曰，津耗為枯。五臟痿弱。榮衛涸涩。必濕劑以潤之。好古曰，有減氣而枯。有減血而枯。

3、十劑補遺

十劑之後。陶隱居續入寒热二劑。豈知寒有時而不可以治热。热有時而不可以治寒。何者，陰虛内热，當用甘寒滋腎家之陰。是益水以制火也。設用芩連梔子苦寒之劑以攻热。則徒取敗胃氣。苦寒損胃而傷血。血愈不足。而热愈熾。胃氣傷。則後天之元氣愈無榮養而病轉增劑也。陽虛中外俱寒。當以人參黃芪以益表裏之陽氣。而少佐桂附以回陽。則其寒自解。是益火以祛寒也。設專用辛熱。如吳茱萸乾姜麻黃胡蘆巴蓽茇胡椒之屬。以散寒。則辛能走散。真氣愈虛。其寒愈甚。王安道所謂熱愈投。而況寒愈滋也。二者非徒無益。而又害之。顧不悖歟。況寒熱二劑。攝在補瀉。義不重出。今常增入升降二劑。升降者，治法之大機也。經曰，高者抑之。即降之義也。下者舉之。即升之義也。是以病升者用降劑。病降者用升劑。火空則發。降氣則火自下矣。火下是陽交於陰也。此法所宜降者也。勞傷則陽氣下陷入於陰分。東垣所謂陰實陽虛。陽虛則內外皆寒。間有表熱類外感者。但不頭痛口渴。及熱有時而間為異耳。法當升陽益氣。用參芪炙甘草益元氣以除虛寒。虛熱。佐以升麻柴胡。引陽氣上行。則表裏之寒熱自解。即甘溫除大熱之謂。此法所宜升者也。

五臟苦欲補瀉論

五臟苦欲補瀉。乃用藥第一義。好古為東垣高弟。東垣得之潔古。潔古實宗仲景。仲景遠師伊尹。伊尹原本炎黃。聖哲授受。百世一源。靡或少異。不明乎此。不足以言醫矣。何則。五臟之內。各有其神。神各有性。性復各殊。故素問命十二官之名。厥有旨焉。蓋形而上者。神也。有知而無質。形而下者。塊然者也。五臟之體也。有質而無知。

各各分藏所藏也。肝臟魂、肺臟魄。心臟神。脾臟意與智。腎臟精與志。皆指有知之性而言。即神也。神也者。陰陽不測之謂也。是形而上者。臟之性也。雖其無形。故能主乎有形。故知苦欲者。猶言好惡也。違其性故苦。遂其性故欲。欲者。是本臟之神之所好也。即補也。苦者。是本臟之神之所惡也。即瀉也。補瀉係乎苦欲。苦欲關乎臟性。不屬五行。未落陰陽。其神用之謂其。自虛則補其母以下。乃言臟體之虛實。始有補母瀉子之法。斯則五行之性也。明乎此。斯可以言藥道矣。

附錄五臟苦欲補瀉五條續辨

肝苦急。急食甘以緩之。甘草。欲散。急食辛以散之。川芎。以辛補之。細辛。以酸瀉之。芍藥。虛以生姜、陳皮之類補之。經曰。虛則補其母。水能生木。腎乃肝之母。實則白芍

王氏藥物講義　七　　廈門國醫專門學校

瀉之。若無他證，錢氏瀉青丸主之。實則瀉其子，心為肝之子。以甘草瀉心。

肝為將軍之官。言其受制者也。急則有摧折之意焉。故苦而急之，緩之。是使遂其性也。甘可以緩，甘草之屬是也。扶蘇條達，木之象也。沐發調暢之用也。欲其性散散。辛以散之，解其束縛也。是散即補也。辛可以散，川芎之屬是也。急者斂也。肝臣之所苦也。逆其性而苦之。肝斯虛矣，補之以辛。是明以散為補也。細辛、生薑、陳皮、之屬是也。心苦緩，急食酸以收之。五味子欲耎。急食鹹以耎之。芒硝，以鹹補之。澤瀉。以甘瀉之。人參、黃芪、甘草。是以補之。虛則補其母。木能生火，肝乃心之母。肝、木[illegible]以生薑補肝。如無他證，錢氏安神丸主之。實則甘草瀉心。如無他證，錢氏方中。重則瀉心湯，輕則導赤散。

心為形君神明所出。其性惡散緩，而喜收斂。散緩則違其性，斂則寧静清明，故宜酸以收其緩也。輭者，和調之義也。心君本自和調，邪热乘之，則躁急，故復須芒硝之鹹寒，除其邪热，以輭其躁急、堅勁之氣，使復其平也。以鹹補之，泽瀉導心氣以入腎也。煩勞則虚而生热，故須人参、黄芪、甘草之甘温，以益元氣，而虚热自退，故謂之瀉也。心以下交於腎為補，炒鹽之鹹，以潤下，即導心與腎交也。大寒則發鹽為水味，泻之，俾心氣下降，是既濟之道也。有補之義焉，故輭即補也。

脾苦濕，急食苦以燥之，白术。脾欲緩，急食甘以緩之，甘草。以甘補，補之，人参。以苦瀉之，黄連。虚以甘草、大枣之類補之。若無他證，錢氏益黄散主之。心乃脾之母，以炒鹽補心。實則以枳實瀉之。若無他證，以瀉黄散瀉之。肺乃脾之子。以桑白皮瀉肺。

脾為倉廩之官。主運動磨物之藏。燥其性也。宜健。而不宜滯。濕斯滯矣。違其性。故苦。而惡之。急食苦以燥之。使復其性之所喜。脾斯健矣。白朮之苦溫是也。過躁。則復欲緩之以甘。甘草之屬是矣。

稼穡之化。故甘先入脾。性欲健運。氣旺則行。補之以甘。人參是矣。長夏之令。濕熱(王)之。脾氣斯困。故當急食苦以瀉之。黃連之苦寒是也。虛則宜補。炙甘草之甘。以益也。大棗之溫甘。以益氣。乃所以補其不足也。

肺苦氣上逆。急食苦以泄之。訶子皮。一作黃芩。欲收。急食酸以收之。白芍藥以辛瀉之。桑白皮以酸補之。五味子。虛則五味子補之。如無他證。錢氏阿膠散補之。脾乃肺之母。以甘草補脾。實則桑白皮瀉之。如無他證以瀉白蘞瀉之。腎乃肺之子。以澤瀉瀉腎。

肺為華蓋之臟。相傳之官。藏魄。而主氣者也。氣常則順。氣变則逆。逆則違其性矣。故宜急食苦以泄之。黄芩之屬是矣。肺主上焦。其政斂肅。故其性喜收。宜急食酸以收之。白芍藥之屬是矣。賊肺者。熱也。肺受熱邪。急食辛以瀉之。桑白皮之屬是矣。不斂則氣無所管束。是肺失其職也。故宜補之以酸。使遂其收斂之性。以清肅乎上焦。是即補也。五味子之屬是矣。

腎苦燥。急食辛以潤之。知母。欲堅。急食苦以堅之。黄檗。以苦補之。地黄。以鹽瀉之。澤舍。虛則熟地黄、黄檗補之。腎本無實。不可瀉。錢氏止有補腎地黄丸。無瀉腎之藥。

[illegible]

胏乃腎之母以五味子補胏。

腎為作強之官。藏精與志。主五液。屬真陰水臟也。其性本潤。故惡燥。宜急食辛以潤之。知母之屬是矣。欲堅。急食苦以堅之。蓋腎非堅。則無以稱作強之職。四氣以遇濕熱即輭。遇寒冷即堅。五味以淂鹹即輭。淂苦即堅。故宜急食苦以堅之。黃蘗味苦氣寒。可以堅腎。故宜急食。以遂其欲堅之性也。以苦補之。是堅即補也。地黃黃蘗是也。鹹能輭堅。輭即瀉也。澤舍是矣。虛者。精氣奪也。藏精之臟。苦固能堅。然非益精。無以為補。故宜熟地黃、黃蘗之屬以補之。

治法提綱

病在於陰。毋犯其陽。病在於陽。毋犯其陰。犯之者。是謂誅伐無過。病之熱也。當察其源。火苟実也。苦寒鹹寒以折之。若其虛也。甘寒酸寒以攝之。病之寒也。亦察其源。寒從外也。辛熱辛温以散之。動於内也。甘温以益之。辛熱辛温以佐之。經曰。五臟者。藏精氣。而不瀉者也。故曰。滿而不能実。是有補而無瀉者。其常也。臟偏受邪。則瀉其邪。邪盡即止。是瀉其邪。非瀉臟也。臟不受邪。毋輕犯也。世謂肝無補法。知其謬也。六腑者。傳導化物。糟粕者也。故曰。実而不能滿。邪客之而為病。乃可攻也。中病乃已。毋盡劑也。病在於經。則治其經。病流於絡。則及其絡。經直絡橫。相維輔也。病從氣分。則治其氣。虛者温之。実者調之。病從血分。則治其血。虛則補肝、補脾、補心、實則為熱、為瘀。熱者清之。瘀者行之。因氣病而及血者。先治其氣。

因血病而及氣者。先治其血。因證互異。宜精別之。病在於表。毋攻其裏。病在於裏。毋攻其表。邪之所在。攻必從之。受邪為本。現證為標。五虛為本。五邪為標。譬夫腹脹。由於濕者。其來必速。當利水除濕。則脹自止。是標急於本也。當先治其標。若因脾虛漸成脹滿。夜劇晝靜。病屬於陰。夜靜晝劇。病屬於陽。當益脾氣。是病從本生。本急於標也。當先治其本。舉一為例。餘可類推矣。病屬於實。宜治以緩。虛者。精氣奪也。若屬沉痼。亦必從緩。治虛無遠法。亦無巧法。蓋病已深痼。凡欲施治。宜有次第。故亦無速法。病屬於實。宜君以急。實者。邪氣勝也。邪不速逐。則為害滋蔓。故治實無遲法。亦有巧法。此病機緩急。一定之法也。

藥性差別論

藥有五味。中涵四氣。因氣味而成其性。合氣與味及性而論。其為差別。本自多途。其間厚薄多少。單用互兼。各各不同。良难究竟。是故錄曰。五味之變。不可勝窮。此方劑之本也。陰陽二象。實為之綱紀焉。鹹味本水。苦味本火。酸味本木。甘味本土。辛味本金。此五味之常也。及其變化也。有神明之用焉。今姑陳其畧以明之。第準經文。

同一苦寒也。黄芩則燥。天冬則潤。蘆薈能清。黄蘗能補。黄連止瀉。大黄下通。柴胡苦寒而升。龍胆苦寒而降。同一鹹也。澤瀉則瀉。蓯蓉則補。海藻昆布。則消而軟堅。為墊、鹿茸則補而生齒。同一酸也。硫磺味酸而熱。空青味酸而寒。甘合辛而發散。為陽。甘合酸而收斂。為陰。人參、黄耆陽也。甘溫以除大熱。地黄、五味。陰也。甘酸以斂陰精。聊舉數端。引以為例。如斯之類。难可枚舉。良由氣味互兼。性質各異。參合多少。制用全殊。所以窮五味之变。明藥物之能。厥有旨哉。顧其用紛錯。其道淵微。可以意知。难以言尽。非由妙悟。則物不從心。故將援蒸民於夭枉。宜寤寐乎茲篇

臟氣法時並四氣所傷藥隨所感論

夫四時之氣。行乎天地之間。人處氣交之中。亦必因之而感者。其常也。春氣生而升。夏氣長而散。長夏之氣。化而耎。秋氣收而斂。冬氣藏而沈。人身之氣。自然相通。是故生者順之。長者敷之。化者堅之。收者肅之。藏者固之。藏者固之。此藥之順乎天者也。春温夏熱。元氣外洩。陰精不足。藥宜養陰。秋涼冬寒。陽氣潛藏。勿輕通達。藥宜養陽。此藥之因時制用補不足。以和其氣者也。然而一氣之中。初中末異。一日之內。寒燠或殊。假令大熱之候。人多感暑。忽發冰雹。亦復感寒。由先而感。則為暑病。由後而感。則為寒病。病暑者。投以暑藥。病寒者。投以寒藥。

此藥之因時制宜。以合乎權。乃變中之常也。此時令不齊之所宜審也。假令陰虛之人。雖當隆冬。陰精虧竭。水既不足。不能制火。則陽無所依。外洩為熱。或反汗出。藥宜益陰。地黃、五味、鱉甲、枸杞之屬是已。設從時令。誤用辛溫。勢必立斃。假令陽虛之人。雖當盛夏。陽氣不足。不能外衛其表。表虛不任風寒。洒淅戰慄。思得熱食。及御重裘。是雖天令之熱。亦不足以敵其真陽之虛。病屬虛寒。藥宜溫補。參、耆、桂、附之屬是也。設從時令。誤用苦寒。亦必立斃。此藥之舍時從證者也。假令素病血虛之人。不利苦寒。恐其損胃傷血。一旦中暑。暴注霍亂。須用黃連、滑石以洩之。本不利升。須用葛根以散之。此藥之舍證徒時者也。徒違之際。權其輕重耳。至於四氣所傷。因而致病。則各徙所由。是故經曰。春傷於風。夏生飧泄。藥宜升之燥之。升麻、柴胡、羌活、防風、之屬是也。夏傷於暑。秋必痎瘧。藥宜清暑益氣。以除寒熱。石羔、知母、乾姜、麦門冬、橘皮、參、苓、朮、之屬是也。邪若内陷。必便膿血。藥宜祛暑消滞。專保胃氣。黄連、滑石、芍藥、升麻、蓮實、人參、稨豆、甘草、之屬是也。秋傷於濕。冬生咳嗽。藥宜燥濕清熱。和表降氣保肺。桑白皮、石羔、薄荷、杏仁、甘草、桔梗、蘇子、枇杷葉、之屬是也。冬傷於寒。春必病温。邪初在表。藥宜辛寒苦温。甘寒苦寒。以解表邪。兼除内熱。羌活、石羔、葛根、前胡、知母、竹葉、柴胡、麦冬、荊芥、甘草、之屬是也。至夏變為熱病。六經傳變。藥亦同前。散之貴早。治若後時。邪結於裏。上則陷胸。中下承氣。中病乃已。慎勿盡劑。勿僭勿忒。能事必矣。已上皆四時、六氣、所傷致病。疑證重舍時，時重舍證。用藥主治之大法。萬世遵守之常經。聖哲復起。不可陵矣。所云，六氣者。即風、寒、暑、濕、燥、火、是也。過則為淫。故曰六淫。淫則為邪。以其為天之氣從外而入。故曰外邪。邪之所中。各有其地。在表治表。在裏治裏。表裏之間。則從和解。病有是證。證有是藥。各有因存。不相越也。此古之定法。今之軌則也。

論制方和劑治療大法

夫虛實者。諸病之根本也。補瀉者。治療之綱紀也。何謂虛。五臟六腑虛，所生病也。所謂實，五臟六腑實，所生病也。經曰：真氣奪則虛，邪氣勝則實。虛則補之，實則瀉之，此萬世之準繩也。以補為瀉，是補中有瀉也。以瀉為補，是瀉中有補也。譬如參、耆、炙甘草之退勞倦、氣虛發熱，地黃、黃檗之滋水堅腎，以除陰虛潮熱，是補中之瀉也。桑根白皮之瀉肺火，車前子之利小便除濕，是瀉中之補也。舉斯為例，餘可類推矣。升降者，病機之最要也。升為春氣，為風化，為木象。故升有散之之義。降為秋氣，為燥化，為金象。故降有斂之之義。飲食勞倦，則陽氣下陷，宜升陽益氣。瀉利不止，宜升陽益胃。鬱火內伏，宜升陽散火。滯下不休，宜升陽解毒。開胃除熱，因濕洞泄，宜升陽除濕。肝木鬱於地中。以致少腹作脹。作痛。宜升陽調氣。此病宜升之類也。陰虛則水乏以制火。火空則發而炎上。其為證也。為咳嗽。為多痰。為吐血。為鼻衄。為齒衄。為頭痛。為齒痛。為眼痛。為頭眩。為暈。為眼花。為惡心。為嘔吐。為口苦舌乾。為不眠。為寒熱。為骨蒸。是謂上盛下虛之候。宜用蘇子、枇杷葉、麥冬、白芍藥、五味子之屬以降氣。氣降則火自降。而氣得歸元。而又益之以滋水添精之藥。以救其本。則諸症自瘳。此病宜降之類也。設△宜降而妄升。當升而反降。將使輕變為重。重必斃矣。

且夫人類固有強弱之不同。或父母遺傳薄弱。加以攝養失宜。居處不潔。飲食無度。種種弊端。皆身体孱弱首

論識藥之功用

蓋用藥貴乎見識。必真經鍊。乃能操必勝之權。是凡藥固前人經驗必效者。或千載或百年。積累相傳。始克有藥。且多不能入飲食之類。則其質性氣味。非平和可知。則藥固非可輕於嘗試者也。然則辨藥者。亦因偶尔自嘗。而知其為藥乎。抑或適見禽獸有疾。因食某樹某根以就愈。於以知其藥能療病乎。且問之天下各國皆以為藥之來源。未易究其底蘊。然每病時必須服藥。而藥到自知其合與不合。有深心者。自可於此悟矣。顧必先有成見於心。而後證之於書。臨之於人一日之見識。須費百日之參攷。兢兢業業。念茲在茲。庶幾參攷日深。見識日廣耳。夫何謂自有成見於心。設人當發熱口渴之際。孰不欲得冷水而飲之。雖然、涼水之於熱症。亦有合有不合者、然即此一端。亦可為識病之一助云爾。且夫病更有不治而自愈者、其轉機當可見之。或自汗。或自利。或瀉、或嘔。或流鼻血。或發出斑疹。而病自愈者。是皆內積成病、得外泄、而自痊之理也。由是。則有擬用發表之劑者焉。然必先於禽獸試之、或人偶然嘗試、始知其有斯力耳。不然、何能憶其為病易生。凶疾叢見。縱有靈丹妙藥。亦固可有救之機。是病不足以藥治者也。再論藥石。更有純雜之不一。有原質之性。有配製之性。或多或寡。有重有輕。選擇不精。配合匪當。則投之無功。是又藥之誤病者也。故論病則極難。而用藥亦非易。醫者九遇大症。須先將病之來歷詢明。一切隨錄於部。而後每日用藥如何。曾否應驗。亦宜陸續登誌。如此則症既詳明。自可變通而治也。而國良醫。多遵是法。至論學醫之道。既須考識各藥之源。尤當先明治病之理。夫何以謂之曰治。治也者。去吾體內本無之疵累。還其臟腑固有之良能也。夫人受天地以生。賦稟原無疾病，偶染之。則本來之功用。必有所不安矣。然聽其不安，則久之必有所損。勢必設法以安之。此藥之所由而用也。夫藥之功用為何。亦維有扶其自然之力。助其固有之功而已。故遇虛則補之。窒則消之。亂則合之。塞則通之。如此庶可安其所不安。治其所未治。至於退疾復元。猶在其自然固有之力，而非獨以藥見功者也。由此觀之。藥劑固可以安功用。而功用始足以祛疾回生。故當耄期之年。功用全失。則雖聖藥靈丹。益不能延年益壽也。按病人之臟腑。雖當病時。其功用時有推疾之力。試觀勞瘵之人。其肺內之壞骸。常可自化而成乳餅。嗣後即可無害。此非藥力所能為。而亦本來功用之良能也。然則治病之法最妙莫如暫保其功力。使其力有可緩。則功可盡施也。再觀皮外傷損。常能不治而自愈。病狀雖屬輕少。而究其理口平復之力。要亦在自然之良能也。何則。大凡所傷之處。必有生長之機。既生明汁。復生殊。血管串連。肌肉彌縫。此皆自然之功。千載以來。人竟不明其理。反妄加膏丹。蓋用藥資乎見識。必真經鍊。乃能操必勝之權。是凡藥固前人經驗必致者。或千載。或百年。積累相傳。始克有藥。且多不能入飲食之類。則其質性氣味。非平和可知。則

[illegible]司國醫專門學校

中西藥物學講義　卅六

藥固非可輕於嘗試者也。然則辨藥者。亦因偶尔自嘗。而知其為藥乎。抑或適見禽獸有疾。因食某樹根以就愈。於以知其藥能療病乎。且问之天下各國。皆以為藥之來源。未易究其底蘊。然每病時必須服藥。而藥到自知其合與不合。有深心者。自可於此悟矣。顧必先有成見於心。而後證之於書。驗之於人。一日之見識。須費百日之參考。兢兢業業。念茲在茲。庶幾參考日深。見識日廣耳。夫何謂自有成見於心。設人當實熱口渴之際。孰不欲得冷冰而飲之。雖然。凉水之於熱症。亦有合有不合者。然即此一端。亦可為識药之一助云尔。且夫

内科

《内科讲义》引言

《内科讲义》为私立厦门国医专门学校教材之一，吴瑞甫撰。现存厦门国医专门学校油印本1册，不分卷，无目录。封面题“内科”两字，版心题“杂病讲义”“内科学讲义”，本书以此为底本影印。论述疾病时，吴氏先言其大意，次论病因、病机、症状，最后论诊断、用药及注意事项。全书引《黄帝内经》《难经》《伤寒杂病论》《千金方》《玉机微义》等历代医籍50余部，可见吴瑞甫阅读量之广，间有个人评论或不同意见，以“按语”形式说明，并附录部分临床医案。吴瑞甫在序言中列举此内科学讲义含气病、血病、心肺脑病、胃肠病、肝胆病、脾病、肾脏病、膀胱病、二阴病、头部及七窍病、肩膀足病11种疾病，但目前仅见“气病、血病、心肺脑病”3个部分，其余部分遗失或并未撰写，尚未有定论。

各論

第一章 心肺腸病

第一節 總敘

心肺腸三者，人身最重要之處所也。故保有頭顱，以保護之。心肺周圍，亦受護衛于胸部諸骨。且心肺之係，一主血，一主氣。其体質實制與附，功用亦相倚輔。心主血液，而肺主呼吸（即炭氣），所以改換血質也。經云「心之合脈也」，其營血也，然為人身最貴之物，而發源于心。血病即心病也。諸論謂：「心為君主，不受邪。受邪則死。」此說也，蓋即以心病者為危證者。

第二節 心病

凡心經本体之病，或因心肌失力，或因心体變膏，此一虛一實之病也。皆能使心悸亢進。此外或變大，或變小，或變厚，或變窄。皆為心之門戶有病，即心之血不能運行如常。因之有停滯妄流而為臌脹者。即內經所云：心咳是也。有因心而頭汗喉嗽。呼吸氣喘者。因心與肺相近，心病而氣亦受及肺也。有累腦而[illegible]蒙頭痛者，此腦積血之病。即為腦貧血，中風病之所自始也。有累胃致胃不易消化，食後不安，而心更跳者。此因心病而胃腸筋肉亦因之不安也。若夫心臟自病，而思慮過多，用力過度，或醉飽無節，或多色慾，或久泄瀉，往往為心跳之原因。治此之法。因於操勞者，宜休息以養之。因於醉飽者，宜節食以安之。因慾致病者，宜戒房事。泄瀉致血虛心悸者，宜補養氣血。心跳又分氣血二候。在心血不足為病者，其人多煩，小便赤而洞中乾，肌膚枯槁憔悴，而神志亢旺，甚則狂妄喜笑，脈必細小，或洪大，喜食甘潤清涼之品者，是也。在心氣不足為病者，其人少神，喜臥懶言，小便清長，或酬應紛繁，過於勞心，每因動作自汗，甚則發為盜汗。故心細微之處，須寬其食字類熱燥之品者，是也。茲將治上列各方列後：

心營養血湯（治心之自病，心房門戶變大小、厚薄之類。凡係血舒緩，乃因燥病，其他心臟虛者，均可治。）

丹參三錢　當歸三錢　龍眼肉一兩　酸棗仁五錢　山萸肉去核五錢

柏子仁三錢　朱龍齒四錢　生牡蠣四錢　生地四錢　茯神四錢

水煎服。

桂枝加厚朴杏子湯（治心肺之陽不足，頻頻喘咳，稍用心力，即潮熱、汗多，吐白沫清痰。）

桂枝去皮三兩　芍藥酒洗三兩　生姜切三兩　甘草炙二兩　大棗十二枚

厚朴二兩　杏仁去皮尖五十枚

清水七升，微火煮，取三升，去滓。溫服一升，覆取微似汗。

若一服汗出病差，停後服。若陽虛者，再加乾姜二錢、茯苓三錢。

雞那丸（治胃腸痞不安，食不消化，而心悸。）

黃連膏　雞那二厘　錦紋末二分

為丸，飯後服，日三服。

[illegible]

天王補心丹 [illegible]

生地　人參　白茯　遠志　石菖蒲

元參　柏子仁　桔梗　天冬　丹參

酸棗仁　甘草　麥冬　百部　杜仲

茯神　當歸　五味

各等分研末蜜丸每兩作十粒梧桐子大。金箔為衣。每服一丸。臨臥時白湯送下。

古稱[illegible]開[illegible]氣益心經。

附子 五錢　桂心 三錢　蛤蚧 四錢　甘草炙 二錢半　生薑 三片

水煎服

第二節 肺病

肺病之來源，其輕者，僅有肺傷風肺燥二種。咳聲輕清，咯痰易出，肺傷風也。疏解則愈。咳聲重濁，咯痰難出，即肺燥也。非清潤不為功。初起二病，最居多數。宜疏解反清潤之，則涼滯其邪，而嗽轉重。宜清潤反疏解或溫散之，往往咯血，甚而纏綿難愈矣。諺有「傷風不醒變成癆」之語，斯言最宜三復。

仲景治嗽，必用乾姜細辛五味子，此為內有水飲者而設。若咳而無痰，且聲音重濁，此燥熱病也。用姜細味，大開大闔之法，則衍激肺家之伏火而出，或肺破而痰帶血絲。久之，或肺熱而發咳失血，卒至成癆。陳修園[illegible]少用，醫者未彰此法。而未能分別寒熱燥濕，良為憾事。

春溫咳嗽與燥熱，通治溫病條辨桑菊飲、桑杏湯、識良

[illegible]

法也。秋燥咯血。雷少逸時病論，亦有效。

近世肺病日多。即血症亦較盛於前。認症之大法有二：

(1)其血清而有白沫者，血由肺來。多兼咳嗽。

(2)其血黑者，毫無痰沫。由胃微絲血管破裂而出。每兼胃痛而不嗽。俗以黑為積血者誤。古有以甘草乾姜湯治血症者。即治胃出血也。

至若肺絡破而出血。多宜清降，而不宜溫燥。儲氏謂服寒涼者，百無一生。尤屬偏宕語。

肺病之原因有六，畧舉之如左：

(1)体格｜体質虛弱者，易罹肺癆病。例如身体細長纖弱，皮膚蒼白。胸廓細長者。是名癆瘵質。

(2)年齡｜凡男女在十八歲以上。四十歲以下。而有如小孩之体格者。最易罹肺癆病。小兒丁奚疳為童子癆、而病因不同、本在一歲以上之病人、患之者甚多。卵巢之亦為慢性。多可帶病延年。

(3) 血弱——患產褥者。連纏不已。多兼咳嗽。其終為無[illegible]肺癆。患癰漏者。其血液時常滲泄。產婦血去過多。成癆者。亦每每有之。

(4) 居處之關係——終日在空氣不流通之工場勞動、或時住暗室。及常吸塵埃者。易罹肺癆。當空氣濕潤。溫度急變之時。最易發生肺病、故肺癆起因。恒多始于夏日。

(5) 營養之缺乏——患此者。身体虛羸、易罹本病。

(6) 肺及胸膜之疾患——肺管發炎、肺熱病、痧。百日咳、多起此症。又有從肋膜炎之屢發、而起肺癆者。

(二) 肺癆病頭輕轉重之比較

肺癆病之蔓延，計有百日癆；對年癆；三年癆及慢性肺癆等之別。

（甲）百日癆

百日癆，初起即吐紅，咳聲甚重，脈弦數虛弱而無根。此症在十八歲後之男子恒患之。其身熱甚踏，病勢日增，無少間歇，舉動則身疲力竭，喘促難堪。

（乙）對年癆及三年癆

對年癆及三年癆，二者之初起，雖不甚重。惟至肺部變壞時，則寒熱如瘧。汗多夢遺面色㿠白，肌身倦怠而瘦削。咽喉痛甚。痰帶血絲。到此時期，已為危亡之徵兆。惟嗽血時作時止。或肺爛而有如豆腐形者，一經嗽出。咳即漸寬。既無寒熱汗多之病狀，亦無喉痛胸前脹痛。併經作喘之痛苦。歸依可望收縮復原。即不能全愈，亦可轉為慢性肺癆病。

膽按[illegible]治，惟久服魚肝油，斷[illegible]香之[illegible]質可代[illegible]鷄蛋兩[illegible]尺服[illegible]尺一撮[illegible]方止[illegible]尤癆[illegible]病，燒大[illegible]人[illegible]清慈蒜[illegible]之奇功也。蒜質能興奮胃液，胃液興奮則可抵抗肺癆無疑。而肺癆之特徵，大凡病見潮熱顴紅，咳嗽氣急，形体羸瘦，肺象虛散，食慾不振者，即可斷為肺癆。肺癆之治與不治，中醫辨別甚明，如不受補者難治，喉中生瘡或音啞者不治，其虛[illegible]之象亦有三。一曰浮腫，一曰不食，一曰便溏，三者一見[illegible]致不救，而以腫為尤甚。

九一病必有數症，有病同症異，有症同病異，若肺癆一症，中醫謂有救濟方法，而西醫則殊多恐慌，蓋西醫治肺病非特三期無治法，即第一期亦無治法，彼輩之所恃為治法，僅依賴于天然療養，至于真正治法固未之見，天下病之誤於醫者固多，而誤與病家之不識醫者亦不少，若徐洄溪先生之傷風難治論及咳嗽吐血二論，足以證明誤醫誤治之害。

附洄溪先生之傷風難治論

凡人偶感風寒，頭痛發熱，咳嗽涕出，俗語謂之傷風，非傷寒論中所云之傷風，乃時行之雜感也，人皆忽之，不知此乃至難治之疾，生死之所關也，蓋傷風之疾，由皮毛以入於肺，肺為嬌臟，寒熱皆所不宜，太寒則邪氣凝而不出，太熱則火爍金而動血。太潤則生痰飲。太燥則耗精液。太洩則汗出而陽虛。太澀則氣閉而邪結。并有視為微疾。不避風寒，不慎飲食，經年累月，病機日深，或成血證。或成肺痿。或成哮喘。或成怯弱。比比皆然。誤治之害，不可勝數。諺云，傷風不醒，變成癆。至言也，然則治之何如，一驅風，蘇葉、荊芥之類。二消痰，半夏、象貝之類。三降氣，蘇子、前胡之類。四和榮衛，桂枝、白芍之類。五潤津液，蔞仁、元參之類。六養血，當歸、阿膠之類。七清火，黃芩、山梔之類。八理肺，桑皮、大力子之類。八者隨其症之輕重而加減之。更加以避風寒，戒辛酸，則庶幾漸愈。否則必成大病，醫者又加以升提辛燥之品，如桔梗、乾薑之類，不效，即加以酸收，如五味子之類，則必見血。既見血，隨用熟地、麥冬以實其肺，即成癆而死。

咳嗽論　咳嗽由於風寒入肺，肺為嬌藏，一味誤投，即能受害。若用熟地、麥冬、萸肉、五味等滋膩酸斂之品，補住外邪，必至咯血失音，喉癬肺癰，喘急寒熱，近者半年，遠者三年，無有不死。蓋其服此等藥之日，即其絕命之日也。間有見幾而停藥者，或能多延歲月。我見以千試故今之咳嗽，而成癆者。大半皆因欬嗽而誤服補藥所致也。或云五味子，乃仲景治嗽必用之藥，不知古方之用五味必合乾薑，一散一收，以治寒嗽之證，非治風火之嗽也。況加以熟地、麥冬，則受禍尤烈。又嗽藥中多用桔梗，桔梗升提，甘桔湯中用之，以載甘草上行，治少陰之喉痛，與治嗽宜清降之法非宜，服者往往令人氣逆痰升，不得著枕。凡用藥當深知其性，而屢試屢驗，方可對病施治，無得冒昧也。

五十年前吐血者絕少。今則年多一年。其證本皆可愈。而多不治者。藥誤之也。蓋血證因傷風欬嗽而起者。十之七八。因虛勞原缺而起者。十之一二。乃醫者概以熟地人參麥冬五味等滋補酸斂之藥。將風火痰瘀。俱收拾肺管。令其欬嗽不止。元氣震動。津液化痰。不死何待。凡風寒補住。必成癆病。無人不知。今竟無一人知之矣。蓋吐血而嗽者。當清肺降氣。略進補陰之品。其不嗽者。乃喉中之絡破。故血從絡出。并不必服藥。其甚者。祇取補絡之藥。以填損處。自可除根。否則不服藥亦能自愈。歷試不發。乃病者遂以不服藥之說。則雖或勸從。背後必非笑。隨之進以熟地麥冬人參五味等藥。則甘心就死。前者死矣。後者復然。豈非命乎。

附繆仲淳吐血三要論

凡治吐血。宜降氣不宜降火。宜行血不宜止血。宜補肝不宜伐肝。何謂宜降氣不宜降火。氣有餘便是火。氣降則火降。火降則氣不上升。血隨氣行。無溢出上竅之患矣。降火必用寒涼之劑。反傷胃氣。胃氣傷則不能統血。血愈不能歸經矣。今之療吐血者大患有二。一則專用寒涼。如芩連山梔青黛柿餅灰四物湯加知柏之類。往往傷脾作泄。以致不救。一則專用人參以致肺熱。便肺愈傷。欬逆愈甚。亦有用參而獲效者。此是氣虛嗽咳。氣屬陽。不由陰虛火熾所致。然亦百不一二也。宜以白芍。炙甘草。制肝。枇杷葉。麥冬。橘紅。貝母。薄荷。清肺。米仁。山藥。養脾。韭菜。降香。蘇子。下氣。青蒿。鱉甲。銀柴胡。地骨皮。補陰清熱。棗仁。茯神苓。地黃。山萸。枸杞。牛膝。補腎。此屢試屢驗之方。然陰無驟補之法。非多服不效。病家欲速其功。醫者張皇失主。百藥雜試。以致隕命。覆轍相尋而不悟。悲夫。何謂宜行血不宜止血也。血不循經絡者氣逆上壅也。夫血得熱則行。得寒則凝。故降氣行血則血循經絡。不求止而自止矣。若有意止血則血凝。血凝則必發熱惡食及胸脅痛。病日沉痼矣。何謂宜補肝不宜伐肝也。經曰五藏者藏精氣而不瀉者也。肝為將軍之官。主藏血。吐血者肝失其職也。養肝則肝氣平。而血有歸。伐之則肝虛不能藏血。血愈不止矣。此三者乃余獨得之要。當為斯世告之。

吐血何以成癆

吳瑞甫

吐血一症。大抵咳者成癆。不咳者不成癆。其大較也。蓋吐血不咳者，一止血便無餘事。吐血時咳，血止則不咳。二者均為吐血中之輕症。若血止而咳如故，病必纏綿難愈，終至成癆。每見病家失血後咳嗽，煩覺對於醫者診病時常自謂血止，不知吐血症及痰帶血絲症，最忌血後咳。固咳甚則血症尤熏，不久則痰中仍復見血，乃癆症已成之病候。徐靈胎所以言咳嗽為真癆不治之疾也。況咳血每由傳染而來。近我廈開設馬路，咳血之症，較未開馬路以前增加不止十倍。其原因蓋由病癆之人隨意咯痰，此種痰毒由塵土飛揚，隨病人之呼吸以上干於肺。時受傳染，則潰爛咯痰咳血，日重一日，而癆病遂成。加以寒熱時作，盜汗自汗，脈弦數而喉痛或泄瀉，則死期將至。中西醫皆無治法。市上所發售之治癆丸藥以治癆藥水，皆欺人之語，並無一效也。

尤學周云、吐血與癆症。本為二證。吐血自吐血、癆病自癆病。間有因虛癆而起之吐血。為數頗少。世人一見吐血。妄自驚慌。率用滋膩之藥。為害匪淺。而於因傷風咳嗽而起吐血者。最易誤會。危害亦最烈。蓋因傷風而咳嗽。因咳嗽而誤認肺病。痰中帶血。誤謂肺病加增。妄投熟地人參五味麥冬等滋補酸斂之品。將風火痰瘀斂於肺管。令其咳不能止。則弄假成真矣。

胃吐血與肺咳血當辨別症候及療治法

血症有胃血與肺血之分。歷來醫者每不能辨。但謂黑血為瘀血。清血為新血。模糊影響。無一是處。病家醫者。終身不悟。良可歎也。余臨症以來。深信黑血為胃血。清血為肺血。故治血症。每每得效。近見尤學周虛癆五種於胃血與肺血之辨別極精。茲照錄之。

尤學周云、血出於胃。多有嘔噦之聲。其血凝為碎塊。作紫色。緣胃腑絡破。血絡道。由靜脈管而來。故一吐即作深構。或紫黑色。以其失血時之狀態言之。有吐與嘔之二種。吐者血出時稍作嗽聲。亦有無聲而吐者。吐輒升許。面色頓白。舉動懈惰。此乃胃中火盛。證雖極險。而實易治。以病根尚淺。用止血清熱之品。無不應手。止血如側柏炭、藕節炭、蒲黃炭、丹皮炭、黑荊穗等。清熱如丹皮、山梔、細生地、麥冬、赤苓、川連、黃芩、甚者加犀角、羚羊角等。嘔者血出時先有嘔逆之聲。其血必紫黑或塊。脇痛肉熱。氣塞煩悶。此肝火橫逆。或大怒所致。蓋肝所以藏血。其氣最宜靜固。一有不寧。則衝脈沸騰。如波濤之洶湧。倘遷延不治。必至上湧不止而死。急宜降氣清火。如乙金、降香、蘇子、瓜蔞、旋覆花、代赭石等。清火如川連、黃芩、丹皮、犀角、三七、大黃等。臨時皆可加減。

肺血者血出於肺。多有嗆咳喉癢諸證。狀胸部煩悶。血色鮮紅。含有泡沫。常與痰混而不和。食物緣肺當胸部肺絡受損則肺氣不宣。故見胸部煩悶。肺部為氣体所

雜病詩義

據不能容物，肺絡既損，血遂外溢而上逆，血受肺中清氣也，故血色鮮紅，以其出於肺，故含泡沫。胃與大腸相連，惡吐血者、間有糞便亦作黑色，肺血則糞便如常，毫不變色。其失血時之狀態，有咯與咳二種。咯者每血出、喉中先癢，咯出皆血，口燥咽乾，心虛驚悸。宜清心降火，女貞子、黑旱蓮、小薊、大薊、紫菀、百部、西洋參、蛤粉、生地、丹皮、新絳、鷄節之屬，皆可選用。童便一味，最為救急妙品。咳者血隨咳而出，其證先見咳嗽，咳久不已，復有鮮血，此肺癆病之的證，最為難治。古今醫摟每用壯水補陰，得效者益寡。

咳血最易成癆

吐血每致肺癆，而以咯血咳血為最，咳癆尤易。方書每謂脉弦數、泄瀉、寒熱、盗汗則不治。蓋脉弦數則胃氣大虧，在他病為肝熱，而在肺癆病則為敗症，加以泄瀉、寒熱、盗汗，則肺腎腸胃俱虧，無可為力矣。若西說謂結核菌傳至大腸則泄瀉，此等症在西醫雖有空氣、日光、食餌及血清、食鹽注射諸療法，究竟毫無一效。近歲張壽甫亦有黃耆、知母合用，謂能除弦數之脉，兼清其寒熱，仍不效者多。故此病宜於初病時極力調治，庶望轉危為安，至第三期則難治矣。語云上工不治已病治未病，最宜三復新言。

右奉彙集 下

按腦病，西說包括一切，已如上述。然患此症原因，未盡屬於大人，童子常有是疾，且常與腦中積水之病同發者有之。如成人患此病，其故或因跌撲傷腦體，或因痘疹等發熱之病，或因飲酒無度，或因屢患炎熱，或因勞神運思，憂慮煩悶，皆能引起腦病之由。

按中風，西醫所謂腦出血者，說此病之源，由腦髓之內忽聚多少血，此血本在腦絡膜之內，因其中小血管自裂，皆由其壓其血管，遂令人昏蒙，漸增各種病症。凡不因震動撞擊腦髓而得此病者，大概老人居多，而男子患是症者，較女子爲多。人初發病時，腦中覺痛，言語不清，人事不省。如腦出血之劇，可見病之增劇。

中風確實是血與氣并走於上，實失其常，或陰陽之氣暴動，所爲氣血逆亂，精血衰耗，水不涵木，木少滋榮，故肝陽偏亢，內風時起，蓋風陽夾痰火壅塞，以致營衛脈絡并不和暢。治法：急則先用開關，繼則益氣養血，佐以消痰清火，宣通經隧之藥，佐之氣血不變，脈絡通暢，則病可痊愈。其猶中之症，須謹調攝，以冀勿至遺誤動。

雜病講義

內卒中，皆因熱甚生火。東垣為元氣不足，則邪湊之，令人僵仆卒倒，如風狀，是內氣虛。丹溪為東南氣溫多濕，由濕生痰，痰生熱，熱生風，故主乎濕。三者皆辨明類中之由也。類者偽也。

內科

內科學講義緒言

傳曰：人之所病病疾多，醫之所病病道少。夫疾而言多，則病情之錯雜萬變可知。道而言少，則醫者之不足以應無窮之變又可知。況大古代遷流，病菌之媒介又有加無已。往往昔之所無，為今之所有者。僅能讀靈素、傷寒、玉函、金匱，及漢唐以下諸書，尚未能變通盡利。矧醫者并此等書尚不能讀，對症茫然，徒憑意想，其臨病也，徒取適宜之方，敷衍塞責。欲求其臨症辨析，舉天下之病，唯有切實把握，難乎其難。此古所以有學醫人費。諺所以有歸號不能語，醫師面如土之說也。今者五洲通市，東西洋各國，對於醫學大彰，以國權為提倡。而我國以四千餘年經驗之學，獨不免墮乎其後。即舊醫學說沿訛襲謬，印在腦髓中，而不知救正。如虛里穴為動脈發生，乃心房逼血流行之處，竟以為胃動脈。黃疸病為膽管壅塞，膽汁不通於胃，致溢於肌膚而成，竟以為濕熱

內科學講義　復明國醫專門學校

病。頭風由積血作痛。竟以為偏風病。水腫之原。病有在心在肺在腎之分。竟混之於六腑。皆有水病。他如胃痛而以為心痛。脾腫而以為痞塊。胆淋作痛。而以為腹痛影響模糊。莫可究詰。医學至此。尚忍言哉。竊以為我國如不欲整理医學則已。如欲振興医學。當先取古今醫籍。摘其紕謬。掇其精華。以所試必效之方。闡發其所以然之故。庶軒岐絕學。得發揮而昌明之。以為我國光茲特以管見所及。類次條目。如左。一氣病、二血病、三心肺腦病、四胃腸病、五肝胆病、六脾病、七腎臟病、八膀胱病九、二陰病。十頭部及七竅病、十一肩臂足病。

一氣病大意

氣者氤氳浩火之元氣。內經謂之宗氣。又謂之大氣。是氣也。外以護衛皮毛。充實腠理。內以導引血脈。升降陰陽。周流一身。運行不息。在人身處最重要位置。故人非此氣則無以生。統閱西医書。絕不言氣。在西医之缺點也。

第二

不思氣在血先。試觀人以肺氣通於天氣，而心之運血即隨之，臟腑之所以相生相養，而聚精会神者悉在乎此。盛則盈，衰則虛，順則平，逆則病，下陷則氣隨之亡，而多猝死，氣不綦重矣乎。

內因

百病皆生于氣也。怒則氣生，喜則氣緩，悲則氣消，恐則氣下，寒則氣收，热則氣滞，驚則氣亂，勞則氣耗，思則氣結，憂則氣沉，凡七情之交攻，五志之間發，乖戾失常，清者遽变而為濁，行者抑遏而反止，營運漸遠，肺失主持，氣乃病焉。

外候

氣之為病，生痰動火，升降無窮，燔灼中外，稽留血液，為積為聚，為腫為毒，為瘡為噎，為欬為痞，塞為關格，為脹滿為喘，呼為淋瀝，為便閉，為胸脇脹疼，為周身刺痛，久則凝結不散。或如梅核。窒碍于咽喉之間。咯嚥不下。或如積塊。攻衝于心腹之內。發則痛絕。

脉法

下手脉沉。便知是氣。沉極則伏。濇弱難治。大凡氣病輕者肺脉獨沉。重者六脉俱沉。又氣病輕者肝脉獨弦。重者脾脉亦弦也。

女人多氣

男子屬陽。得氣易散。女子屬陰。得氣多鬱。故男子氣病少。女子氣病多。况嬌養縱妒。性偏見鄙。或孀媳婢妾。志念不伸。恚憤疑忌。抑鬱無涯。皆足致病。

氣症總治

調氣之法。結者散之。散者收之。損者益之。逸者行之。上之下之。摩之浴之。薄之刼之。開之發之。氣虛者掣引之。滯者導之。鬱者揚之。熱者清之。寒者溫之。偏熱偏寒者。反佐而行之。挾濕者以淡滲之。挾虛者補而養之。虛[illegible]

者補斂之。浮越者鎮墜之。

氣病變火

氣本屬陽，亢則成火。氣有餘便是火也。故滯氣逆氣上氣，皆氣浮炎上之化。有升無降，蒸熏清道，甚至上焦不納，中焦不化，下焦不濟。宜清降氣道，若概用辛香燥熱之劑，是以火濟火矣。

氣病成痰

若暑常外冒，或氣內蓄，七情或偏，食厚味，致清濁相干，噯氣少食，或痞或痛，此屬氣也。然有屢用辛溫暫開復結，愈攻愈滿，憂延日久，變為吞酸，為嘈雜，此乃氣生痰之症也。若徒用香燥，則津液枯涸，痰凝血瘀，結成窠囊，為痞為嘔，乃反胃噎膈之漸也。惟當平補調疏，使脾胃清和，以氣道遠行，痞塞自解。

氣兼痰火

氣與痰火同出異名，三者湊合，重則卒暴眩仆，輕則脹痛痞塞。故治氣者。不治其火則氣不降。不治其痰則氣不行。故清痰降火。為治氣之關節也。

辛香暫用

辛香之劑。但治初起鬱結之氣。借以暫行開發。稍久氣鬱成熱。便宜辛涼以折之。最忌香燥助火。如明知傷冷受寒而病者。方敢溫散。亦暫法也。

氣病和血

氣主煦之。血主濡之。一切氣病。用氣藥不效者。乃氣滯而血不能流行也。宜少佐芎歸活血。血氣流通而愈。乃屢驗者。故婦人宜調血以理氣。男子宜調氣以養血。

氣虛補脾

氣因于中。故中州為元氣之母。俗云氣無補法者。此為氣實人言也。如脾虛正氣不行。邪着為病。當調理中州復健運之職。則濁氣降而痞滿除。如不補氣。氣何由行。六君子湯加減之。

氣虛和肝

上升之氣，自肝而出。故性躁多怒之人，肝木必旺。肝旺則乘脾。宜用伐肝之藥，然剛太過。肝亦未平，而脾土先受其害。脾益虛矣。況過用之理，太剛則折。肝氣過旺，肝亦自傷。不但脾傷，而肝亦虛矣。所以氣病久，而肝脾兩虛者。宜調脾和肝，並補益，萬全治矣。

氣虛補腎

肺為主氣之標，腎為主氣之本。腎虛氣不歸元，衝脈之火，主衝清道。為喘呼，為喘或徐喘喘，為不得臥。當從下焦補斂之法，不知者多用調氣破氣。愈終不下降者。氣之所藏，與以收斂，必佐以補腎以氣始歸元。氣喘用觀音應夢散，呃逆用桂附理中湯，固不下用八味丸。大凡納氣歸元，用砂仁、補骨脂、五味、胡桃肉之類。

氣逆用藥

主以寬中散。脇滿加蘇梗、枳殼。心下滿加枳實。腹脹加厚朴大腹皮。脇痛加柴胡橘葉。腹痛加烏藥枳殼。小腹痛加青皮。鬱氣加撫芎蒼朮。怒氣加木香沉香。挾冷加乾薑肉桂。挾熱加姜炒山梔。挾虛加人參。食滯加大黃。大約青皮破肝氣。多用損真元之氣。枳實瀉滯氣。過服瀉至高之氣。香附散鬱氣。須制過。木香調諸氣。兼瀉肺橘紅專瀉。陳皮兼補。厚朴平胃氣。前胡下氣推陳。沉香降諸氣。烏藥川芎紫蘇俱能散濁氣從汗而散。檳榔大腹皮。能使濁氣下行而去後重。有積者宜之。萊菔子蘇子杏仁下氣潤燥。肺氣滯于大腸者宜之。豆蔻沉香丁香檀香。辛熱能散滯。氣暴鬱者宜用。積久成火者忌用。須以姜炒山梔從治之。已上皆疎肝有餘。氣病要藥。若兼痰火。兼積滯。兼血有餘不足。各隨加減。調氣用木香。然木香性溫上升。如鬱氣不舒。固宜用之。若陰火上衝胸喉。似有氣滯而非氣者。則不可用木香以助火。當加黃栢知母。少佐枳殼。血虛氣滯。四物湯加香附陳皮。陰虛氣滯，地黃湯加沉香、石斛、砂仁。陽虛氣滯，四逆湯加肉桂、補骨脂。氣虛氣滯，六君子湯加益智、蘇梗。肥人氣滯必挾痰，以二陳湯加香附、枳殼，燥以開之；甚者加蒼术、白芥子。瘦人氣滯必挾火，宜蘇子、山梔、歸芍，降以潤之。婦人性執爲陰，易于動氣，痞悶脹滿而痛，上湊心胸，或攻築脅肋，腹中結塊，月水不調，或[illegible][illegible]嘔吐，往來寒熱，一切氣候，正氣天香湯、四七湯酌用之。如氣不升降，痰涎壅盛，蘇子降氣湯。氣不歸元，以補骨脂爲主，取其壯腎氣以收斂氣歸就膀胱，使氣化而出也。或白不亦可，以其能和胃，和胃則氣自歸元。此爲脾腎兩虛者立法也。若肺腎兩虛，氣不歸元，喘促不歛，宜五味子、胡桃人、參之類。氣鬱久則中氣傷，不宜克伐，宜歸脾、逍遙二方，佐以撫芎、香附、枳殼以舒鬱。

續論氣之病症。此篇爲何西池所作，能發明內經之餘蘊，照錄之。

内科學講義　五　復明國醫學校講義

内經列九氣爲病。一曰怒則氣上。甚則嘔血。（暴怒傷陰。血隨氣逆。）飧泄（完穀而出也。怒氣上冲則嘔血。下鬱則飧泄。氣鬱不運。則水穀不分也。）或血菀于上。（不嘔則鬱積于上焦。）形氣絶（卒然倒斃。）名薄厥（薄迫也。謂血氣厥逆。迫于上焦。或胸滿脇痛。食則氣逆而不下。）一曰喜則氣緩（志氣通暢和緩。本無病。然過於喜。則心神散蕩而不藏。）爲氣不收。甚則爲狂（有喜極氣暴脱而死者。必其人素虚。氣浮無根也。（所謂暴喜傷陽。））一曰悲則氣消（心志摧抑沮喪。則氣亦因之消索。以怒則氣盛而張。反觀之可見。悲則氣衰而歛矣。）爲目昏（悲泣多則目昏）爲筋攣。爲陰縮（皆有降無升所不受剋所致也）爲酸鼻辛頞爲少氣不能報息（報接續意）爲下血（氣不能攝血也）爲泣則臂麻。一曰恐則氣下。精却（腎精下欲化氣而上。因恐則却而退下也。）王太僕謂恐則傷精。却而上不下流。下焦陰氣亦迴環而不散。故聚而脹。不妥氣還下焦脹。

為陰痿骨痠。精時自下。一曰。驚則氣亂。心無所倚。神無
所歸。慮無所定。為癡癲（驚則神不守舍痰涎入心所致）
為不省人事。為僵仆。一曰。思則氣結。心有所存。神有所
歸。正氣留而不行。為不眠。為中痞。為不嗜食。為昏瞀。為
得後（即大便）與氣（噯氣或屁。氣鬱下陷之屁。不若傷食
之屁臭甚）則快然而衰（結氣得通而滯減也）。一曰。寒則
氣收。腠理閉。氣不行。上下所出水液。澄澈清冷。一曰。熱
則氣泄。腠理開。汗大泄。喘嘔吐酸。暴迫下注。所謂壯火
食氣。又云熱傷氣也。（氣乘風則飄。遇火則散。火主發洩
一夜熱作而身惧怯可見）。一曰。勞則氣耗。喘息汗出。內
外皆越。精神竭絕（經曰靜則神藏。躁則消亡）。為促之。為
嗽血。為腰痛骨痿。為高骨壞。為煎厥（五心煩熱。如煎熬）
而厥逆也。男為少精。女為不月。總七情皆生于心。以悲
則氣下。故傷之肺。怒則氣上。故傷之肝。恐則怯而欲藏
匿。故傷于腎。思則無所不通。故傷之脾耳。此義宜知驚。

以上節錄先師之文。 二六 [illegible]學校

屬心所感，動致風火交熾，則為疾驚驗。清氣在下，則生飧泄；濁氣在上，則生䐜脹。經謂清濁相干為亂，氣水穀之清氣注五藏，濁氣在六腑。又清氣上升，濁氣下行，反之則亂也。邪正相干亦然。於此想見霍亂情狀。氣滯必痛。經云諸痛皆因於氣。又云氣傷痛，形傷腫。先痛後腫者，氣傷形也。先腫後痛者，形傷氣也。丹溪謂氣有餘便是火。自覺冷氣自下而上者，非真冷也，火極似水耶。不治其火，則氣不降。火極似水，猶云熱證似寒。氣為火所衝矣。飄忽若風，故冷也。氣本清，滯而痰凝血瘀，則濁矣。不治其痰血，則氣不行。

脉

長則氣治。短則氣病。數則氣熱。遲則氣寒。大則陰傷。弦則氣鬱。上盛則氣高。下盛則氣脹。濇則氣滯。衰則氣少。

諸氣論治

經云百病皆生於氣者何。蓋由六淫戕于外。七情戰於中。則氣之冲和者致偏。清純者化濁。流利者多逆。經又云清氣在下。則生飧泄。濁氣在上。則生䐜脹。甚則厥逆噦呃。痞嘔噎膈。攻注刺痛。無非氣所主病。治之之法。氣虛宜培。（用四中補中保元諸湯）氣實宜泄。用七氣四磨降氣諸湯。新病脹滿宜辛通。（用半夏砂仁枳殼蘇子杏仁生姜蒜）久抱悒鬱宜温散。用越鞠丸去蒼术神曲加木香玉金陳皮）肺氣䐜鬱宜開。（用桔梗栝蔞杏仁枇杷葉貝母桑白皮）虛促宜斂補肺湯。肝氣升逆宜降。青皮枳殼降香厚朴蘇子）燥急宜緩。白芍甘草木瓜阿膠生地石斛）膽氣鬱滯宜和。温膽湯。火熱宜泄。丹皮嫩桑葉連喬山梔龍膽草黄芩）胃氣結燥宜疏。蘇梗枳實藿香粉蔞竹茹木瓜）疼痛宜調。（烏葯香附半夏丁香廣皮煨莪术）火乘土宜平。（膽乘脾。戊己湯）肝乘胃。（白芍陳皮枳虎厚朴烏梅吳茱萸）腑不宣通宜升降。正氣散降氣湯胃氣厥逆宜溫。（吳茱萸湯）三焦痞塞宜運。（丁香五套丸）六氣失調傷暑霍亂。清不升濁不降。（六和湯）七情氣鬱。喉間如絮。咯不出。嚥不下（三因七氣湯）氣痞。（半夏瀉心湯）氣結。（沉香化氣丸）氣虛挾滯。（異功散）寒者治中湯）挾痰。（二陳湯加香附枳殼）挾火。（左金丸龍胆瀉肝湯戊己丸。火鬱湯。挾寒。（烏沉湯）挾食。（大和中飲或保和丸）挾血瘀。（血鬱湯）噫噯。（代赭旋覆湯）呃逆。（橘皮竹茹湯）刺痛。（木香調氣湯）膈噎。（神香散秘傳膈噎膏）怒後脇滿。（解肝煎木砂仁加山枝金橘）暴怒氣厥。人事不省。（蘇合香凡灌之。婦女血氣攻衝。心腹猝痛。（烏沉湯）大約氣行則痛止。氣調則血和。清者宜升。濁者宜降。鬱則生火。滯則挾痰。辛香暫用開導。燥熱又易劫陰。以氣本屬陽。有餘便是火。且上升之氣。自肝而出。中挾相火。故氣病多屬肝逆犯胃。肝陽化風。再若衝脈失鎮。丹田失納。肺腎不交。喘促交至。治氣者。當從此際參之。

肝氣肝火肝風諸治

凡上升之氣。自肝而出。肝木性升散。不受遏鬱。鬱則經氣逆。為噯。為脹。為嘔吐。為暴怒脇痛。為胸滿不食。為飧泄。為㿗疝。皆肝氣橫決也。且相火附木。木鬱則化火。為吞酸脇痛。為狂。為痿。為厥。為痞。為呃噎。為失血。皆肝火衝激也。風依於木。木鬱則化風。為眩。為暈。為舌麻。為耳鳴。為痙。為痺。為類中。皆肝風震動也。故諸病多自肝來。以其犯中宮之土。剛性難馴。挾風火之威。頂巔易到。藥不可以剛燥投也。經曰。肝苦急。急食甘以緩之。肝欲散。急食辛以散之。用辛補之。酸瀉之。古聖治肝法盡於此。

夫肝主藏血。血燥則肝急。凡肝陰不足。必得腎水以滋之。血液以濡之。味取甘涼兼辛潤。務遂其條暢之性。營絡之熱。則升者伏矣。治肝氣先疏其鬱。宜逍遙散。因[illegible]動肝。小柴胡[illegible]臨而脹滿。三因七氣湯加枳殼木香。遂怒傷脇痛。宜白芍金橘皮、枳殼、蘇梗、金沸、降香末）。腸鳴飧泄，以泄木安土（人參安胃散加芍、烏梅）。瘕疝腫痛則導滯和肝（橘核丸加散）。若氣有餘便是火。治肝火嘈雜、吞酸、脇痛，宜左金丸抑青丸）。脇火痛引腰背，汗泄。忌辛燥耗氣斂液，宜甘酸化陰（甘草、柏子仁、杞子、棗仁、阿膠、牡蠣、木瓜、生白芍、五味子、別甲、金橘皮）。脇痛久痛必入絡，宜理營絡（旋覆花湯加當歸鬚、丹皮、延胡、桃仁）。溼熱、火盛，脇痛筋攣，洩血（龍膽瀉肝湯）。火盛狂躁，胸痞咽阻，便秘（當歸龍薈丸）。陰虛痿弱（虎潛丸合鎖陽）。厥逆（四逆散），痞滿（半夏瀉心湯），呃噎（橘皮竹茹湯）。吐衄失血（犀角地黃湯加山梔、藕汁）。至於肝陽化風，上擾清竅，則巔痛頭暈，目眩耳鳴，心悸寤煩。由營液內虛，水不涵木，火動痰升，其實無風可散，宜滋液和陽（復脉湯去姜、桂，或用熟地、白芍、杞子、茯神、棗仁、炒甘菊、霜桑葉、牡蠣、石斛、五味）。其由腎虛陽浮者，宜填髓補精（阿膠、鱉甲、[illegible]、淡菜、龜[illegible]、[illegible]、肉蓯蓉、熟地、磁石）。其由土弱木乘者，宜緩肝益胃（酸棗仁湯去川芎加人參山藥小麥）。其因勞煩致舌麻肢痹，筋惕肉瞤，由五志過極，陽亢陰衰，風從火出，宜柔潤息風（河間地黃飲子桂附巴戟菖蒲）。其火風[illegible]鬱，頭[illegible]肢[illegible]，宜清金肅降（杏仁鮮菖蒲根橘葉鉤藤[illegible]）。其年高水虧，風火易升，頭暈便秘，宜壯水滋燥（還少丹去杜仲巴戟楮實茴香加桑葉黑芝麻柏子仁炒甘菊茯神牡蠣）。其陽明絡虛，風火易震，食少知飢，宜填實空際（人參山藥炙草牡蠣棗仁茯苓白芍南棗）。大抵肝為剛臟，職司疏泄，用藥不宜剛而宜柔，不宜伐而宜和，正倣內經治肝之旨也。

大氣下陷

大氣者，充滿胸中，以司肺呼吸之氣也。人之一身，自飛門以至魄門，一氣主之。然此氣有發生之處，有培養之處，有積貯之處。天一生水，腎臟先成，而腎系命門之中，有氣息萌動，此乃乾元資始之氣，內經所謂少火生氣也。此氣既由少火發生。以徐徐上達。培養於後天水穀熱之氣。而磅礴之勢成。積貯於膺胸空曠之府。而盤據之根底。其大氣原以元氣為根本。以水穀之氣為養料。以胸中之地為宅窟者也。夫均是氣也。至胸中之氣。獨名為大氣者。誠以其能撐持全身。為諸氣之綱領。包舉肺外。司呼吸之樞機。故鄭而重之曰大氣。夫大氣者內氣也。呼吸之氣。外氣也。人覺有呼吸之外氣與內氣不相接續者。即大氣虛而欲陷。不能緊緊包舉肺外也。醫者不知病因。猶誤為氣鬱不舒而開通之。其劇者呼吸將停。努力始能呼吸。猶誤認為氣逆作喘而降下之。則陷者益陷。凶危立見矣。其時作寒熱者。蓋胸中大氣。即上焦陽氣。其下陷之時。非盡下陷也。亦非一陷而不升也。當其初陷之時。陽氣鬱而不暢則作寒。既陷之後。陽氣蓄而欲宣。則作熱。迨陽氣蓄極而通。仍復些些上達。則又微汗而熱解。其咽乾者。津液不能隨氣上潮也。

其滿悶者，因呼吸不利，而自覺滿悶也。其怔忡者，因心在膈上，原懸於大氣之中，大氣既陷，而心無所附麗也。其神昏健忘者，大氣因下陷，不能上達於腦，而腦髓神經無所憑藉也。其證多得之力小任重，或枵腹力作，或病後氣力未復勤於動作，或因泄瀉日久，或服破氣藥太過，或氣分虛極自下陷，種種病因不同。而其脈象之微細遲弱，與胸中之短氣，實與寒飲結胸相似，然診其脈似寒涼，而詢之果畏寒涼，且覺短氣者，寒飲結胸也。診其脈似寒涼，而詢之不畏寒涼，惟覺短氣者，大氣下陷也。且即以短氣論，而大氣下陷之短氣，與寒飲結胸之短氣，亦自有辨。寒飲結胸短氣，似覺有物壓之；大氣下陷短氣，常覺上氣與下氣不相接續。臨證當細審之。令試取《內經》之文釋之。《靈樞·五味篇》曰：穀始入於胃，其精微者先出於胃之兩焦，以溉五臟，別出兩行營衛之道；其大氣之摶而不行者，積於胸中，命曰氣海，出於肺循喉嚨。故呼則出。吸則入。天地之精氣。其大數常出三入一。故穀不入。半日則氣衰。一日則氣少矣。竊思肺懸胸中。下無透竅。胸中大氣。包舉肺外。上原不通於喉。亦並不通於胃。而曰出於肺。循喉嚨。呼則出。吸則入。蓋謂大氣能鼓動肺臟。使之呼吸。而肺中之氣。遂因之出入也。所謂天地之精氣。常出三入一者。蓋謂吸入之氣。雖與胸中不相通。亦能隔膜透過四分之一。以養胸中大氣。其餘三分。吐出。即挾出臟腑中渾濁之氣。此氣化之妙用也。然此篇專為生滋養人而發。故第言飲食養胸中大氣。而實未發明大氣之本源。竊嘗思之。人未生時。皆由臍帶呼吸。其胸中原無大氣。亦無需乎大氣。迨胎氣日盛。臍下元氣漸充。遂息息上達胸中而為大氣。大氣漸滿。能鼓動肺膜。使之呼吸。即脫離母腹。由肺呼吸而通天地之氣矣。

升陷湯。

治胸中大氣下陷。氣短不足以息。或努力呼吸。

有似乎喘。或氣色將停。危在頃刻。其兼證或寒熱往來。或咽乾作渴。或滿悶怔忡。或神昏健忘。種種病狀。誠難悉數。其脉象沉遲微弱。關前尤甚。其劇者或六脉不全。或參伍不調。

生箭芪六錢 知母三錢 柴胡一錢五分 桔梗一錢五分 升麻一錢。

氣分虛極下陷者。酌加人參數錢。或再加山萸肉去淨核數錢。以收斂氣分之耗散。使升者不至復陷更佳。若大氣下陷過甚。至少腹下墜。更或作疼者。宜將升麻改用錢半。或倍作二錢。升陷湯以黃芪為主者。因黃芪既善補氣。又善升氣。且其質輕鬆。中含養氣。與胸中大氣有同氣相求之妙用。惟其性稍熱。故以知母之涼潤者濟之。柴胡為少陽之藥。能引大氣之陷者自左上升。升麻為陽明之藥。能引大氣之陷者自右上升。桔梗為藥中之舟楫。能載諸藥之力上達胸中。故用之為嚮導也。至其氣分虛極者。酌加人參。所以培氣之本也。或加萸肉。所以防氣之湧也。至若少腹下墜。或更作痛。其人之大氣直陷至九淵。仍需升麻之大力者以升提之。故又加升麻五分。或倍作二錢也。方中之用意如此。至隨時活潑加減。尤在臨證者之善變通耳。

血症

血症六意

內經云。心生血。又曰心之合脈也。其榮血也。又曰血屬於心。又曰心主身之血脈。曰主血。曰主脈。可見心氣所至。已該動脈靜脈二血管矣。靜脈由飲食化血而來。動脈由心之化。紫血爲清血而來。而必賴肺之呼吸。以鼓盪心之跳動。則所謂氣在血先也。人身髓精乳汁液津之涕淚溺皆水也。並屬于腎。而血獨紅者。以血爲心火之化。散者皆白。乃兼肺氣之化。此乃氣血生成自然之妙用。細分之則精髓涕爲一類。血與乳爲一類。而乳之成較血爲易。故曰血者難成而易虧。髓藏而不洩。涕從鼻粘膜而出。泄多者必病腦。故古人又有以[illegible]滿者[illegible]漏者。惟精則藏而弗泄，以云陽和日暖，故能成生育之功。血亦藏而不泄。精子為血化，而能藏能泄。此無他，精動血靜。精陽血陰也。經言水穀入胃，中焦受氣取汁變化而赤為血。蓋言水穀之精氣，藉脾運化成血。故又曰生於脾。然兒在胎中，亦資飲食，先已有血，可見血為先天之水。不過藉後天為長養，非全靠後天也。經又曰脾統血。西說則曰脾主收納餘賸之血，以寬閒動脈。此則血隨脾氣流行之義也。玉機微義云：血者和調五臟，灑陳六腑。其入於脈也，源源而來，灌溉周身。目得之而能視，耳得之而能聽，手得之而能攝，足得之而能步，臟得之而能液，腑得之而能氣。生化旺則諸經由此長養，衰竭則百脈由此空虛。

內因

天地之道，陽常有餘，陰常不足。故人身精血，難成而易

科學講義

虧。女子二七而經行。七七而經斷。男子二八而精通。八八虧而精竭。可見陰氣之成。止供三十年之運用。已先虧矣。況人之情慾無涯。喜怒不節。起居不時。飲食不潔。血亂行。內停則爲畜血。外溢則爲滲血。外侵妄行於外則吐衄。瘀酒于內則虛勞。流滲于下則便血。熱蓄膀胱則溺血。滲入腸間爲腸風。陽搏爲崩中。濕蒸熱瘀爲血痢。熱極腐化爲膿。火極似水爲色紫黑。熱勝于陰爲瘡瘍。濕滯于血爲癮疹。瘀熱凝陰爲發斑。蓄在上令人喜忘。蓄在下令人如狂。墮恐跌仆則瘀惡凝結。內滯瘀澀則瘀積痞塊。血分經系。

從肺而溢于鼻者爲衄。從胃而逆于口者爲吐。從腎而來于喉者爲咯。從嗽而來于肺者爲咳。又痰涎血出于脾者出于腎。唾血出于心。脾衄出于心脾。腸血出于膀胱。臟音賤由腳中也

血分輕重

大概，血病於內。瘀則易治。乾則難醫。血走于外。下流為順。上溢為逆。凡血症身無潮熱者輕。有潮熱者重。九竅出血而兼身熱不能臥者死。惟婦人產後瘀血妄行九竅出血。有用逐瘀之藥而生者。不可遽斷其必死。無故卒然暴厥。九竅出血者死。久病之人忽然上下見血。亦死。所謂陽絡傷則血外溢。陰絡傷則血內溢也。

血症脈法

脈者血之府也。注于脈。少則澀。盈則滑。充則實。衰則虛。虛甚則微細。此其常也。若失血而脈反洪大中空者即為芤脈。蓋陰血既虧。陽無所依。浮散于外。故見此象。所以產後失血後恒得芤脈。設不明辨。誤用寒涼則謬以崖矣。曰諸症失血皆見芤脈。隨其上下以驗所出。又尺脈滑而疾者亦為血脈。肝脈弦而緊。症兼脇痛者有瘀血。大凡失血脈滑小沉弱者生。實大急數者死。

總治

血症有四，曰虛、曰瘀、曰熱、曰寒。治血之法有五，曰補、曰下、曰破、曰涼、曰溫，是也。血虛者，其症暮熱，手足心熱，皮膚乾澁，甲錯，唇白；女子月事前後不請，脉細無力。法宜補之。血瘀者，其症在上則煩躁，漱水不嚥；在下則如狂譫語，發黃舌黑，小腹滿，小便自長，大便黑而易。法宜下之。在女子則經停腹痛，產後小腹脹痛，手不可按。法宜破之。血熱者，其症吐衂、咳嗆、溺血，午後發熱；女子月事先期而來，脉弦而數。法宜涼之。血寒者，其症麻木、放欬，皮膚不澤，手足清冷，心腹怕寒，腹有塊痛，得熱則止；在女子則月事後期而痛，脉細而緩。法宜溫之。又有吐衄、便血，久而不止，因血不能附氣，失於歸經者，當溫脾腎二經。脾虛不統攝者，用姜附以溫中焦；腎虛不歸經者，用桂附以溫命門，皆溫之之法也。

調氣

氣血者同出而異名也。故血隨氣行。氣行則行。氣止則止。氣溫則滑。氣寒則凝。凡涼血必先清氣。氣涼則血自歸經。活血必先順氣。氣降而血自下行。溫血必先溫氣。氣煖而血自運動。養血必先養氣。氣旺而血自滋生。

血虛補氣

陽生則陰長。血脫則益氣。凡上下血溢。六出不止者。宜甘補之品。急補元氣。蓋血病每以胃藥收功。胃氣一復。其血自止。昧者不知調理脾胃之法。概用滋陰。致食少瀉多。皆地黄純陰泥膈之故也。

血氣所本

脾為後天之本。三陰之首也。脾氣健則元氣旺而陰自固。腎為先天之本。三陰之蒂也。腎水足則龍火潛而陰亦盛。故血症有脾虛者。當補脾以統其血。有腎虛者。當壯水以制其陽。有腎中陽虛者。當益火以引其歸。能于三法而尋繹之。其調攝血門一道。思過半矣。

血家禁戒

云血家不可發汗，汗之則筋脉失養，變為筋惕肉瞤，甚者必發痙。

血症用藥

常法以四物湯為主。血瘀加桃仁、紅花、蘇木、丹皮。血滯加玄胡索、香附、蒲黃、牛膝。血溢加藕節、柏葉、小薊汁、童便、茅花、京墨汁。血崩加續斷、荊芥穗、阿膠、艾葉。便血加地榆、槐角、阿膠。血痛在肢節加乳香、沒藥，在心腹加蒲黃、五靈脂。血虛加枸杞、茯苓。血燥加乳酪、蜂蜜。血熱加天冬、生地。血寒加乾姜、肉桂。活血加韭汁、牛膝。養血加丹參、秦艽。其間當擇採用，以為佐使，存乎其人。至于君主之方，當遵虛實六法。實熱者犀角地黃湯，虛熱者四生丸、生地黃散，虛寒者建中湯、理中湯。細而分之，血症肝虛者逍遙散，肺虛者麥冬飲子，腎虛者地黃湯，心虛者歸脾湯，脾虛者異功散。若再進而五臟兼病者，又當推而互之。腎虛而肺氣有火者地黃湯加麥冬山梔貝母沙參。腎虛而肺氣衰耗者。地黃湯加麥冬五味。肺脉虛甚者再加人參。腎虛而下焦寒冷者。地黃湯加肉桂五味。脾虛而元氣下陷者。補中益氣湯。脾虛而榮衛兩弱者。人參養榮湯。脾腎兩虛上焦有熱者清金膏。脾腎兩虛。下焦陰寒者。八味丸。脾腎兩虛。中下二焦俱寒者理中湯加肉桂。補骨脂。六血症而用炮姜肉桂附子理中建中八味者。因外有假熱內有真寒。孤陽浮露。血不能藏。故用溫劑以吸血歸元。乃變病變法也。

血症選方

四物湯統治血症方見歌括　犀角地黃湯治上焦實熱血溢

四生丸治火症吐衄　理中湯治血症久不止屬脾胃虛寒不能統血者

補中益氣湯治失血久而元氣下陷者　人參養榮湯治血症榮衛兩虛者

八味丸治血病上熱下寒兩足清冷尺脈微細者俱見湯頭歌括以上方

麥冬飲子治肺虛內熱血症

麥冬　黃耆　當歸　生地　人參　五味子　阿膠

挾痰加貝母水煎服

清靈膏治血家脾肺腎三經俱虛不可寒涼又不可溫燥者

葳蕤　橘紅　百合　貝母　甘草　桔梗　龍眼

薏仁　麥冬　石斛　生地　白朮

河水煎膏空心滾湯化下五匙此方亦可作煎劑

服如病人胸膈不寬食少作脹者減去生地如咳痰

不清嗽甚見血者去白朮

吐血方　蠶豆花莖上第一朵尤佳無花用葉摘去筋陰乾研末煎湯服久服

除根不拘何經通用

腦神經

内經云。腦為元神之宅。精明之所居也。是以人之知覺。皆在於腦。中西學說。已成為不易之確論。第考我國方籍。言腦病者絶少。據西說。以偏枯癲狂癇疝頭痛譫妄痓攣之屬。皆腦病也。茲且以西医之言腦病者。參證中學說。譯列於後。

中風 俗名偏枯 西名腦出血

中風之症。其人忽然眩仆。或昏不知人。其劇者即不能蘇復。輕者雖能蘇復。恒至癱瘓偏枯。西人謂此非中風。乃腦充血也。與我國學說。紛歧殊甚。考王燾外臺秘要。孫思邈千金方。皆主張用小續命湯以治風。即陳修園時方妙用中風門。亦云小續命湯為第一。諸說不足憑也。余四十年前。曾遵用之。而病者服藥後。身热愈熾。神昏痓攣愈甚。且脉象愈躁疾而停至。旋即隕命。治兩人皆然。余方悟為古人所愚。後再潛心研究。得熊叔陵中風論讀之。並參考嘉約翰內科全書。始悟此症宜大清

詮

大降以引血下行。用之多效。乃於民九年删改中風論。由瀘出板。力闢昔医用小續命湯之誤。近嘉定張山雷著中風斠詮。宗旨亦與余同。依前法治中風病。其時效大驗。較諸西医。尤為切實可靠。乃知此症之名為中風由我國医者無剖割學。不知腦神之說。任意揣測附会。以立此名。非古聖相傳之心法也。攷內經調經論云。血之與氣。並走於上。則為大厥。氣反則生。不反則死。夫所謂厥者。即昏厥眩仆之謂也。大厥之症。既由氣血相併上走。其上走之極。必由腦充血以至腦出血可知此非中西之理相同乎。至謂氣反則生。氣不反則死。蓋氣反則血隨氣下行。所以可生。若其氣上走不反。血必愈溢上行。其腦中血管。亦必破裂出血不止。頃刻而逝。細繹經文。竟與西人腦出血諸論。語語脗合。雖詞句稍有不同而大旨則一。又內經厥論篇云。巨陽之厥。則腫首頭重足不能行。發為眴仆。陽明之厥。面赤而熱。妄言妄見。少陽之厥。則暴聾頰腫而热。皆膽亢血症也。欲治諸症。以清火平氣引血下行為最妙。

論中風之病漢唐治法皆是外因金元辨證乃識內因

張壽頤曰。中風病名。導源素問。衍於甲乙。並見於難經。及仲景之傷寒論。金匱要畧。下逮隋唐。則巢氏病源。孫氏千金。王氏外台。分門各證言之尤詳。而治療方藥亦最明備。此皆治國医者所謂百世不遷之大宗也。似乎後之學者。欲求中風證之綱領。必當守此數家之言。奉為圭臬。而可以探驪得珠。生死肉骨矣。抑知言非一端。義各有當。古人立論。各道其道。有不可不分而觀之者。是。六難經所謂傷寒有五之一曰中風。及仲景傷寒論。所謂太陽中風之桂枝湯證。固明明外感初步之風寒也。病在皮毛。未嘗深入。則與猝然昏仆之中風。迥不相侔。是以異病同名。不可相提並論。此其義固人人能知之。而能言之。不意千金外台之治猝中風欲死。身体緩急。口目不正。舌強不能語。奄奄忽忽。神情悶亂者。首推小續命湯一方。仍是仲景之麻桂二方加味。則可知彼時之所謂中風。雖其證與仲景之太陽中風不同。而製方之意。固以為即是六陽病之外感風寒。所以用藥同此一轍。是蓋古人所見身体緩急。口目不正。舌強不語。之猝然中風。必有外寒見證。則仍與仲景之所謂太陽中風。無甚差池。所以金元以來。每謂中風中經絡者。外有六經形證。通以小續命湯加減主治。張潔古氏且有桂枝續命。麻黃續命等。六經加減。號為定法。豈非從風耶。在表主治。是又與傷寒論六經皆有中風之意同一理論。更證以外台祕要中風一門。首列深師之桂枝湯麻黃湯。所治之證。所用藥。皆與傷寒論之太陽中風吻合。益可知六朝隋唐之所謂中風。未嘗不與难經傷寒論之所謂中風。同符合撰。然必非近今所見。眩暈暴林。

痰涎上湧。神志昏迷之中風。可斷言也（壽頤按千金外
台小續命湯所謂治猝中風欲死。身体緩急。口目不正
舌強不能語。奄奄忽忽。神情悶亂。等證。其實已無一非
内風暴動氣血上菀。激動穩腦。神經六其功用之病[illegible]
嘗有外來之風邪。且何嘗有太陽見證。而製此方者。[illegible]
比附於傷寒論之太陽中風。合用麻桂二方加咊。太[illegible]
可解。蓋製方者。知身体緩急。口目不正。舌強不語。等[illegible]
之名為中風。而又見傷寒論有太陽中風之明文。遂[illegible]
認此之中風。即彼之中風。因而依傍門壁。竟用太陽[illegible]
例。與此怪不可識之方。試問身体緩急。口目不正[illegible]
證。何者有合於麻黃桂枝之功用。而小續命湯諸咊。[illegible]
何者是身体緩急。口目不正。舌強不語等对證之藥。此
皆百思而不得其解音。乃方下主治。且謂諸風服之皆
驗。而後人皆称小續命湯為中風之第一要方。終是莫
明其妙。茲以其既用太陽之藥。姑以為必有太陽證亘

究之身体緩急。口目不正。舌強不語之中風。必非仲之所謂太陽中風。此則閱我此書者。所當注意。若素甲乙之所謂中風。亦皆外感之氣邪。大率由淺入深。內由漸馴劇。亦嘗有昏仆傾跌。痰塞神迷之證。蓋外風襲入肢体。為患雖各不同。而皆由表及裏。循次傳變。亦與然暴仆。昏憒無知之中風。見證絕異。此惟景岳張氏言內經諸風。皆指外邪立論。與神魂昏憒。猝仆痰寒之中風不同。而其他名賢之論中風者。無不以古證今。而一之矣。壽頤案景岳創非風之論。立名未免不正。然能分別外風內風。見證不同。復申言古人之治中風。主外風。其論最為清激。能使後學從此辨證論治。其書之不分內外二因居。大有上下牀之別。惜其生平於溫補。亦復以膩、請溫腎之法。主治內風。則亦無若之金匱。既名要略。中風一篇。寥寥數節。文義且多不串。則是斷簡殘編。亦能明瞭。壽頤按金匱要畧之中竟以内風暴動之不遂不仁、昏憒吐涎等證，指為寒邪之在經在絡，入府入藏。而後之千金外台，乃無不以祛風散寒之藥，治昏憒猝仆之内風。是外因内因之混合不清，即由金匱開其端，最是疑竇。後有專論詳辨之。至巢氏病源，則分析各證，言之甚詳，而千金外台中風之方，竟成巨帙。然統觀此三書之論證用藥，幾無一不從外風立法。凡是喎僻不遂，痿躄不仁，癱瘓不用等證，皆以為邪風之外襲，即至神情瞀亂，昏不識人，痰壅涎流，舌強不語之候，近人所諳知為内動之風者，在古人亦必以為外風之入府入藏，則用藥惟有散風泄表之一途。麻桂羌防，千方一律，且皆為風寒設法，則解表之劑，必主辛溫。薑桂椒辛，天雄烏附，依俗即是。雖其習亦時有參違石膏寒涼之品，而恒與溫中解表，並轡以馳，是皆古人主治外風之定法，固無不以為外因之風寒也。壽頤按：千金外台中風之方，亦間有涼潤清熱之劑，而如徐嗣伯。許仁則之方論。且發明內熱生風之旨。實為河間丹溪之先導。則似不可謂古人皆主溫中解表一法。但古方中涼潤清熱之法。終是無多。茲以其大概言之。固辛溫者。十之八九也。其徐嗣伯許仁則之方論。見第三卷古方平議篇。逮乎金元以降。始有悟於昏憒猝仆之中風。病形脉識。確與外感風邪不類。乃漸變其論調而注重於內因。河間主火。東垣主氣。丹溪主痰。持論雖各不同。而同以為病由內發。則與唐以前之皆指為外風者。所見大異。而古人通行之大小續命湯等。泄散風邪之法。必與內因之證。枘鑿不入。勢必不可復用。然河間之論中風。既知為將息失宜。心火暴盛。固謂內動之風火也。而其論治。則又曰。中風既為熱盛。治之者或用烏附等類之熱葯。欲令葯氣開通經絡。使氣血宣行而無壅滯。則又未脫古人專治寒風之窠臼矣。東垣之論中風。既知非外來之風邪。而為本氣之自病。固謂內因之虛風也。乃治法又用潔古老人保命集舊說。謂中血脉者。外有六經形證。則以小續命湯加減治之。中府者內有便溺阻隔。則以三化湯通利之。外無六經形證內無便溺阻隔。宜大秦艽湯羌活愈風湯主之。則又用外感寒風之套藥矣。坊刻保命集多作劉河間著。且列於河間六書中。以劉名完素。張名元素而誤也。四庫提要已改正之。今辨潔古。據其實也。是以此數家之說。雖恆為近世醫書援引。而宗其說者。治療無效。明之薛立齋亦以內因立論。則指為真水竭真火虛之說。遂開趙養葵專用六味八味之頤。景岳張氏又約之以內傷頹敗四字。議論雖籠統不切。而用藥又偏於滋補。則皆藥餌不靈。絕無效果。惟皆從內風着想。一洗古人辛散疎泄之習。或為後善於此。然當風火披猖。挾痰上湧之時。而遽欲竊其根本之虛。滋補濁膩。適以助痰為虐。奚能有濟哉。有繆氏仲醇。謂真陰虧而內熱生風。猝然

內科學講義　二十　蘭溪中醫專門學校

叙

殭仆。初宜清熱順氣開痰。繼則培本。分作兩層治法。乃有次序可言。則祝薛趙景岳輩。猶能言明且清。近來西國医家。謂此猝然昏仆之病。乃血冲腦經。究其功用在彼以剖驗得之。據稱死於此病者。腦中必有死血或積水。則血冲入腦。固無疑義也。惟血在絡中。何故而直上冲腦。則亦未聞有精確之發明。因而亦無提敘之治驗。光緒中葉。蓬萊張伯龍著有雪雅堂医案。其論內風昏仆。謂是陰虛陽擾。水不涵肝。木旺生風。而氣升火升痰。並冲激腦經所致。是以頃刻瞀亂。神志迷蒙。或失知覺。或失運動。皆腦神經為之震擾。而失其功用之病。西医謂之血冲腦者。正與素問調經論。所謂血之與氣。并走於上。則為大厥之旨吻合。素問謂亦即生氣通天論所謂血菀於上。使人薄厥之意。菀讀為蘊。詩彼都人士我心菀結。菀猶結也。讀也。薄讀為迫。左薄諸河。楚師薄於險。皆逼迫之意。小爾雅廣言。薄迫也。

其治法。則惟以潛陽攝納為主。鎮定其上升之勢。使血與氣不走於上。則厥可定。而腦經之功能可復。無論昏憒暴仆。痰壅氣促。喎斜不遂。癱瘓不仁。舌強不語。痿躄瘛瘲等證。猝然而起者。皆可猝然而安。此則闡發內風暴動證治。實能勘透淵源。精當切確。如撥雲霧而見青天。竟是素問以後。無人知此病情。至今而是病始有療治正法。闢後學覺悟之門。至理名言。有如皎日。壽頤爰宗此旨。以治痰壅傾仆。神志迷亂者而效。以治肢體刺痛。手足不隨者而又效。乃知伯龍此論。最是實地經驗。迴非前人之空言塗附者。所能同日而語。得此而從古百家方論皆可廢。雖謂伯龍為內風暴仆之開山祖師可也。抑壽頤因之而重有感焉。素問之言中風。非不明晰。然皆外因之病。景岳所謂風邪中人。本皆表證。內經諸風。皆指外邪。故無神魂昏憒。痰壅殭仆。癱瘓抽搐等證。已是讀書得間。信而有徵。若內因之昏憒猝仆者。素問自有六厥薄厥等條。而並不謂之中風。汪古人各明一義。辨別如分水之犀。否不憲後人之誤認。不謂甲乙經以擊仆偏枯猝然暴死。指為偏中邪風。而金匱之中風篇。又以喎僻不遂。身重不仁。皆不識人。舌強吐涎。指為賊邪之匠經在絡。入府入臟。於是內風暴動之病。皆以為外感之邪風。亂素問之例。而內因外因之風。乃渾鎔於一鑪之中。糾纏不清。莫衷一是。不得不謂甲乙金匱之誤。自是而巢氏病源。亦以內因諸證。作外因說解。千金外臺諸方。亦惟以解表祛風之法。適治內風諸證。相沿成習。鉄鑄六州之錯者。將二千年。至景岳而始毅然決然。亟為辨別。真知灼見。已是不可幾及。而其非風一篇。亦知是素問之厥。即此皆憒猝仆之病。又隱隱悟到六厥薄厥之旨。蓋景岳有類經之作。其於內經。用力最深。故能有此神悟。獨惜其誤以非風並名。亦覺言之不順。然獨能識得今之中風。可擬素問之厥所見最是有真。而不能更有人能助之闡發一言者。此則古書之真不易讀。而亦可見滑心體会。善讀古書者之難其選也。若西人血冲腦之說。不在彼以實驗。而有此發明。初不與我國古書。至為印證。不意素問有大厥薄厥兩節。久已明言於漢魏之前。即此可徵吾邦舊學。自有精藴。亦判之至理。且可知醫為實用之學。自必有徵實之證據。雖中西兩家學術淵源絕不相同。而果有實在之證明。終必同歸一致。蓋疾病本是實事。陸九芝所謂一個病。止有一條理。斷不容各遵其道。彼此歧異。更不能空談理想。幻說欺人。世固有讀吾國医學之徒以理論見長。而無當於事實者。試令尋繹此大厥薄厥之旨。當可恍然於理論果為實事之母矣。惜乎晚近學者。目光不遠。不能早悟及此。致令內風暴動之病。久稱難治。而今而後。乃有氣升痰升。昏眩猝仆之證。不獨漢唐家法。溫燥升散之助桀為虐者。必不可誤讀古書。反以僨事。即河間東垣丹溪景岳仲醇諸大家。雖若各明一義。不無可取。然以視今日之大放光明。則皆瞠乎後矣。擴按中風一症。自漢至今。各醫學家所列證治。均屬影響糢糊。無一是處。金匱要略。尚有中臟中腑之謬論。自檜以下。更不足言。在古人祖於中風二字。執以為感受外邪所自作。雖以東垣主氣。河間主火。丹溪主痰。景岳主非風。亦明知此症非由外風所作。然其治法終無一效。後得熊叔陵中風論讀之。雖未能絲絲入扣。而用竹葉石膏湯。玉女煎及玄參甘菊花羚之屬。佐以竹瀝及萎甘菊鈎藤等類。往往獲效。蓋此症痰熱為多。猝中之初。恆見脈數面紅。身熱頭疼。猝然昏暈。手足不遂等症。重者頃刻而斃。設外感症。斷無害人如此之速。雖是內風鴟張。挾痰熱上逆腦髓。腦筋迸裂。在前腦則昏不知人。在後腦則肢節不動。口眼歪斜。半身不遂。患由腦筋激擾而來。僅有腦病。並無惡寒身熱外感之病證[illegible]

有微熱。並不畏風凜寒。為開中經、中腑諸說。從何闌入。今讀素問通評虛實論云、仆擊偏枯。肥貴人則膏粱之疾也。明言富貴家肥甘太過。釀痰蘊熱積熱生風。其病正由於內因。彰明較着。以仲師之撰用素問九卷。詎不知此等之鑿空妄談。斷非理論。況金匱要略。全係宋人手錄之本。就中如黃疸淋濁諸門。已屬效者其。而不效者多。足證此書不無年湮代遠。流傳失真之處。陳氏書錄解題。明謂其得於蠹簡之中。則殘缺不完。或出於後人之附會。殊可想見。今者中風歷節一篇。其論中風原文僅止三節。以如此危急之重症。而僅以數語了之。詎足以發明內風之真蘊。況中風二字。已見於傷寒首篇。若謂金匱亦仲師原本。斷無以中風名稱移屬於喎僻不遂。昏不知人。舌強難言諸症。致大乖於素問本旨。即原文中如邪氣中經則身癢而癮疹。此等至輕至淺之症。僅屬於皮膚病則可。而與邪入於腑則不識人並論。殊屬不倫不類。至云心氣不足。邪氣入中。則胸滿而短

概

為究竟此病乃猝然而起。昏憒暴仆。痰壅痙厥。喎僻不遂。種種危候。頃刻致人於死。詎得以心氣不足。腦滿短氣。槩括此證之病情。此則金匱要略之中風一門。斷然無可信者。第就病論病。卒仆喎僻。雖不盡屬於熱。亦有冷汗脈絕。面白唇青之寒症。有必須用四逆參附回陽云能見效者。此必由其人中臟寒生。從寒化。有熱必有寒。乃萬病自然之理。第必有寒症可憑。方隨病施治。三星散之治此症。乃變例。非常例也。更有一種痙厥之症暴作。神志昏迷。目合手撒。踡臥遺溲。狀類真元暴脫之症。亦須用重鎮攝納之法。以潛陽而戀陰。方冀輓危為安。設用風燥之品。助其上升。暴脫必無幸理。徐靈胎云病在中風。古人必兼用風藥。亦因當時無腦神經之說。認為外感風邪。乃揣測之談。非正論也。

中風診法

三、实　金匱要略云，脈微而數，中風使然。王氏脈經亦云
訊滑者中風。巢氏病源中風候，以虛弱緩入浮虛滑亂。
曾謂之中風發。依諸家學說，是以外感風熱或挾痰者
况入於偏枯，皆作之中風門中，界限不清。從後學柯所
以據。不思中風一症，多挾痰熱而發。有弦動者，有弦滑
而數，或弦洪而大者，是由其病本於肝，肝風一動，則氣
逆火升，直衝腦髓。故急診其脈象，徵之唐宋諸醫家論
脈亦能清晰。即金匱要略所言脈微而數，在偏枯症中
尤為絕無僅有。亦可舉一以概其餘，即下文所謂血纜
則為中風。又與卒然半身不遂之病狀，火逆氣升，衝勢
凶猛者，絕然不同。蓋此症一發，頃刻間即知覺運動失
其常度。腦筋立時迸裂而出血，亦安有血緩之可言。今
試讀金匱之第五篇，開章便曰：夫風之為病，當半身不
遂。是時特指腦筋出血之偏枯症而言。而又曰或但臂

内科學講義　　廈門國醫專門學校

不遂者，此為痹。又明明以內經所謂風寒濕三氣合而為痺者，混入於中風門中，亦僅不倫不類。其第二節云：邪在於經，則重不勝；邪入於腑，則不識人；邪入於藏，舌即難言。是即內經所謂[illegible][illegible]暴瘖之言窒症。乃第三節又云：邪氣中經，則身痒而癮疹；心氣不足，邪氣入中，則胸滿而短氣。尤在涇已體重不勝，身痒癮疹，不過皮膚病至輕且微之一種，何得與半身不遂之中風症相提並論？即云邪入於藏，舌即難言，已屬中風難療之疾。而心氣不足，邪氣入中之說，又明明指中臟而言，何僅以胸滿短氣四字了之？同一病候，而輕重緩急之懸殊，已判若霄壤。再四思維，殊難索解。曾是仲師撰用素問九卷，而有此錯簡百出之文字？故知此篇必係後人掇拾於殘編斷簡之餘，以致全無機緒。其斷非仲師手筆，彰彰明甚。今再以素問之言欲[illegible]言證之。脈要精微論云：浮而散者為眴仆。固謂眩暈當仆，即所謂之上一[illegible]，故[illegible]為三浮。甚者氣上不反。而有頃刻危亡之變。故後為之歎。又謂六淫六條。上實下虛。為厥巔疾。則所言氣血奔湧於上。故致亦蹷逆而出。其交甚疾。氣上而不反。其幾幾有出無入。其去若除。且氣與血并走於上。則為上實下虛之厥巔疾。可見古人論證辭致。至為詳切。彼新學家血衝腦髓諸說。亦不能出素問之範圍。後之學者倘能知中風證為腦神經之病症。則一切中經中府中臟諸謬說。不攻自破矣。

論中痰中氣本同一原因以闢古人別分類中之謬

昔朱丹溪以痰熱生風。卒然麻眩。舌本強直。痰涎有聲。四肢不舉。脈象洪滑。神昏不醒為痰中。李東垣以猝中乃氣病。許學士以悲怒太過。逆氣上升。每多卒厥。其候牙關緊閉。身冷脈沉。謂之中氣。後賢因之。乃別立類中一門。不思腦筋逆裂。皆由內風暴動。腹中之氣與痰。無不奔湧而上。其病機本同條共貫。前人積分類中經證。

內科學講義　廣東國醫專門學校

由未識調经論血與氣并走於上之大旨也夫以猝然昏仆危症其肝風暴動氣升火升無不挾其胸中痰濁壅塞氣道即或因悲怒上逆以致腦筋出血亦因腦動脈管生瘤藉悲怒上衝速其破裂則氣病乃其誘因則無悲怒而腦積血病機已潛伏於不覺不久亦能猝中我國医者無破剖學見其痰聲曳鋸遂謂之中痰見其悲怒突然昏倒遂謂之中氣試問中痰中氣不過痰塞喉間及五志過極又何以手足癱瘓當亦爽然自失但既有痰氣諸症便當於中風當用藥中加入滌痰調氣諸品方能所投必效此時審症貴在察其虛實症之実者其脈必洪大其面必红亦其唇舌亦多焦燥中風症宜用下法者甚多若滾痰丸青州白丸子之類以之蕩滌宿痰奏功甚易形氣較弱者宜於柔潤熄風藥中加入天竺黃花粉胆南星竹瀝諸品漸次清泄以收滌痰降氣之效肝氣上逆若赭石石決旋覆桔红青皮烏藥皆可隨宜选用須知鎮逆即以調氣確治此症之無上妙

中風將息法總論

病至腦筋出血，昏不知人，病勢已甚危急。此時頭及背宜高於身，勿令平臥。因平臥則舌易縮也。初病期間，肝風每痰上逆，高舉其頭背，痰較易降。血之上衝亦每隨氣而降。更於兩足以溫水袋熨之，以引血下行，為妙。此則內經氣反則生之大旨也。

痰壅於胸膈，喉中每痰聲漉漉，氣逆息高，面赤唇紅，脈息洪大，已成種種內閉之現象。此時湯藥茶水且勿速進，慮礙及氣管，致作噴嚏，而腦筋迸裂愈甚也。舊訣用吹鼻藥以引其嚏，殊太錯誤。

療法

一、開閉　中風之來勢太急，痰氣上逆，壅蔽清竅，最多神昏目瞪，口呆，是名閉症。此時病人自覺頭痛甚，而不能言。其一邊手足恆不能動，每以一邊能動之手撫摩其頭。其昏沉較重者，並撫摩亦不常見。蓋腦筋一經衝破，則腹中痰熱盡奔喉膈，呼吸為之不利，塞閉甚者，頂刻云亡。斯時不惟無可救。亦不及救。但醫者当引人無已之苦心。審其病勢畧緩。亦不能不勉為施治。盖氣反則生。经有明訓。而病機危在旦夕。尚在不可知之數。不惟尤在經所引聖濟之白礬散。本事之急救稀涎散。亦第姑存其說法。即雪雅堂所立之潛陽鎮逆諸方。尚屬第二問題。何者病既急於星火。其喉間又因氣逆挾痰上衝。服藥既感覺困难。開關吐痰。又慮腦筋牽引道逆。惟有急施針法。以回復其神明。庶為得之。盖針家实驗。中風病每刺水溝合谷等穴(水溝督脈穴在上唇正中刺入三分 合谷手陽明穴在手大指及次指兩歧骨間。俗名虎口。側手張兩指取之。刺入寸餘。必透過手心正中之勞宮穴。左右旋轉。猛力補瀉之。回復知覺甚驗)此乃開關之捷訣。另以猴棗二三分為末。全蝎尾三分以韮菖蒲二錢水煎、和猴棗末。每用半匙。徐徐灌之。亦能回復神明。盖痰降則神清也。俗医對於此症。每用安宮牛黄丸清心牛黄丸至宝丹等類。冀可大展神明。不知此係香竄之品。惟風温症熱傷包絡，及濕熱症穢毒重者，用之以辟邪解穢，斯為萬舉萬當。独中風症氣升火逆，殊為大忌。不審病情，張冠李戴，妄用辛香開散，必至氣火愈浮，為害愈甚。喻嘉言醫门法律謂辨中之症，灌藥宜用辛香，大謬。

濟白礬散　治急中風口閉涎上欲垂死者

白礬生二兩　生姜一兩連皮搗，水二升煎取一升二合　二味合研，濾分三服。旋旋灌之。須臾吐出痰毒，眼開風退，方可服諸湯散救治。氣急力弱及有虛脫象者勿服。

尤在涇曰：此方以白礬涌泄為主，佐入生姜，辛以開之。

爭急救稀涎散　治中風涎潮，口噤氣閉不通。

猪牙皂角四挺，肥實不蛀者，去黑皮　晋礬光明者一兩　右為細末，和匀，輕者半錢，重者一錢匕，温水調灌下。不大嘔吐，但微微冷涎出一二升，便得醒，次緩緩調治。大服則恐過傷人。

按：聖濟白礬散，義取辛開除痰，然中風症如熱為多，且值痰升火逆之時，生姜亦宜慎用。

又按許叔微製稀涎散。自謂猝暴涎生。聲如引鋸。氣闭不行。湯藥難入。命在須臾。用吐法每每有效。究之中風乃腦出血。引吐最易助其升騰。必係不得已時间或一用。然惟症之实者頗合。倘若勢近虛脫。則此等方萬不可用。

二　固脫

尤在涇云。猝中之候。但見目合口開。遺溺自汗。總屬脫症。不先固其脫。頃刻云亡。從何施治。古人於濁陰上泛。虛陽外越之時。概以固脫主治。參附湯。三生飲加人參。去濁陰而養真陽。皆固脫也。茲再類集如次。

附湯　按此方為急救之法。藥僅二味。取其任專效速。

人參　製附子　用人參須倍於附子。或等分不拘五錢或一兩。配宜用之。薄姜水煎服。有痰加竹瀝。

暴中之症。忽然肢冷汗出。氣怯神疲。目合口闭。二便不禁。皆陰陽離決之象。稍緩片刻。虽欲救而無可救。故取用人參以回元氣。附子以鎮浮陽。務使元氣還根。方有調停之餘地。此時大劑急救，猶恐不及。倘誤用風藥及一切芳香開竅諸品，則禍不旋踵。第附子一味，陽未外越者，可用熟附。倘冷汗淋漓，陽神將離者，尤以生附子力量較大。

三生飲　局方　治卒中痰塞，昏仆不醒，厥沉無熱。

生虎掌　生白附子　生川烏　等分　加木香　生姜　水煎服。

王晉三曰：三生者，一本而用其三，不炮不制，故名。即附後方名三建湯者是也。大明本草云：大者為烏頭，中者為附子，小者為側子。蓋生者為虎掌，恐是天雄一類。古方並用之。取其小者力能搜其隱曲，大者力雄，破其衝要，中者力緩，兼其餘邪。佐以生姜、木香。李時珍云：苦辛泄肺，芳香悅脾，又能通大腸、膀胱之氣，為三焦氣分藥，複入三生飲中，藝其其剛全鋭之氣，直上直下，為斬關奪門之劑。故非寒痰氣厥，昏不知人，證偏於實者，不可輕用。但後人方中虎掌皆用南星，以南星亦名虎掌。乃相沿之誤。実非南星也。獾按張壽頤謂此方治寒痰壅盛。而脉已沈。且身無熱。則其唇舌淡白。可想而知。是為寒痰上湧。胸中清陽之氣。已為濁陰蒙蔽。非剛燥雄烈。不能開泄。則此方乃為痰寒氣厥。昏不知人者而設。非中風正治之法也。蓋中風症苟寒痰壅盛者。亦可借用暫用。錄之以備一格。

三建二香湯 方右三生飲略同。治男婦中痰風六脈俱虛。舌強不語。痰涎壅盛。精神如痴。手足偏廢。此等不可攻風。只可補虛。 天雄。附子。烏頭。各三錢。俱去皮臍。生用。沈香。木香。各一錢。俱水磨汁。右作二服。每服水盞半。姜十片。煎七分。食前服。

喻嘉言曰。此方天雄、附子、烏頭並用。其生。不加炮製。惟恐縛孟賁之手。莫能展其全力。必其人陰邪暴盛。埋沒微陽。故用此純陽無陰。一門三將。領以二香。直透重圍。驅逐極盛之陰。拯救將絕之陽。乃方中妄云治中風六脈俱虛。又云不可攻風。只可補虛。全是夢中說夢。當知此證其脈必微而欲絕。不可以虛之一字。漫無着落者言脉。其方更猛悍毒厲。不可以補虛二字和平無偏者言方。此方書所謂以盲引盲耶。

地黃飲子。河間宣明論。治瘖痱腎虛厥逆。語聲不出。足廢不用。

熟地黃　巴戟天　山茱肉　金石斛　肉蓯蓉　附子炮　五味子　官桂　白茯苓　麦冬
冬　菖蒲　遠志肉　各等分每服三錢　生姜五片　大棗一枚　水煎服

張壽頤曰。河間是方。用意極為周密。是治腎臟氣衰。陰陽兩脫於下。而濁陰泛溢於上。以致厥逆支廢。瘖不成聲。其證必四逆支清。或冷汗自出。其脈必沉微欲絕。其舌必清滑潤淡白。正與肝陽上冒之面赤氣粗。脉弦或大者。絕端相反。故以桂附溫腎回陽。萸戟蓯地填補腎陰。麦味收攝耗散。而又有濁陰上泛之痰壅。則以菖蒲遠志之芳香苦溫為開泄。茯苓之納氣為鎮墜。庶乎面面俱到。果是腎虛下脫。始為適用。徐洄溪之治驗可徵。

若氣升火升之猝然痦癱者。此方萬萬不可誤投。

資寿解語湯。喻嘉言。自注治中風脾緩。舌強不語。半身不遂。防風　附子炮　天麻　酸棗仁各壹錢　鎊羚羊角　官桂各八分　羌活　甘草各五分

水煎。加竹瀝貳匙。生姜汁兩滴。

張壽頤曰。嘉言自注謂此方治風入脾臟。舌強不語之證。至於少陰脈縈舌本。腎虛風入舌不能言者。則用此方去羌防。加熟地，何首烏，枸杞子，甘菊花，胡麻仁，天門冬治之獲效。可見喻氏之論中風。只認作外感之風。深入五臟。而絕不知有內動之肝風。所以醫門法律中風一篇。方論雖多。全是亂道。妄不可听。此方連竹瀝九味。雜亂無章。本是摹倣古人諸續命湯而為之。溫涼並列。或散或收。亦升亦降。全無法度可言。其方所謂中風脾緩。舌強不語。半身不遂云云。其意蓋謂脾主四肢。風邪入脾。因為舌強不遂之病。都是理想所虛構。究竟無此病情。且脾緩二字。尤其嚮壁杜撰。試問脾臟而緩。其病理如何。其病形又復如何。欺人之尤。最是可笑。總之古

人不知有氣血上菀腦神經之病乃欲自抒所見幻出空中樓閣強不知而為知妄作聰明原為國醫著作界中一大黑幕誤盡後學惟嘉言于此方之後謂少陰腎脈不縈舌本者以此方去姜防加熟地首烏等治之獲效則是腎氣衰脫之病故用藥與河間地黃飲子相近而功用畧同然嘉言于此尚謂是腎虛風入舌強不語終誤認為外風之直入腎家不知既是外風何以方中反去姜防既去姜防則方中桂附熟地首烏枸杞諸物何能祛外入之風豈非藥不對病仍在五里霧中痴人說夢今錄是方取其加減而去姜防有合于腎虛下脫之治非欲以療外風之入脾入腎也然果是腎氣下脫則方中羚角竹瀝亦所不宜不若用河間之方為佳蓋嘉言製為此方本是臆無定見隨意談談復何能選藥純粹切合病理固遠不如河間之地黃飲子尚有一種在證情可以見病治病一絲不紊耳璜樓嘉言此方毫無法度張壽頤議之良是觀其方下

自注。蒙混不清。尤不可為訓。夫舌強不語。半身不遂。原為中風恆有之症。既無寒症可驗。又何以用附子官桂。既用附子官桂。則為寒症可知。又何以用羚羊角竹瀝。且此症乃內風。並非外風。舌強肢痿。其腦筋固已受病。再用防風姜活。引附桂直衝頂巔。肝陽一升。腦筋之迸裂。不益甚耶。此方較小續命湯之寒溫並進者。方法尤雜。附識于此。以見習医者。萬不可為古人所愚。

三

清熱　中風之症。其元陽虛脫。濁陰蒙蔽。宜於溫補及辛開者。既如上述。第此病熱症居多。往往由肝風挾熱氣上攻頂巔。以致腦筋迸裂。出血。氣升血升。面紅身熱。呼吸息粗。脈象弦大而數。不急清其熱。則腦血凝聚。下降愈难。處方如左。

竹葉石羔湯加法　治中風熱痰上升。面紅身熱。神氣昏沉。脈神弦數。

丹参一錢　竹葉三錢　生石羔八錢　半夏一錢　麦冬二錢　菖蒲二錢　粉草一錢　生石決八錢　水煎服。

方解　中風由肝風挾熱上升，非大清大降，熱不除則血之奔騰益甚。本方用丹參行瘀，竹葉麥冬涼心，即以清血。用石羔石決半夏降逆鎮肝，即所以引血下行。又佐菖蒲以開胸膈，上焦開則痰開血降，而神自清。

玉女煎　治中風頭痛舌紫或絳脈數身熱

玄參三錢　生地三錢　生石羔八錢　知母三錢　粉草一錢　天竺黃三錢　牛膝三錢　水二杯煎八分

方解　玉女煎為張景岳手定之方。陳修園新方砭極力詆以為服之無不遏陰。其實此方用處頗多。修園未經實驗耳。錫璜借用以治齒痛，加甘菊、石決以治頭痛之因於熱，及肝風上升而頭暈者，服之效如桴鼓。近竟更借以治中風危症，尤有左宜右有之妙。蓋中風由於血升、氣升、火升。石羔、知母重鎮以清其熱，則火自不升。玄參、生地涼降以清其血，則血不自升。天竺黃、淮膝降痰以遏其逆，則氣自不升。若再加梨汁以定肝風為效尤速。修園自謂生平最惡寒涼。無怪其痛詆不遺餘力。殊非實驗。錫璜不取也。

四、潛降

猝中之症。既知為肝風上逆。則潛陽鎮逆降肝。自屬當務之急。統閱各醫書。多採用續命湯升散溫散。殊多不合。但如金匱風引湯。外臺寒水石散諸方。及熊叔陵之取用白虎加生地黃法。則古近名医家。亦知潛降清降。為治此病切要之圖。但多雜以風藥。則未免有蒙混不清之弊。茲特採錄如左。

風引湯　金匱附方　除熱癱癇

大黃、乾姜、龍骨各四兩、桂枝三兩　甘草　牡蠣各弍兩　滑石　石羔　寒水石　赤石脂　白石脂　紫石英各陸兩

右十二味杵為散。取三指撮。井花水三升煎三沸溫服一升

千金作紫石散。治大人風引。小兒驚風瘈瘲。日數十發。醫所不療者。桂枝作桂心。甘草牡蠣各三兩。餘同。

壽頤按金匱附方。以風引為名。甚不可解。據千金外臺

謂治大人風引。蓋謂由於內風之引動耳。不如千金作紫石散。較為明顯。外臺秘要作崔氏療大人風引。少小驚癇瘛瘲。日數十發。醫所不能療。除熱鎮心紫石散。六石作各八兩。餘同千金。外臺此方後云。永嘉二年。大人小兒頻行風癇之病。得發例不能言。或發熱半身掣縮。或五六日。或七八日死。張思惟合此散所療皆愈。

（方解）壽頤按金匱此方。本是後人附入。非仲景所固有。千金載徐嗣伯風眩十方。此其第二。外臺則作崔氏。可見古人用之者眾。方以石藥六者為主。而合之龍牡。明明專治內熱生風。氣火上升之病。清熱鎮重。收攝浮陽。其意極顯。若引素問氣血并走於上而為大厥之病理。而以此等藥物。降其氣血。豈不鍼鋒相對。千金引徐嗣伯自注。風眩之病。起於心氣不足。胸上蓄實。故有高風面熱之所為也。痰熱相感而動風。風火相亂則悶瞀。故謂之風眩。大人曰癲。小兒則為癇。其實則一。此方療治。萬無不愈云云。固已說明內熱動風。熱痰上涌。則六朝時人。已知此病之本於內因。初不待河間丹溪。而始有痰火之論。惟遍讀千金外臺。能發明內熱生風者。僅僅徐嗣伯、許仁則二家。此外絕少同調。而後人讀之。亦後不甚注意。遂致古人良法。泯沒於無傳。醫學荒蕪。能無感慨。且是方久附金匱。習醫者當亦甚人不知。然制方之意。皆不能領悟。對此龍牡六石。誰不瞠目而莫名其妙。則以今本金匱此方之下。止有除熱癱癇四字。語焉不詳。何能識得此中微蘊。而絕不知千金外臺說之已極詳析。此則俗子自安謭陋。不能多見古書之蔽。惟此方既已專用潛鎮清熱為治。則風是內動之肝風。且多是蘊隆之風火。確然無疑。而方中猶雜以薑桂二物。究屬不類。必宜去之。而加以開痰泄化之妙品。則完善矣。

張文仲療諸風寒水石煎散方　外臺

寒水石　石羔　滑石　龍骨各八兩　桂心　炙甘草　牡蠣各三兩　赤石脂　乾姜　大黃各四兩　犀角屑

右十一味擣篩。以水一升煮五六沸。內方寸匕藥。煮七八

沙澄、清頓服
張壽頤曰。此方即上方去石英加犀角。更可見此類鎮墜、清熱之法。固亦盛行於當時。再加犀角者。謂非治肉熱之病而何。則方中仍用桂心乾姜。終是不倫不類。藥劑學中寧有以冰炭一爐之理。且犀角專清心熱。以治肝火內風。不如羚角之捷效。
璜按、此等方去桂心乾姜赤石脂。加入生石決、桑椹子。甘菊花。以清肝風而降血逆。屢有殊效。西医全書於此症每用大黃通大便以降其上逆之勢。於理亦合。但無為肝風之品。故收效甚微。方中牡蠣必須生用。方能沈降。用煅則不宜。

廣濟療風邪狂亂失心。安神定志方。 外臺
金銀薄各貳百 生石羔、龍齒、鐵精、地骨皮、茯神、黃芩、生地、升麻、茯苓、玄參、人參各八分 虎睛、真牛黃、生姜各四分 麥冬十分 枳實、甘草、葳蕤、芍藥各六分 遠志、柏子仁、白蘚皮各五分 右二十四味擣篩。以蜜和丸。食後少時煮生枸杞根汁。服。如梧子廿丸。日二服。漸加至三十丸。

攢按此方張壽頤以風邪而曰狂乱失心。实即氣血上沖腦神經。突其知覺之病。古人不知有神經之病理。乃致有謬作失心之奇語。然。俗治李姓偏風。發熱月餘。忽神情顛倒。罵詈不論親疎。赤身不能起床。而語言舛錯。至於不可思議。乃知神經病之變幻多端。其云失心。即神經之錯乱也。余用生石膏、生石决、生鐵落、知母、天竺菖蒲、花粉、炒龜版、桑枝、羚羊角、鈎藤等。出入為方。神漸清而偏風漸愈。改用潤燥熄風、豁痰諸藥。月餘全愈。廣濟此方亦有用處。但藥味太雜。宜去升麻、人參、兜睛牛黃、生姜、枳實、萎蕤、蘇皮等味。加入生石决、桑寄生、生石菖蒲、則氣味精純。厥功當歷瀝可紀。

五、滌痰

內風上擾。每挾胸中。固有之濁痰隨氣而涌。是以膈間痰聲曳鋸。或猝搖眩暈倒仆昏迷。是以古人治此症者然不以條痰為首務方法頗多。

介中方 千金常服令人大聰

鱉甲 龍骨 菖蒲 遠志 四味等方酒服方寸匕 三日

張壽頤曰。此方以龍骨、鱉甲、潛陽熄風。菖蒲、遠志、開痰泄降。古人雖以為養陰清心聰明耳目之方實即潛藏其泛溢之虛陽泄化其逆上之痰濁則心神自安智慧自益竊謂借治肝風內動挾痰上升之症必以此方首屈一指

治多忘令人不忘方 猝中之症愈後多善忘宜此方久服

菖蒲 遠志 茯苓 茯神 人參 五味 水煎、服

猜按患中風之病者。愈後大都神情恍惚。且無記性。雖由智覺腦筋。愈未完全。然究其實。乃兼傳痰積濕。錮蔽性靈也。俗醫遇此等症。每指為心血之虛。天王補心等方。後來居上。試細繹千金此方意義。用菖蒲遠志、茯神、諸化痰開竅之藥。以治多忘。可悟其理。8

內科學講義 十七

舌散　治驚痰堵塞竅隧。肝熱生風。舌強不正。
蝎尾，去毒滚醋泡炒三錢 茯苓一兩 姜汁拌晒為散。每服二錢。開水調服。并擦牙関日三度。面赤倍蝎尾。
（方解）張壽頤曰，痰垂壅舌蹇。皆肝陽上激腦神经之病。鎮肝潛陽。其效立見。蝎尾，走竅迅速。古人所謂主搜索经絡之邪風。則與氣火之升浮。激動腦筋之旨不合。乃此方主治。明謂是肝热生風。而痰塞竅隧。舌強不正。雖是古人已有成效之方劑。其理何在。盖此方只用其尾。專於下逆。則降逆開痰。正賴其迅利之力。观其方後云。面赤者倍加蝎尾，豈非陽氣上浮之症。而以其尾之下行者。利導。亦與鎮逆潛陽之意暗合。且已去其尾。而用醋製。又隱隱有收攝浮陽之法。所以自有效力。并用以擦牙者。因走竄能開。而又酸以收之。則可為痰壅喉関之奪門上將。以此見古人製方之妙用。

指迷茯神丸　治中脘留伏痰飲。臂痛難举。手足不能轉移。背上凜凜惡寒。

半夏製二兩 茯苓一兩 枳殼五錢 風化硝二錢 姜汁打神麴丸梧子大每服三五十丸淡薑湯下

獚、按此方乃治痰飲溢於筋絡。以致臂痛難舉。手足不能轉移。本非為中風四肢不遂者立法。然中風多挾痰飲而發。痰飲流於经隧。則關節為之不利。一舉手遂牽引而痛。方以半夏除痰飲。茯苓去痰。風硝軟堅。枳殼利氣。俾其痰飲一清。脈絡自然流利。以治風痹痛。自能漸次取效。

青州白丸子 治風痰壅盛。嘔吐涎沫。手足癱瘓。及小兒驚風。

白附子二兩 半夏七兩去衣 南星三兩 川烏去皮臍五錢

皆生用右為末絹袋盛。於井花水內澄出粉末。出者揉令出。渣再磨再澄。用磁盆日中曝夜露。每日一換新水。攪而澄之。春五夏二。秋七冬十日。去水曝乾。如玉片。以糯米粉作稀糊丸如菉豆大。每服二十丸。生姜湯下。無時如癱瘓酒下。小兒驚風薄荷湯下三五丸。

（方解） 喻嘉言曰。此方治風痰之上藥。然虽经製煉。温性猶存。熱痰迷竅。非所宜施。張壽頤曰。此方本用青州范公泉之水澄粉。故方以地名。如阿膠之類。取水性之沉重者。以開痰降濁。爲附星夏。皆用其生。而澄浸去毒。又是製煉之法。然本性猶存。誠如嘉言之論。要爲知製方之意。必爲陰霾猝乘。真陽欲亡者立法。猶之三生飲。而其毒稍減。以其性較和。雖曰專治風痰。須知風非外風。而痰是寒痰。本非通治熱痰之劑。用生姜湯下者。仍是爲星夏烏附解毒之計。非初欲以疏泄外感風寒。若曰癱瘓酒下。則苟是肝陽。溫以溫劑。殊非良法。而小兒驚風。尤多熱痰上壅。更非所宜。乃用薄荷湯下。是又以爲外感之風。而欲其疏泄。甚非立方之旨。惟中氣虛寒之慢脾風。其痰上塞。自可用之。然更取薄荷泄散以爲導引。亦是未妥。凡用古方。皆宜細心探討。自有權衡。必不可人云亦云。渾侖吞棗。

控涎丹 治脅下痰積作痛

甘遂 大戟 白芥子等分爲末麹糊丸薑湯下十五

九至二十九

（方解）張壽頤曰。此攻逐痰涎之峻劑。古書主治。謂忽患胸背腰胯手脚痛不可忍。牽連筋骨。坐卧不能安寧。走移無定。是痰涎伏在胸膈上下。变為此症。或頭重不可舉。或神志昏倦多睡。或飲食無味。痰唾稠黏。口角流涎。卧則喉中有聲。手脚腫痹。疑是癱瘓。但服此藥數服。其病如失云云。是即痰塞中州。氣逆上壅。神经不用之證。故有以上諸恙。忽然而起。古人立法。不知其肢節之痺痛。而專逐其痰涎。剗破巢穴。去其凴依。則機関自利。正是手眼之独高處。若指迷茯苓丸。用意同而用藥更猛。當隨其緩急輕重而擇用之。張石頑謂形盛色蒼。氣壯脉実之人。有以上諸證者宜之。後以六君調補。若氣虚皎白。大便不实。小便清利者。誤服之。則不旋踵而告变。

六順氣

内風猝動。痰氣每多上逆。此喻嘉言。所以有中風多挾中氣之説也。氣病則肝氣之升騰。愈狀逆無制。或頭痛。

或目疼。或腦痛徹目。眼淚汪汪而起翳。頭常眩暈。因肝熱者。宜清火平氣。因濕痰舌膩津盛者。宜燥濕除痰。方法列後。

清火平氣湯　治肝氣上逆。腦痛目痛。起翳眩暈。此症西醫名為腦充血。　淮牛膝　西生杭芍　生龍骨　生牡蠣　生赭石 各六錢　玄參　川楝子 各四錢　龍胆草 三錢　甘艸 二錢

磨取鐵銹濃水煎服。

積挾肝胆之火。挾痰氣上衝。致頭疼目痛。凡怒後或服溫燥之物。引動肝風而得此者。服此方。無不靈驗如神。此症西人名為腦充血。其痛甚者。腦筋遂以破裂。而猝中之病作矣。方取牛膝以引血下行。症屬內風。無滯邪之患。用龍骨、牡蠣、赭石，從風引湯套出。重鎮肝逆。用芍藥、川楝之苦降以平肝。用龍胆艸大清肝熱，用鐵銹水入血。用甘艸和合諸藥。以折其上衝之勢。肝火既清。肝氣自平。而頭痛目疼諸證悉愈矣。

八味順氣散　嚴用和　凡患中風者。先服此順養真氣。次

進治風藥。人參 白术、 茯苓 陳皮 青皮 烏葯 白芷各一兩 甘艸半兩

積按張壽頤云。此方為正虛。而痰氣上逆者立法。故用四君加以行氣之葯。嚴氏謂內因七情而得者。法當調氣。不當治風。其意以為七情氣逆。皆屬正虛。故必以參术甘苓先扶其正。方下所謂先服此順養正氣者。其意未嘗不善。而豈知痰壅氣升之時。已是實證。參甘白术。反增滿悶。且白芷芳香。上升頗猛。既謂不當治風。則此物已是矛盾。夫芳香上升。於此症不宜。壽頤所論。自是精切不磨。但謂參甘白术反增滿悶。在氣逆火升者良為不合。以積經驗所得。舌白苔而厚。津液滿口。脉象虛而手足不遂者。非六君子湯加附子天竺黃菖蒲。萬不足以起死回生。拘執一端。斷难以应無窮之变也。

七）寒降

猝中之病症。往往熱升氣逆。其原因由於肝陽鴟張。上干腦上。至心火亦隨之亢盛。作用寒降之法。則熱氣升

騰無制。石藥之重顛。終嫌力重淺薄。故寒降之方。殊不可少。清心火而除肝熱。亦切要之圖也。遂方如左。

涼膈散　局方　治溫熱時行。表裏實熱。及心火亢盛。目赤便秘。胃熱發斑。

大黃二錢　芒硝一錢　甘草連喬一錢　黃芩一錢　山梔一錢　薄荷七分

為散每服四五錢加竹葉廿五蜂蜜少許水煎溫服日三夜二服得下熱退為度一本無竹葉有姜一片棗一枚葱白一莖

張壽頤曰。此方為熱聚膈上而設。芩枝連喬竹葉。專清上焦。硝黃以導熱下行。本非欲其直瀉。故以蜜草緩大黃之性。令其留戀遲行。不還下泄。則上焦之熱。兩藥俱行。一鼓而騰廓清之績。命名涼膈。具有至理。又曰和劑此方雖非為中風而設。然內風暴之症。亦多膈熱如焚。以至上干君主。昏眩無知。惟此泄導其熱。則氣血之上鬱者。得涼泄而安。喻嘉言法律。猶涼膈散治中風篇。稱其治心火上盛。膈熱有餘。目赤頭眩。口瘡唇裂。吐衄涎唾稠黏。二便淋閟。胃熱發斑。小兒驚急潮搐。瘡疹黑陷。

丈人諸風瘈瘲。手足掣搦。筋骨疼痛。且謂中風大勢。風木合君相二火主病。多頭腦熱之症。古人用涼膈散最多。如清心散即涼膈加黄連。轉舌羔即涼膈加菖蒲遠志。活命金丹即涼膈散加青黛、藍根。蓋風火上炎。胸膈即燎原之地。所以清心寧神、轉舌、活命。涼膈之功居多。

當歸龍薈丸 河間宣明論 治肝經實火。頭痛暈眩。頂顛熱痛。耳脹耳聾。驚悸搐搦。躁擾狂越。大便秘結。小便澀滯。或胸膈搘撑。膜脹嘈悶。脈弦大有力數實者。

當歸 龍胆草 黄芩 黄連 黄柏 梔子各一兩 蘆薈 大黄 青黛各五錢 廣木香二錢半 麝香半錢 為末 神麯和丸。

瑣按 此方治肝胆積熱。凡脈來弦勁數實。舌苔濁垢。火逆痰升者。舉可用之。雖非治中風之劑。然由肝熱至頭痛弦暈。驚悸搐搦。躁擾狂越。大便秘結。則明明為腦神經之病。以此方大苦大寒。直清肝熱。又加大黄蕩滌其熱。使之從大便而出。躁擾自安。借治中風實症。用處殊多。西洋醫治猝中風多用瀉法。能有此偉大之魄力否。

八通絡

謹按張壽頤云。内風暴仆。忽然支體不隨。經絡掣痛。皆氣血上菀。腦神經忽然不用之病。此非通經宣絡。治血疏風之藥所可妄治。古人不知此理。每於暴病之初。治其支節。則走竄行經。反以擾動其氣火。更能激之上升。為有大害而無小效。惟在旬月之後。其勢已平。而支節之不用如故。則神經之功用已失。肢節之偏廢已成。痼疾難療。調復豈易。是古來通經之治。大率為此立法。則通經行絡。亦医者不可不知矣。只說他體會入微。語實際。尚足補古人所未逮。但既云氣血上菀。則明明為腦神經積血。調其氣逆。以散腦中之血。兼佐通絡以舒筋活血。則偏廢之病。未始不可漸漸復元。積治此症。嘗有一二月手足不動。服清血降血。而肢節漸以靈活。此正未可決定其痼疾難瘳。

降痰煎。　治辨中日久。手足偏廢。不能活動者。

丹參三錢 桑椹三錢 海藻三錢 生石決明一兩 淮牛膝六錢 生地三錢 西藏紅花五分 天竺黃三錢 左癱加鹿骨草一錢 或鹿膠八分 右瘓加虎骨膠八分 無鹿骨膠者。加續斷。菟絲子各二錢 無虎骨膠者加正虎頸骨五錢 覺熱者。加天花粉四錢 頭覺痛者。二膠後用。

〔方解〕按張壽頤採用通絡諸方。多謂與內热生風之症不合。惟外臺張文仲二方。方法較純。足為宣通經絡者之要藥。但此症由腦筋出血。從未有腦血不下行分散。而手足可復原者。獨治中風病多矣。二十年來大率以清降热痰取效。即肢節不能復元者。雖間有之。必因其人為醫者誤治。遷延日久。以致難於取效。本方以丹參、紅花活血行瘀。海藻消腦筋之小瘤。桑椹子、石決明、生地以鎮肝定風而涼血。使火不上逆。天竺黃以清其痰痰热。重用牛膝渾合諸藥。以引血下行。降血清热。涼肝鎮風。一方而數梃其要。而偏風之在左者。稍佐鹿膠以運掉左邊之氣血。在右者稍佐虎膠以運掉右邊之氣血。氣血行則偏廢立起。以鹿之性行於左。虎之性行於右。然惟二物峻補。為猝中所忌。必審其頭不痛。筋不急者。方可用之。倘尚頭痛筋急。降血清痰。尤不可緩。此又治此症者所宜慎之又慎也。

治偏枯衷中參西錄方　此方治偏風之由於氣虛者。

生黃芪一兩五錢　當歸五錢　天花粉四錢　天冬四錢　甘松三錢　生明乳香三錢　生明沒藥三錢　偏在左者。宜用鹿角或鹿角膠另烊沖服作引。病在右者。宜用虎骨膠另烊同服作引。

按此方多用黃芪。乃從王清任補陽還五湯套出也。歸芪升提。用之猝中症。絕對不能符合。服之每々氣升頭痛。猶試驗多矣。惟是猝中症中。原有煎寒濕蒙蔽上焦。其人必舌苔白。厚潤而有津。神氣半明半昧。還五湯亦間可用。第非佐以除痰不可。余每爲用六君湯加黃芪當歸。屢效。此方據張錫純氏。謂甘松氣香能通。故善助心臟之興奮。味酸能斂。故善制腦筋之妄行。是以善化瘀。活血脈。故善治一切血症。以及風痹痿癈。究竟猝中氣血奔騰。心主行血。自不宜奮興心臟以助氣血上奔。且偏癱屬其腦筋業已迸裂痿廢。安用劑其妄行。張氏以治。似未妥當。但症偏於氣虛濕盛。而成偏枯者。此方變天門冬。用之以行氣舒筋。亦嘗有效。

桑枝煎 外臺引張文仲方。療偏風及一切風。

桑枝剉一大升不用全新嫩枝一味以水一大斗煮取二大升每日服一盞。

方解 張壽頤曰。桑之為用甚多。枝葉根莖都為藥物。能通血氣。利經絡。治支節之疾。桑枝尤有奇功。不用新嫩枝者。欲其力之厚也。於此可見古人體會物理之細密。宋張季明謂嘗患兩臂痛。服藥無效。以桑枝一小升切細炒焦。水煎服數劑而愈。

張文仲療一切風乃至十年二十年不差方。外臺

牛蒡根一升 生地黃 淮膝 甘枸杞各三升 右四味取無灰酒三升漬藥以絹袋盛之。春夏一七日。秋冬二七日。每空腹服之。

方解 張壽頤曰：此方以生地、杞子滋養陰液。牛旁根、牛膝宣通經絡。藥止四味。而樸茂無華。力量濃厚。後人通絡諸方。藥雖不同。然其理不過如斯。

積按：瘈中久不差。必有痰滯。否則誤補使然。原文言久病。未言病因。謂之降血熄風則可。非能面面俱到也。

九 滋養

內風既定。滋養宜先。必使水能涵木。方能鎮定肝風。庶氣血免有奔騰之虞。乃世之患此病者。旋止旋發。甚至再發則不可復救。由肝氣鴟張。狂飆未定故也。博考各方籍。對於此病。全無握把者實居多數。即初患之時。治療尚影響模糊。調養法更無論矣。即病者幸而不死。尤抵困纏綿日久。參朮遞施。補住痰火。以致支節不靈。猶廢疾以終其身。良可歎也。茲特取譜滋養肝陰方法。為治此症者握要之圖。

一貫煎 魏玉橫 治肝腎陰虛。氣滯不運。脅肋攻痛。胸腹䐜脹。脈反細弱。或虛弦。舌無津液。喉嗌乾燥者。

北沙參 麥冬 生地 歸身 杞子 川楝子 口

苦燥加黄連

（方解）張壽頤曰。脇肋脹痛。脘腹搘撐。多是肝氣不疏。剛木恣肆而為病。治標之法。香燥破氣。輕病或暫可得效。然燥必傷陰。液愈虛而氣愈滯。勢必漸發漸劇。設脈虛舌燥。津液已傷。原服香燥之方。直與飲鴆無異。柳州此方。雖從固本丸集靈羔二方套出。而以川楝一味。調肝氣之逆。順條達之性。是涵養肝陰之第一良藥。凡血液不充。絡脈窒滯。肝陽恣肆者。皆可用之。苟無停痰積飲。此方最有奇功。且此方不徒治胸脘搘痛已也。即肝腎陰虛。腿膝痠痛。或攣跳諸症。錫纕於臨證中內風已定、後。加入石決明炒億版淮牛膝。多服以養肝陰。復發者少。要知治久病須有結窠（解）於實伏手段。徒讀古書而絕不通變。非良法也。

加味四物丸 治愈後兩膝無力有停痰積飲者勿服。

泡淡蓯蓉五錢 金釵石斛三錢 川萆薢四錢 石決明兩 淮牛膝五錢 水煎服。

方解）錫揩按此方古人以治足痿不能起於牀之病。余治猝中內風既熄。手足能舉、而尚無力者。用之每每獲效。蓋治偏風全在引血下行。足有力則手亦隨之靈動。方用蓯蓉石斛。潤血而滑大便。大便愈通。則腦筋之血滯。亦愈下降。加以石決鎮肝。淮藤引諸藥直達下焦。俾兩膝強健。則兩手自不偏癱。此所以不治手而手自靈活也。設素有停痰積飲。則此等方不能取效。又當於六君子湯、真武湯等加入重鎮之品。以除水飲。活法變通。存乎其人。所以治病貴乎識症。

十爲後

猝中治愈。自當謀善後之法。蓋患此病者。腦既充血。肝陽又多然。然調養不得其宜。則偏風遂因之復發。余治此症。乎內風已熄。每勸人吃素。少服豬肉以免生痰。至雞火雞鰻及牛羊等。凡屬於溫補者。概宜禁忌。洋酒尤宜畏之如酖。蓋猝中既由腦充血而起。舉凡刺激腦筋。及生痰助火諸物。既不宜食。宜多食蔬菜。以改良血質。飲後加食水菓。以助消化而通二便。梨汁最佳。能定肝風。常服甚為有益。

常服食之方　桑椹子三錢　甘枸杞二錢　石菖蒲一分　淮膝三錢　竹瀝酌用

此等方時常服食。亦有用處。

付治辨中變例

余弱冠時友人陳子德。於五月初間患辨中。左手不能運動。天柱骨倒。頭不能舉。眼視物旋轉如循環。身如浮在空中。目不敢開。一開視，則全座屋宇如傾如旋。小便點滴自出。似此者幾日夜。惟神氣不差。余察其舌有薄黃苔。六脈頗數。知為夾熱辨中。兼肝腎虛而督脈受病。適其子采思方入泮。般富之家。賀客盈門。舉家望愈頗急。商於余。謂有急治之法否。余沈思良久。謂天柱骨倒。非鹿茸不效。時正在涉獵西醫書。意謂腦筋溢血。似非可用峻補。乃以白虎湯加麦冬甘菊花粉連服二劑。舌苔退而熱脈平。越日令服鹿茸三錢。服之。服後二時許。再服白虎湯加法。頭能舉而小便如常。視物尚覺搖動。乃改用潛陽鎮逆調理而痊。後年餘復發。病勢殊輕。左手足不能靈動。都僅二日。余投以潤血養肝。并令多服梨汁。遂永不再發。

審定　劉[illegible]閱

癲狂

古時癲狂，皆同一病。因癲與顛通，說文頂也。謂頂巔之病，即腦病也。顧氏玉篇，癲都賢切，則曰狂也。戰國策注廣雅，皆云癲狂。廣韻一先都年切，癲病也。癲上同。可知後世言癲。古書只作顛。則癲即是狂。無可疑義。獨至難經二十九難，忽云重陽者狂，重陰者癲。則陽狂陰癲，按之實驗，又確有是病理。大概由動而之靜，則謂之癲。由靜而之動，則謂之狂。一癲一狂，每每互見，即或偏於靜偏於動者，亦所恒有。而屬於腦筋之失其常度，至今殊有定論。昔人治此症，愈者絕少。余曾以一月治愈六人，茲特將採用之法錄後。

治癲狂龍虎丸　專治陰癲陽狂。不省人事。登高棄衣。笑歌不寐等症。或神呆靜坐。語言不發。皆痰入包絡之患。方用　西牛黃三分　巴豆霜三分　水攪辰砂三分　白砒三分　酌加米粉為丸。每一小料。分作二十九丸，或三十丸。辰砂為衣。喜重一方　鮮癲狂一症，多由痰迷心竅。白砒專能燥

廈門國醫專門

痰。以之為君。巴豆辛熱破痰。導之下行。使白砒之性。過而不留。以之為臣。反佐以牛黃之甘寒。通竅辟邪。清心改毒。制白砒巴豆之猛烈。合硃砂為之鎮攝。真治癲狂之聖藥也。患此者。輕則用藥一丸。重則二三丸。以半溫開水送下。若不肯吞者。納藥於粉糕中。使其不覺而食之。食後約半時許。非吐即瀉。逾時再服一丸。以俟之。年遠者。須服數丸。病極重者。前後用至五十餘丸。愈後忌食豬肉一二年。孕婦忌服。體虛者不忌。夫陽狂陰癲。見症或有不同。而其為痰迷心竅則同。病者多誤於初起時。不知去痰。或去痰未盡。輒疑元氣虧損。還用滋補。謂可培養心神。不知愈補則痰愈固結。勢必靜則目瞪神呆。動則發狂。見死可治之症。卒至不治。良可悲也。此方奏效神速。治人無算。用之者勿以猛烈為疑。勿以吐瀉為懼。勿以病人畏服之故。少投輒止。致藥力不足。而不效。或暫時見效。而病根不除。終於不效。以貽後悔。再此症年遠者。痰竅堅閉。宜先服豬心丸。次日再服龍虎丸。見數尤捷。

豬心丸方 豬心一個（男用雄豬心，女用雌者） 用竹刀剖開，納麝香三錢，外用黃泥封固。以絲綿裹之。文火焙成炭。去泥研末，開水吞服三錢。

王清任癲狂夢醒丹 治癲狂哭笑不休。詈罵歌唱。不避親疏。許多惡態。乃氣血凝滯，腦氣與臟腑氣不接，如同作夢一樣。

桃仁八錢 柴胡三錢 香附二錢 木通三錢 赤芍三錢 半夏二錢 腹皮三錢 青皮二錢 陳皮三錢 桑皮三錢 蘇子四錢 研，水煎服。

積按：癲狂多由痰涎凝滯而發。此方試用，亦有殊效。方下云腦氣與臟腑氣不接，此語耐人尋味。

又：凡人癲狂，皆由痰迷心竅，致信口亂道。切不可疑為鬼為魔，延僧祈禱，亦不可令庸醫及婦人妄治，反致誤事。此痰多由飲食起。食滯即變痰，痰生風，風生火。必先用二遍陶米水對芝麻油同服，寬腸理氣，驅除風痰，獲效後以大黃湯。再用手摸瘋人肚腹，若摸住有包，仍將二遍陶米水對並麻油令服。隨令人將色向下推趕，務須趕過下腸為度。曾醫治瘋疾，飲以大黃湯，酌病之輕重，隨時加減。或大黃加至四五錢不等，屢有效驗。

大黃湯方 治癲狂之因於實者

厚朴一錢五分 瓜蔞仁一錢五分 蓁艽一錢五分 半夏二錢 枳實一錢五分 防風一錢五分 陳皮一錢五分 黃芩一錢五分 甘艸一錢 黨參一錢五分 神曲二錢 大黃三錢用開水泡 芒硝二錢二三遍俱用一錢

此方可服至三四劑。忌食生冷麵食桐油並豆腐。只可食炒米粥以調元氣。

癲狂之病因

張錫純曰：顛者性情顛倒，失其是非之明。狂者無所畏懼，妄作妄言。大抵此症初起，先微露顛意，繼則發狂。狂久不愈，又漸成顛，甚或知覺全無。蓋此症由於憂思過度，心氣結而不散，痰涎亦隨之凝結。加以思慮太過，則心血耗而暗生內熱，痰經熱煉，而膠粘益甚，熱為痰錮，而消解無從。於是痰火充溢，將心與腦相連之竅絡盡行痰塞，是以神明內亂也。其初微露癲意者，痰火猶不

經

甚劇也。迨痰火積而益盛，則發狂矣。是以狂之甚者，用藥下其痰，恒作紅色。痰而至於紅，其熱可知。迨病久則所存之痰皆變為頑痰，而其神明淆亂之極，又漸至無所知覺，而變為癲症。以其知覺欲無，從前之憂思必減，其內熱亦即漸消，此所以變為癲也。然其初由癲而狂易治，其後由狂而癲難治。若延至三四年之久，則治愈絕少。

盪痰湯　治癲狂失心，脈滑實者。

生赭石一兩　朴硝六錢　大黃一兩　清半夏三錢　鬱金三錢　擂攪

此方大黃太重，量宜減半。

盪痰加甘遂湯　治前症頑痰凝結之甚者。非其症大實，不可輕投。其方即前方加甘遂末二錢，將藥煎好，調藥湯中服。　凡用甘遂為末，水送服，或用其末調湯中服。若入煎劑，必然吐出。又藥中用甘遂，不可連日服，必隔兩三日，方可再服。不然，亦多吐出。又其性與甘草相犯，用者切記。　本方中重用赭石，藉其重壁之力。攝引痰火下行，俾竅絡之壅塞者皆通，則心與腦能相助，治理神明，自復其舊也。

癲迷奇效湯　治癲癇經年不愈者　人參、南星三錢、鬼箭錢、半夏錢、附子錢、肉桂錢、柴胡錢、白芍錢、菖蒲三錢、丹砂末錢　先將前藥煎二碗，分作二次服，將丹砂末調入藥中，與病人服之。若不肯服，令人急灌之。不聽，不妨打罵，以動其怒氣，怒則肝火起，反能去痰矣。

癲與癇之分別　內經言癲症甚詳，謂癲即癇也。其實癲與癇亦當有辨。辨之法，癲則不仆，而癇必暈仆；癲則言語不倫，左顧右盼，如見鬼神；癇則風動痰發，目睛上視，睡在地下，不省，後愈後發。治法先服廿神丹數厘或一分，以湧吐痰涎，後服大狂湯，或次狂六味湯。

癲狂癇特效離火丹　廿神丹制法。　重症酌服。

以戌件分信石，重兩用硫，粗白瓷鍾裝妥，吊大瓦罐中，用水豆腐二十两，绿豆四两，大粉草四两，清水满大罐，以文武火煎至只余净信石四钱五分，为度。如不足四钱五分，不可用。倘如火多，尚剩六钱，以六乘各拌制之。药量则用水豆腐十二两，绿豆二两四钱，大粉草二两四钱，清水三十二两，同煎至净信石四钱五分为准。如剩多少，照此类推。

癫狂痫特效坎水抄神丹制法。难症照服以成件，信石一两，夏布袋装妥，即大瓦罐内，用水豆腐二十两，绿豆四两，大粉草四两，清水满罐，以文武火煎之。煎至净信石重二钱为度。如不足二钱不合用。倘多剩四钱，以四乘各件制药量，则以水豆腐八两，绿豆一两六钱，大粉草一两六钱，煎至净信石二钱，乃合用。

少神丹服法。少神丹。性猛烈。用之最宜小心。誠恐偶一太過。則嘔吐不已也。

茲舉其服法於後。須依法使用。乃不致誤。

狂病倆如服少神丹一分。用清水一碗。並至半碗。倒出。澄清。去淨渣滓。取清淨水分五杯。候凍冷先飲一杯。至兩三小時。不見嘔吐痰涎。然後再飲第二杯。如此服法至第四五杯服完。倘仍不嘔吐。是必頑痰格塞心竅。以人參牛黃丸一個。或兩三個。清水燉烊。加童便少許冲服。無論嘔與不嘔。明天嗣次服大狂湯。

治癇良方　乾熊胆、如黃豆粒大一塊。約重一分半。涼水少許。浸開服之。冬月宜溫水浸開。溫服數次而愈。

一味鐵養湯　治癇及肝胆之火暴動。或脇痛。或頭疼目眩。或氣逆嘔吐。上焦煩熱。至一切上盛下虛之症。

皆可用其湯煎藥。又煎能補養血分。

方用長銹生鐵和水磨取其銹。磨至水皆紅色。煎湯服之。

化學家名鐵銹為鐵養。以鐵與養氣化合而成銹也。其性善鎮肝膽。兼治上盛下虛之症。以其體質重墜。故能引逆上之相火下行。相火為陰中之火。與電氣為同類。此即鐵能引電之理也。其能補養血分者。因人之血原有鐵質。且取鐵銹嗅之。又有血腥之氣。此乃以質補質。以氣補氣之理。

西藥治癇風。皆麻醉腦筋之品。能制腦筋使之不發。解不能拔出病根。然遇癇風之劇而且勤。身體羸弱。不能支持者。亦可日服其藥兩三次。以圖目前病不反覆。而徐以健脾利痰通絡清火之藥治之。殆至身形強壯。即當停止西藥。而但治以健脾利痰通絡清火之品。或更佐以鎮驚。若硃砂、磁石之類。祛風若蜈蚣、全蝎之類。透達臟腑。麝香、牛黃之類。因證制宜。病根自能拔除。無餘也。茲採西藥之可用者列後。

臭剝　係貌羅璞而加留璞化合。故亦名貌羅加留璞。為光白色。亦形結晶無臭氣。有辛鹹味。乃麻醉鎮墜藥。在神經系統。能呈鎮靜作用。故為神經諸病及癲癇病之特效藥。至因神經不眠。婦人嘔吐。男子夢遺等症。用之皆效。每服一瓦。可漸加至三瓦。久服傷脾胃。昏人神智。

按顛狂癇諸症。西醫以為神經症。我國概主痰涎為病。多主肝胃挾痰熱上衝頂巔而發。且並分虛實而施治。較諸西醫治療。愈病尤為神速。余友何廉臣致究治顛狂諸法尤精。茲繼錄之。
何廉臣云，前哲皆謂胃熱蒸心乃發狂。余獨謂胃熱蒸腦則發狂，胃熱蒸心則發厥。蓋頭為諸陽之會，腦在其間，而為元神之府。包絡為手厥陰經，心居其中，而為藏神之臟。神明被逼而內亂，故厥熱入陽則狂，入陰則厥。前哲僅謂陽盛發狂，余謂胃陽盛則發狂，肝陽盛亦發狂。何者，胃為臟腑之海，其清氣上注於目，其悍氣上衝於頭。循咽喉上走空竅，循眼系入絡腦。腦被胃熱蒸騰，故發見神經諸病。 肝脈挾胃貫膈，循咽喉上目系，與督脈會於巔頂。巔頂之內，即腦之神經中樞。腦被肝火薰灼，故亦發神經諸病。狂特神經病之一證耳。其發時種種不同。有殺人狂，自尽狂，放火狂，憂鬱狂，情慾狂，快樂狂。總由於神明內亂使然。其致病之由，外感多因於陽

廈门國醫专门学校

盛。内经曰陽盛則四肢实。实則能登高。熱盛於身，則棄衣而走。難经所云重陽者狂也。故通稱為陽狂。内傷多由於鬱怒。石頑曰，陽厥暴怒發狂者。以陽氣暴折鬱而多怒，則發狂。内经所謂狂病善怒也。故通稱為怒狂。李氏入门以大承氣加黄連主之。治怒狂法。張氏緒論以承氣湯加鐵落主之。此即龔商年所謂狂之实者。以承氣白虎等湯。直折陽明之火。生鐵落鎮重制肝胆之邪。是也。俞東扶曰，發狂实證，十居八九。故余治狂多用吐下清鎮四法。吐法以紫雪丹九分，益三物白散一分。通神明以涌痰涎。下法以尤氏瀉狂湯。生大黄、生龍齒、煅牡蠣、各三錢，炒蜀漆一錢，小川連五分。瀉实丸以劫驚痰。清法以羚熊清狂湯。羚角片、犀尖、竹黄、各錢，寒水石四錢，小川連分，九製胆星叁分，汁兩，鮮石菖蒲汁兩，小匙冲冲。熊胆一分焫湯調下。消痰热以熄風火。鎮法以生鐵落飲平肝火以墜痰涎。吐下並治法。輕則遂心丸。煨甘遂二錢猪心血一枚爲丸。分作四粒。鮮石菖蒲葉一錢。鮮竹葉心五十支。燈心三小帚煎湯調下。重則龍虎丸。方見前。温洄水送下。吐盡胸膈之痰濁。攻下腸胃之宿垢。此治實狂之方法。歷治多驗。並虛狂亦不少。余每作神經衰弱。驟有感觸。五志之火。上爍腦髓。神經頓失其常性。遂發似狂非狂之症。東醫所謂性情之狂。通稱爲精神病是也。其感症之陽盛發狂迥異。自製牛馬二寶散。西牛黄。馬寶各一錢。共研匀細。每服二分，一日兩服，用人參竹瀝飲調下。歷治多驗。

此外以六味地黄湯加犀角汁。清童便一杯同冲。治快樂狂。其人時發狂笑。手舞足蹈。倏而狂言。倏而狂跳。以新加甘麦大枣湯。

生白芍　山萸肉各錢半　淮小麦　红枣肉　白石英各三錢　炙甘草一錢　此葉氏治驗方。

治悲苦狂。其人數欠伸。喜悲傷。欲哭。象如神靈所作。婦女最多此病。男子亦間有之。金匱名曰臟燥。以加減散花去顛湯。

生白芍二兩　當歸　麦文冬各五錢　焦梔　玄參　辰茯神　杜牛膝各三錢　川柴胡一錢　生甘草　白芥子　生石菖蒲各一錢　當門五厘冲。

治情欲狂。婦人思慕男子不得。忽然發狂。見男子抱住不放。以為情人。罔顧羞恥。甚至裸体奔走。脈必弦數寸口。此名花顛。俗稱發花呆。前方皆有特效。惟憂悶狂多由失望而來。必如其願而病始痊。非無情草木所能療也。然亦有憂戚而但願尋死者。雖非狂仍為神經病。

昔老醫臧枚吉云、凡人無故自縊者。為扣頸瘟。昔有一婦人無故自縊。幾死。救之、始免。詢之毫無所為。惟日鬱鬱不樂。藏繩袖中。無人處即自縊。後救得免。詢之毫無所為。羅守月餘方求治。知其因憂戚而來。刺瘧論云、肝瘧者善太息。其狀獰狂。又肺瘧善驚。如有所見。疫可類推。因處一方。用參、附、鬱金、合七氣湯開胸中之鬱。再加二陳以開膈上之痰。更加羌活溫肝逐風。鬼箭羽、丹參、赤小豆、以通心胞。兼泄火熱。生姜調服。竟頭痛發熱身痛。瘟疫症悉具。自出其袖中之繩。曰誰納我手。告以自縊。茫不記憶。寢疾七日。發汗而解。敬告仕宦幕友。不可不知。倘遇犯此死者。而顧執其言為人所逼勒。其可乎。

耶溪胡在兹先生。善治狂症。其言云。狂病或善食。或不食。若聲色壯厲。面色黄赤。目神鬱忿。氣为踰常。二便秘澀黃赤者。祇須引其氣機之清濁而決治法。面色清皎者。多從忿鬱暴怒上逆。而為狂躁笑哭。若大便通調者。宜加味鐵落飲。生石羔三兩青龍齒辰茯神青防風各一兩五錢元參秦艽各一兩生地四兩先用鐵落八兩。長流水一斗。煮取五升。並以上七味加竹瀝半升。羚羊五錢。入鐵汁中煮取二升。去滓。加入竹瀝。分溫五服。一日服盡。以泄肝陽。如面色濁悶。二便結澀者。多從醇酒厚味。種熱遂痰。或乘天氣極熱。盛怒未釋。而為狂妄駡詈歌笑。甚則踰垣上屋。宜加減大承氣湯。生川軍、風化硝。枳實、各五錢煅礞石、皂莢各二錢煎、成冲入豬膽汁。米醋各兩小匙調服。西牛黃二分。以下濁穢。若面色板鈍。目神滯頓。迷妄少語。喜陰惡陽。飲食起居無病者。多從屈鬱不伸。而為失志癡呆。宜癲狂霹靂散。雄黃、

雌黄、冰片、西牛黄、各五分 山枝二千夜
白急性子一錢 生白砒四分 生萊菔百八十粒 將
萊菔冷水浸一炊頃。去皮，合餘各生曬為
末，另研入冰、黄。大人可服一錢。十五六
歲者用四分。白湯下。再令食糯麵糕餅
等少許。當吐。如一時未吐，以硬雞毛醮
桐油攪喉探喉。吐後人倦，安卧半日。饑
食少已進，微溫米飲。切勿多，亦切勿熱。越
日方可進米粥。吐後每多口渴，不可飲
茶。即取清童便飲之。或服自己小便，名
輪迴酒。皆能洗滌餘濁，兼解毒蘇。此方
較龍虎丸稍烈，比張天池紅白斷狂丸
稍輕。方用生白砒、巴豆霜、硃砂各一錢，麵
糊為丸。如芥菜子大。每服七八丸，新汲
井花水送下。以吐頑痰濁涎。如面色赤
亢。或色青赤不定。日夜不寐。月餘遂發

狂言。踰牆上屋。經閉三月。脈搏長大有力。多從心火熾盛。爍胃擾肝。而為狂惑哭詈。宜犀羚三黃湯。「犀角 川連 各一錢 羚角 鐵粉 桃仁 各一錢 鮮生地 丹參 石決明 各五錢 琥珀 青黛 各五分 西牛黃 二分 調服。此方治男子多五六日而愈。治婦女必半月經至而還。」以清心而瀉肝。發狂雖有陰陽虛寔。經絡臟腑新久之畏。要皆必經心肝兩臟而發。以心藏神。主知識。肝藏魂。主云為。未有神魂清醒。而昏迷狂妄至於此極者。胡君能立此鎮下吐清四大劑。甚為周到。即補法兩方亦合。一參茯安神丸。人參 茯神 炒棗仁 當歸 生地 酒炒黃連 橘紅 姜南星 各一兩 天竺黃 叁錢 雄黃 西牛黃 各六錢 為末蜜丸。梧子大。

硃砂為衣。米飲下五十丸。忌動風辛熱葷濁甜膩之物。治失志驚狂。經吐下後大勢已痊。尚有目神昏鈍。迷妄無定之狀。以此鎮心安神。滌痰清火而愈。一柔肝熄風煎。製首烏，黃甘菊，辰茯神，歸身，石斛，川斷，廣鬱金各三錢 內蒺藜，遠志肉各錢半 以川芎，明礬，各八分 治肝陰虛。內風上冒神明。熏挾涎沫而為失心癲狂。延久不愈。以此柔肝育陰。熄風除涎而痊。

驚悸怔忡健忘

丹溪心法云。人之所主者心。心之所養者血。心血一虛。神氣不守。此驚悸之肇端也。驚者恐怖之謂。悸者怔忡之謂。心虛痰鬱。則耳聞大聲。目擊異物。遇險臨危。觸事喪志。心為之忤。使人有惕惕之狀。是則為驚。心虛而停水。則胸中滲漉。虛氣流動。水既上乘。心不自安。使人有怏怏之狀。是則為悸。驚者每以豁痰定驚之劑。悸者每以逐水消飲之劑。所謂扶靈。不過調養心血。和平心氣而已。

健忘由精神短少者多。亦有痰者。此症皆思慮過度。神舍不清。損其心脾。內經所以有思慮傷脾之說也。蓋亦有須痰蓄血。阻塞心竅。攪亂神經者。治之必兼除痰清血。後僅以調理心脾主治。獨應致者少而不效者多也。

此症據西說。皆以為由神經系統。易受感激而起。觸動感情及受嚇。係心悸怔忡之普通原因。

病狀。輕者如鳥之微振翼。而人自覺靈弱不安。重者心搏動極強而速。心之衝助。可以窺見。脈搏極猛。且有因之停至者。或僅暫時即止。或纏綿至一小時。亦有因用力

妇科

《妇科讲义》引言

《妇科讲义》为私立厦门国医专门学校教材之一，吴景晖编。现存油印本1册，封面题“妇科”两字，版心题“妇科讲义”，不分卷，无目录，本书以此为底本影印。书前有吴景晖妇科编总论一篇及妇女经中摄生法一篇。本讲义对妇科经带胎产的常见病症都做了分论，如月经病论述了经水不调、经来腹痛、血崩等病症，孕产病论述了恶阻、子烦、胎漏等病症。论述时善于采撷各家医论，如“血崩”一篇引《素问》“阴虚阳搏谓之崩”和李东垣《兰室秘藏》“皆由脾胃有亏，下陷于肾，与相火相合，湿热下迫，经漏不止”，“胎动不安”一篇引陈良甫的《妇人大全良方》“妊娠胎动不安者由冲任经虚受胎不实也”，并在各病症后附以效验方。本讲义还结合西医新说分析妇科疾病，如经来腹痛“西名为月经困难，又称月经性疝痛”，其病因有“子宫颈管狭窄”“子宫前屈”“子宫内外膜炎”等。最后一章收录了医学杂志文章作为妇科课外读物。

婦科講義

婦科總論

吳景暉編

扶輿磅礴，萬類孳生，而惟人也，億萬斯年，生生不已，凡社会之繁荣。種族之興盛，血统之嗣續，莫不由男女媾精中，以綿延於勿替，小之可以衍慶门楣，大之可轉移國運，其関繁如此重要。故孫真人著千金翼，獨守婦科，意有在也。夫婦人有病，與男子同，獨经带崩漏妊娠産育，與男子異。今試先言月信，健康女子，自春机發動期，以至五十歲。其月大率應期而至，少者三四日，多者五六七日，每月一回，间有三月一回者，俗名為四季经，此乃禀賦之偏，不得以常格論，當其来之初，血量甚少，後則漸次增加，兩三日间，則達于極度，過此則漸減少，而全然停止，此項月经，於身体健康，及妊娠作用，有

女科言之

絕大之関係，據西說由女子卵巢內之細胞，按時成熟，產生卵珠，以顯着其生殖之作用、故月經來時，即其生殖之卵珠作成熟之报告也。行經時、女子体力消耗甚多、而其卵珠業已成熟，內起燃衝而充盛。卵巢及子宮之血，亦即化為有異臭之血液。與粘液而出外，是說也、僅據子宮体之分泌液以立言，而於經血之所從來。尚未能曲盡道出就在內經所云女子二七而天癸至，任脈通，太衝脈盛，月事以時下，尤為確切不易乎、夫衝為血海，任主胞脈，衝任二脈氣盛，即卵珠燃衝充盛之成熟期也、而衝任之所以氣盛其要，又本乎心脾，經云飲、食入胃，濁氣歸心，溢精于脈，游溢精氣上輸于脾，倘腸胃俱病，則不化不運，心脾血衰，衝任何所資以為月水，觀此而月事之原，由于心脾，月事之通，由于衝脈，大旨瞭然矣。

秘不可淨小宜清而恐於洗外部

附婦女經中攝生法

月經為婦女常事，本無所用其珍攝，但屆期子宮部起變時之交代。而身體各部之作用，往往從而略減。曾有人於經前後及經之正期，其體溫、脈搏、血壓、筋力、肺用量、吸氣呼氣之力，靡不稍稍減退，人人注意攝生，其百病俱易侵襲，而為終身疾病之原。攝生之法須清潔。世人於經期中每忌洗滌，此大謬。經中甚不能常時洗浴，是恐以微溫水淨拭外陰部，而屬其膝，但勿濡及浸漬，並宜避冷水及高溫沐浴。若為世俗禁止洗滌外陰部者，實甚大謬，以時洗滌清潔之，安精神。切勿荷重疲勞，以及乘車舞蹈體操諸運動，居所尤宜嚴禁。最忌七情感動，致影響腦及神經。食物須避辛辣刺激品，切忌油膩炙煿之物。亦須慎避風寒，經中感冒，最易惹起子宮疾病。右此數端，不可不戒。

經水不調

女科講義

李氏曰婦人經病有月候不調者有月候不通者然不調不通之中
有兼熱兼寒之分有趕前退後之別不通之中有血滯者有血枯
者或時常作痛或經前經後作痛經後為血虛也滯甚瘀發
內經三陽之病為主者歸陽明調經事一至熱如山積塞不熱
蓄血滯於桃仁血結加善熱者痛加宜調瘀附藥穩數
紅新集曰月經異常者除月經過多月經困難之外尚有所謂
月經閉止者其原因頗多或因生殖器有天然之缺陷或由生殖
器發育未全之病證或由肺癆萎黃病等全身衰弱而起而感
動精神刺激在月經者亦大嘗見有由驚恐悲傷等事致月經
突然閉止者其例微也或謂少女及婦人往往有懼懷孕而閉經者
更有依一定之時患咳血嘔血或痔瘡出血者而以之代替月經者則
謂之代償性出血就中更分持久性及暫時性二種由于子宮及卵
巢之發育不全則永久閉止由于懷孕經閉患消耗

寒、侍實二病之肺劳，消渴，黄病，肥胖，以及七情感動，刺激時閉止。每當經期不見經血來潮，而頭痛頭重、眩暈、耳鳴、腦内昔悶躁部作痛，消化不良，或患貧血。治法首須除其原因，其次當適宜之運動，移居空氣潔靜之處，進滋養之食物，且須整調大便，並全秘結，生殖器之營養。或血行有不良者，當行脚浴、温坐浴等，或以鐵鹽、鹽水類之灌注陰内，或行轉地治法，或用冷水摩擦全身，或常飲麥酒、葡萄酒等强壯劑，久久庶有恢復之效。若因有娠，或經血鬱滯子宫内而不通者，更須精細檢診之。月經閉止又名月經不來，則已屆破瓜之年，而經水尚缺如也。室女患此，非其子宫全不發育，即患畸形，又卵巢發育不全，不能營排卵之機能者，則子宫發育未全，亦為月經不潮之因。要全身之萎黄病、結核甚者，月經可停止數年。攝氣過久，又足致之。其自鼻腔、[illegible]於一定之期，見咯血、吐血、便血者，則名之代償性月經，别有所謂異月经者。其原因有先天后天之别。为生殖器闭锁，子宫畸形，子宫发育不全等，皆先天之病。为萎黄病、贫血、肺痨，慢性胃病，子宫实质炎等，皆后天之病。其证候为期至要经而头痛眩晕，时之耳鸣，消化不良，腰部作痛。甚至衄血、咯血、吐血，来代替月经，俗谓倒经是也。治疗之法，养生为第一要义。宜用滋养之食物，着温暖之衣服。吸新鲜之空气。择适宜之运动。居高燥之房屋，通利二便，温摩下腹。常行温水坐浴。其本有萎黄、贫血、痨瘵、胃病等后天诸病者，须兼服健胃强壮剂。

先期后期乍多乍少

王叔和云：经者常候也，谓候其一身之阴阳愆伏，知其安危。故每月一至，太过不及，皆为不调。阳太过则先期而至，阴不及则后期而来。其有乍多乍少，断绝不行，崩漏不止，由阴阳盛衰所致。

薛立齋云：先期而至者，有因脾經血燥，宜加味逍遥散；有因脾經鬱滯，宜歸脾湯；有因肝經怒火，宜加味小柴胡湯；有因血分有熱，宜加味四物湯；有因勞役火動，宜補中益氣湯。過期而至者，有因脾經血虚，宜人參養榮湯；有因肝經血少，宜六味地黄丸；氣虚血弱，宜八珍湯。凡血病當用甘温之劑，以助陽氣而生陰血。

附方

清經散　治經水先期而來　丹皮　地骨皮　白芍　熟地　青蒿　白茯苓　黄柏　右水煎服

過經四物湯　治經水過期不行，乃血虚有寒。　當歸　熟地　白芍藥　香附　蓬术　蘇木　木通　川芎　肉桂　甘草　紅花　桃仁　右剉作一帖，空心煎服

加減四物湯　治經水過多　熟地　白芍　當歸　川芎　白术　黑荆芥　山萸　續斷　甘草

若以前路四剂血乃[illegible]十剂后加入人参三钱再服十剂。

下月行经通亘而止矣

加味逍遥散　治肝脾血虚有热。柴胡　丹皮　山栀　甘草

当归　芍药　茯苓　白术　水煎服。

养血调经丸。瘦弱气血不足者　宜常服。生地　当归　益母草　川芎

阿胶　条芩　苍术　白术　赤芍药　丹皮　当参。

黄柏　蜜丸梧子大，食远米汤下三四十丸加至三钱。

归脾汤。治经候不准。潮热内热。人参　白术　黄芪

茯苓　龙眼肉　当归。远志。酸枣肉　木香。

甘草　右姜枣水煎服

加味小柴胡汤　治肝胆经风热　柴胡　黄芩　人参　半夏　甘草。

山栀　丹皮　右姜枣水煎服

治月经先期方　赤芍　凉血　归身　生地　黄芩　香附　黄连　白芍

阿胶　艾叶　川芎　甘草　黄柏　知母　右水煎服

治经水过多不止方　[illegible]　固经[illegible]　黄芩　白芍　椿根白皮　[illegible]

[illegible]为末酒糊丸梧子大每服五十丸[illegible]空心服。

補中益氣湯—治元氣虛損。或因起伏惡寒。發熱倦怠。少食或不能消散生肌。或兼飲食勞倦。煩熱作渴。

黃芪 人參 白朮 炙草 當歸 陳皮 柴胡 升麻

右姜棗水煎空心午前服。

牡丹散—治月候不利。臍腹疼痛不欲食。

牡丹皮 大黃 赤茯苓 桃仁 生地 當歸 桂心 赤芍藥 白朮 石葦 木香 姜水煎服

養榮湯—治婦人血海虛弱。心中恍惚。時多驚悸。或發虛熱經候不調。

白芍 川芎 熟地黃 黃芪 當歸 川羌活 青皮 五加皮 牡丹皮 海桐皮 白芷

右姜五片烏梅一枚水煎服

紅花當歸散—治婦人經候不行。或積瘀血腰腹疼

婦科講義

痛及室女月經不通

紅花 當歸尾 紫葳 牛膝 甘草 蘇木 赤芍

劉寄奴 桂心 白芷

右為細末，空心熱酒調服

通經丸——治婦人室女月候不通，或成血瘕

桂心 青皮 大黃 乾姜 川椒 炮川烏 蓬莪朮

當歸 桃仁（一方去川烏加紅花）右為末，先將藥分成一半

與米醋熬成膏，為丸，每服二十丸，用淡醋湯或溫酒亦

得，空心服。

當歸丸——治腰腹痛，月水不通利

當歸 川芎 炒 去翅虻虫 烏頭 丹參 乾漆 人參

牡蠣 水蛭 右為末，以白蜜為丸，梧子大，每日三

[illegible]十丸日服

三〃〃〃｜治热結血閉。

生地黄 白烏藥 川芎 當歸 連翹 大黄 朴硝

薄荷 黄芩 梔子 甘草

右剉作一貼，水煎服。此方乃集四物湯、調胃承氣湯、涼膈散三方為一方也。

延胡索湯｜治婦人經閉腹痛經久者

延胡索 當歸 桂枝 乾姜 水煎服

八味煎｜治血塊壅塞經水不行

茯苓 當歸 肉桂 牡丹皮 芍藥 莪朮 甘草

牛膝 右水煎服

3△◎經來腹痛

婦人經水欲行，臍腹絞痛由風冷客於胞絡衝任，則發障痛。障止為血實，臍腹絞痛屬血滯，臨行時痛為氣滯經水已後腹痛為血虚。又有經水將行,被風相搏,繞臍抽痛者,有歷年血寒積結血。宜四物加桃仁紅花莪术延胡索木香香附。發熱加黃芩柴胡。紫色成塊者,熱也。四物加黃連柴胡之類。

蘊德卷云:經事來而腹痛,經事不來而腹亦痛,二者之痛,皆血之不調也。欲調其血,先調其氣,四物加茱萸香附。痛甚者延胡索湯,通用和氣飲。

知新集曰:經來即痛,西名為月經困難。又稱月經性疼痛。故俗有痛經之稱,其痛有劇烈者,有輕微者。則發氣逆吐偏頭痛諸證。此因子宮頸管狹窄。子宮粘膜表層脫離。子宮前屈。子宮纖維瘤、子宮內外膜炎。及痛病、僂麻質斯等症而來者。為多。由于子宮頸管狹窄者。謂之器械性月經困難。由于子宮前屈或子宮後屈痛者，謂之充血性月經困難。由于子宮外膜炎、卵巢炎者，謂之卵巢性月經困難。由于子宮內膜炎者，謂之內膜性月經困難。當經來之時，自覺骨盤腔痛為有劇烈痛，成為頻頻發作性之疼痛，有時波及于腰部。其因子宮頸管狹窄者，經血流至頸管，防其外出，子宮收縮劇甚之痛疼，因而作痛陣烈。治療之法，莫不須探其原因而袪除之。其對症治之療，最妙莫如于下腹部施溫罨法，行坐浴亦佳。此外則務安靜，忌食與有刺激性之食物，宜投以藥劑有鎮止之痛。若外塗千倍之依比知阿兒軟膏、顛茄劑為鴉片劑中之嗎啡劑一分，可安用。必不得已時，然可與鴉片酒或鹽酸古加乙涅，經前甲投與度拉斯企越幾斯，亦頗信。經前經後以及經中生痙攣發生疼痛者，謂之月經困難。前分此症為四種，一曰炎症，二曰充血性，三曰神經性，四曰卵巢性。今則只分充血性與機械性二種，所謂機械性月經痛者，以及多量之血經瘀積于狹小之子宮口，苟非子宮努力廻出，萬難溢漏于宮外，努力過甚，遂發痙痛，此則痙痛性之子宮收縮也。其證候不一，有發痛之後，少頃經血即下而痛亦立止者；有經水來時作痛者，痛之部位骨盤為甚，亦有放射而遂及於背者；痛之性質或為鈍痛，或為燒痛；有持久不歇者，有間歇而來者；有輕重遞至者，有於月經每與月經俱雜倍發者，實即痙痛性之原意，最數舉頭國，便閉又為常有之證候。

大溫經湯——治衝任虛損，月候不調，或來多不已，或過期不行，或崩中去血過多，或經損娠，瘀血停留，小腹急痛，五心煩熱，並皆治之。

吳茱萸　丹皮　白芍藥　肉桂　人參　當歸　芎藭

阿膠　甘草　麥門冬　半夏　右末水煎服

柴胡調經湯—治經水色鮮不止，頭項脊骨強痛，不思飲食。

柴胡　羌活　蒼术　独活　藁本　升麻　乾葛

當归　紅花　右水煎服

桃仁散—治婦人月水不調，或淋瀝不斷，久後復來，狀如瀉水，四体虛倦，不能飲食，腹中堅痛，不可行動，月水或前或後，或經月不來，多思酸物

桃仁　半夏　當归　川芎　牛膝　桂心　人参　蒲黄

丹皮　泽蘭葉　赤芍药　生地　粉草　右姜水煎服

薑黄散—治血臟久冷，月水不調，臍腹刺痛

姜黄　芍药　延胡索　丹皮　當归　蓬术　紅花

桂心　川芎　右水酒煎服

紫石英丸—治婦人月經乍多乍少，或前或後，時發疼痛。

紫石英（研細水飛）　川烏　杜仲　禹餘糧　遠志　泽瀉

桑寄生　桂心　龍骨　當归　蓯蓉　石斛　乾姜
五味子　甘草　牡蛎　川椒
右為細末煉蜜和丸如梧子大每服二十丸食前米湯送下

伏龍肝散—治血氣勞傷衝任脉虛經血非時注下或如豆汁
或成血片或五色相雜臍腹冷痛月經不止。
伏龍肝　麥文冬　赤石脂　熟地黄　艾葉　当归
川芎　肉桂　干姜　甘草　右㕮姜水煎服

順經湯—治經前腹痛吐血
當归　大熟地　白芍　丹皮　茯苓　沙参　黑荊芥
右水煎服

加味烏沈湯—治婦人經水欲來臍腹疞痛
烏药　縮砂　木香　元胡索　香附　甘草
生姜水煎服

△熱入血室

師曰。婦人中風七八日。續得寒熱。發作有時。經水適斷者。此為熱入血室。其血必結。故使如瘧狀。發作有時。小柴胡湯主之。

皇漢醫學註云。婦人中風者。婦人因感冒也。續得七八日而寒熱者。自罹感冒七八日而得寒熱往來也。經水適斷者。謂月經來潮以前並未停止。至得往來寒熱時而偶然閉止。非謂因往來寒熱而閉止。實因閉止而往來寒熱也。熱入血室云者。為感冒之熱。陷入于子宮之意。其血必結。謂閉止之經血凝結。于生殖器及胃腸等之意。故如瘧狀之發作有時者。其義雖一如字面。而師所以特加此一句。爲示因此而得之寒熱。實因月經閉止凝結之故。且示其寒熱如瘧狀之發作的往來寒熱也。治熱入血室。乃用本方雖一如師論。然此症照溫疫論云。經水適斷。血室空虛。其邪乘虛入。邪勝正虧。經氣不振。不能鼓散其邪。為難治。且不從血泄。邪氣何由即解。與適來者。有血虛血實之分。以

有血虚（貧血）血實（實血）之別。故于本方非合用治貧血
的驅瘀血藥。或治多血的驅瘀血劑。則難完全達所期
之目的。據余經驗。則治貧血當以本方加地黄。或于本
方加當歸芍藥散。或當歸芍藥散加地黄。治多血。則用
本方。或本方加石膏（合）桂枝茯苓丸。或桂枝茯苓丸
加大黄。此鄙見係取舍許叔微馬印麟劉完素湯田宗
伯四氏之所說。今就揭四氏之所論。而批評之。
許叔微氏（普濟本事方）曰。小柴胡地黄湯。治婦人室女傷寒發熱。
或發寒熱。經水適來或適斷。晝則明了。夜則譫語。如見
鬼狀。亦治產後惡露方來。忽爾斷絕。余曰此方治小柴
胡湯證而有貧血證候之傾熱。非特能治熱入血室。
馬印麟曰。經水適斷者。瘟邪內導。血結不散。邪無出路。
晝則輕。夜則重。譫語發渴。此瘀血熱結也。用小柴胡去
半夏加花粉桃仁紅花為驅瘀牡丹皮生犀角犀角與
石羔[illegible]等味以破血逐邪如腹滿痛大便實

者。前方中酌加熱大地黃微利之。余曰：馬氏用小柴胡
湯去半夏加花粉等，即柴胡去半夏加栝蔞湯之意。此
則一去一加，目的主在治渴。然據經驗所得，本病之渴
者，為石膏之渴，而非栝蔞湯之渴，故宜小柴加石膏湯
而不當用柴胡去半夏加栝蔞湯。又於小柴胡加桃仁
牡丹皮、等，不外為驅瘀血之意。惟昧實非正常之方法
不若于小柴胡湯合用桂枝茯苓丸為當耳。又大黃為
不論腹滿、腹痛及便秘之有無等，但有參照此病症之要。凡脈沈實
脈與小柴胡湯合…敷…記之。與舌苔黃者，皆可加用之。
劉元素氏合新曰：治產後經水適斷，不見異證，手足寒，加增損…胡
稽餃子昏冒，宜增損柴胡湯。
余曰：於小柴胡湯加石膏、知母、黃芩…小柴胡湯與白虎湯
合方之意。然不如用小柴胡湯加石膏二錢…
淺田氏勿誤藥室方函口訣：小柴胡湯加…余曰。此
方者，許叔微治熱入血室之劑，不論經水適斷，血

上虞[illegible]校

女科言实

热甚有效。也治血热有二等之别。头痛面赤耳鸣齿痛者，宜小柴胡加石膏。血气刺痛，心下坚痛，衄血唾者，宜小柴胡加红花。心烦热，日晡所发寒热者，宜小柴胡加鲜芦。余曰：浅田氏之所以[illegible]小柴胡加红花者，是不知小柴胡汤实兼发表之药也[illegible]。

师曰：妇人中风，发热恶寒，经水适来，得之七八日，热除而脉迟身凉，胸胁下满，如结胸状，谵语者，此为热入血室也，当刺期门，随其实而泻之。

皇汉医学注云：山田正珍氏曰：经水适来四字，当在得之七八日之下。又原文随其实而取之[illegible]氏言经为随其实而泻之，三说均是。今注者解之曰：妇人中风，发热恶寒，经水适来之七八日，经水未[illegible]下潮[illegible]妇人因惟感冒，后发热恶寒，之及七八日[illegible]潮家之意，热除而脉迟身凉者[illegible]

痛大便燥結。前方中酌加熟大地黃。徵劉完素。合為馬氏用小柴胡湯去半夏加花粉、赤芍。即柴胡去半夏加栝蔞湯之意。此則一去一加。目的主在潤渴。然據經驗所得。本病之渴者。為石膏之渴。而非栝蔞湯之渴。故宜小柴加石膏湯。而不當用柴胡去半夏加栝蔞湯。又于小柴胡加桃仁、紅花、丹皮等。不外為驅瘀血之意。雖此實非正常之方法。不若于小柴胡湯合用桂枝茯苓丸為當耳。又大黃為不論腹滿腹痛及便秘之有無。（但有參照此凡證實與小柴胡湯之證兼有瘀血之脈證比較而言）與其否黃者。皆可加用之。

劉元素氏（[illegible]）曰。治產後經水適斷。云見異證。手足牽搐。咬牙昏冒。宜增損柴胡湯（余按增損柴胡湯者即小柴胡加石羔知母黃芩也）。余曰。蓋小柴胡湯加石羔知母。為小柴胡湯與白虎湯合方之意。然不如用小柴胡湯加石膏之簡捷。

淺田氏（勿誤藥室方函口訣小柴胡湯加地黃條）曰。此方治熱入血室之剂。不拘經水

適不過截血然王[illegible]有小大八[illegible]而大[illegible]圉
痛者，宜小柴胡加石膏。血氣刺痛，心下衝逆而嘔吐者，宜小柴胡加紅花。心煩熱，□燥所發寒熱者，宜小柴胡加鮮苄。余曰：淺田氏之所以喋々于小柴胡加紅花者，是不如小柴胡湯與桂枝茯苓丸合方證為詳故也。

師曰：婦人中風，發熱惡寒，經水適來，得之七八日，熱除而脈遲，身涼，胸脇下滿，如結胸狀，譫語者，此為熱入血室也，當刺期門，隨其實而瀉之。

皇漢醫學說：山田正珍氏曰：經水適來四字，當在至得之七八日之下。又原文隨其實而取之，於成本方無已氏、玉函經為隨其實而瀉之。二說均是。今從而解之曰：婦人中風，發熱惡寒，浮之七八日。經水適來者，謂婦人罹感冒。發熱熱惡寒。及七八日之頃，得熱月經潮來之意。熱除而脈遲身涼者，因表熱內陷于宫於是外表之熱去身涼。而浮數之數變爲遲脈之意也。

而此遲脈即胸脇下滿如結胸狀之應徵。胸脇下滿如結胸狀者。由左肋骨弓下。沿肩側直腹筋至下腹部緊滿攣急之意（謂其無必結者是也）如結胸狀者。其狀態酷似結胸之治劑。大陷胸湯條所云。太陽病重發汗而復下之。不大便五六日。舌上燥而渴。日晡所少有潮熱。從心下至少腹鞕滿而痛不可近者。大陷胸湯主之。故如上云。又譫語者。以血熱侵頭腦故也。當刺期門。甲乙經云期門者肝募也。在第二肋端傍不容一寸五分　上有兩乳。又語德不遺稿云。不容在鳩尾（胸骨劍狀突起尖端之直下部）下一寸。點墨而向旁一寸。而是現之。即適兩側乳期。而引一無直線于胸骨劍狀突起之尖端下一寸二部。亦引一水平綫。此兩綫之交叉點是也。左右各一。可謂共在直腹筋內者也。當刺爲當刺絡之意。即在當于京之期門施之。隨其實而瀉之者。期門為瘀血充實之所。于其充實之所。當令瀉血之意是也。本條之瀉證有刺絡放者。雖一如師論。然據之實驗。此證就小柴胡湯與桂枝茯苓丸合方。小柴胡湯與桂枝茯苓丸加大黃合方。小柴胡加石膏湯與桂枝茯苓丸加大黃合方。選用其一而不用刺絡。亦能奏效。此鄙見本之吳錢二氏所論

今故錄二氏之說於左

吳氏瘟疫論曰。婦人傷寒時疫與男子同。惟經水適來及崩漏產後與男子異。夫經水之來。乃諸經血滿歸注于血室。下泄為月水。一名血海。即衝任脈也。為諸經之總任。經水適來疫邪不入于胃。乘勢入于血室。故夜發熱譫語。至發熱而不譫語者。亦為熱入血室。固有輕重之分。不必拘于譫語。蓋衛氣晝行於陽。不與陰爭。故晝則明了。夜行陰與邪相爭。故夜則發熱譫語也。經曰。無犯胃氣及上二焦必自愈。胸膈并胃無邪。勿以譫語為

胃虛則血無收之。但熱隨血下，故自愈。若有如結胸狀者，血因邪結也。當刺期門以通其結。後人言以小柴胡湯加生地、丹皮、赤芍治之，不若刺者之功捷。

余曰：言月經來潮之白蓋及晝日明了，至夜而發熱、譫語之理。雖不免牽強附会，然餘說皆是。惟謂小柴胡湯之奏效，不若刺期門之捷。此僅知單用一方，而不知前記合用法之通，不可從。

錢乙氏曰：小柴胡湯中，應如量加牛膝（為驅瘀血藥）、桃仁、丹皮類之血藥。其脈遲身涼者，或少與姜桂及酒製大黃少許，取效甚速。所謂隨其實而瀉之也。若應用補者，人參亦當去取，尤未可執方以為治也。

余曰：於小柴胡湯加牛膝、桃仁、牡丹皮之類，不若於柴胡湯合用桂枝茯苓丸之正當。脈遲身涼者，加姜桂，且用酒製大黃。又以小柴胡湯中之人參，隨意去取，均不可法。

師曰、婦人傷寒發熱，經水適來，晝日明了，暮則讝語，如見鬼狀，此為熱入血室，無犯胃氣及上二焦，必自愈。

皇漢醫學註云：自婦人傷寒、發熱，至及此熱入血室之意。謂婦人雖傷而發熱時，偶然月經來潮，日中雖精神明了，然至日沒時，讝語百態，如見鬼狀。此為熱陷子宮所致。若無犯胃氣及上二焦，必自愈者，猶如左說。

方氏曰：無者，禁止之辭。犯胃氣者，言下也。下者，謂下之。必自愈者，言候其經行血下，則熱邪得以隨血而俱出，猶之鼻衄紅，故自愈也。蓋警人勿妄攻以致變亂之意。

山田正珍曰：若無犯胃氣，則與讝語如見鬼狀之承氣證相似，故當辨之。承氣證，大承氣證之略也。

準是以觀之，意則不施汗吐，又不以大承氣誤下，而一任其自然，則熱毒伴經血而排出於體外，故必自愈。然此論要視月經適通而前提。不然當取前法治之。

師曰。陽明病。下血譫語者。此為熱入血室。但頭汗出者。刺期門。隨其實而瀉之。濈然汗出則愈。

皇漢醫學註云。下血為子宮出血之意。濈然為形容汗出之狀。本條之病症。亦可以前之治法為則。

附方

加味小柴胡湯　治婦人傷風續得寒熱發作有時經水適斷此為熱入血室。其血必結。故如瘧狀。　柴胡　半夏　黃芩　生地　人參　甘草

右姜棗水煎服

乾姜柴胡湯　治婦人傷寒經脈方來熱入血室寒熱如瘧或狂言見鬼。

柴胡　桂枝　括蔞根　牡蠣　乾姜　甘草

本校薰振

△血崩

素問曰、陰虛陽搏謂之崩。
東垣曰、陰虛陽搏謂之崩。婦人脾胃虛損，致命門脈沉細而數
疾。或沉弦而洪大有力，寸關脈亦然。皆由脾胃有虧，下陷于腎，与
相火相合。濕熱下迫，經漏不止，其色紫黑，如夏月腐肉之臭。中
有白帶者。脈必弦細，寒作于中。有赤帶者。其脈洪數，症熱明
矣。必腰痛或臍下痛。臨經欲行而先發熱，寒往來，兩脇急縮。
兼脾胃症出，或四肢困熱，心煩悶不得眠。卧心下急，宜大補
脾胃而升降氣血，可一服而愈。或先貴而後賤，或先富而後貧，
病名脫營者。心氣不足，其火大熾，旺于血脈之中。又致脾胃飲食
失節，火乘其中，形質肌肉顏似不病者。此心之病也，不形于脈。故
脾胃飲食不調，其症顯矣。而經水不時而下。或適來適斷，暴不

若不止，治當先說惡死之言，劝諭令懼死而心不動，以大補氣血之藥，
補養脾胃，微加鎮墜心火之藥，治其心，補陰瀉陽，經自止矣。痿
論云：悲哀太甚，則胞絡絕，胞絡絕則陽氣內動，發則心下崩，數
溲血也。故本病曰：大經空虛，發則肌痹，傳為脈痿，此之謂也。
戴元禮曰：血大至曰崩，或清或濁，或純下紫血，勢不可止，有崩甚
腹痛，人多疑惡血未盡，又見血色瘀黑，愈信為惡血，不敢上
截。凡血之為患，欲出未出之際，停在腹中，而成紫色，以紫血
為不可留，又安知紫血之不為虛寒乎？瘀而腹痛，血行則痛止；
崩而腹痛，血止則痛止。芎歸加姜附，止其血而痛自止。
立齋曰：經云：陰虛陽搏謂之崩。又云：陽絡傷，血外溢；陰絡傷，
血內溢。又云：脾統血，肝藏血。其為患因脾胃虛損，不能攝血歸源；或
因肝經有熱，血得熱而下行；或因肝經有風，血得風而妄行；或因
怒動肝火，血熱而沸騰；或因脾經鬱結，血傷而不歸經；或因悲哀

哀太過，胞絡傷而下崩。治法：如脾胃虛弱者，六君子湯加當歸、川芎、柴胡；脾胃虛陷者，補中益氣湯加酒炒芍藥、山梔；肝經血熱者，四物湯加柴胡、山梔、蒼朮；肝經風熱者，加味逍遙散，或小柴胡湯加山梔、芍藥、丹皮；若怒動肝火，亦用前藥；脾經鬱火者，歸脾湯加山梔、柴胡、丹皮；哀傷胞絡者，四君子湯加柴胡、升麻、山梔。故東垣、丹溪諸先生云：凡下血證，須用四君子湯以收其功，旨哉。若大去血後，毋以脈證，當急用獨參湯救之。若潮熱、咳嗽、脈數，乃元氣虛弱，假熱之脈也，尤當用人參溫補。此等之證，無不由脾胃先損，故脈洪大。察其有胃氣能受補者，則可救。設用寒涼之藥，復傷脾胃生氣，反不能攝血歸源，是速其危也。

知新論曰：經血當下，久而不止，中醫謂之崩漏，西醫名曰子宮出血。其原因甚夥。產後之產褥期，多因胎衣不下，或子宮收縮不全。至尋常之婦人，則由子宮黃體、生殖器腫瘍、息肉、纖維腫、癌腫、腹膜炎等腫瘍或子宮之實質內膜等發炎症，皆足以誘發此病。其證候除各種病原而不同，故殊無一定。經過豫後亦並如之。

預防之法：當月經來時，務須靜養安適，嚴避種種有害之事，毋受煩熱，毋忌感冒。平時因房事過度已患此者，則詳求病原之所在而醫治之。又須靜養身體，慎選食物。一切飲料，宜冷宜熱。下腹宜施冷罨法。陰內則注射白礬水。內服麦角等止血藥。

補中益氣湯　治氣虛崩下。

炙芪　當歸　熟地　黨參　白术　茯神　炙草

升麻　柴胡　陳皮　荊芥　香附　水煎服

四君子湯　治氣血俱虛

人參　白术　茯苓　炙甘草　姜棗水煎服

附子理中湯　治陽氣大虛血崩諸證

人參　白术　干姜　炙甘草　附子

十全大補湯　氣血太虛

人參　白术　炙甘草　炒芍藥　川芎　當歸

熟地黄　黄芪　肉桂　茯苓

奇效四物湯　治有熱久患血崩

當歸　芍藥　熟地黄　艾葉　阿膠　黄芩

芎藭湯

治帶下漏血不止及風虛冷熱勞損衝任月經水調。崩中暴下。腰重裏急淋瀝不斷。久產後失血過多。虛羸腹痛。或妊娠胎動不安下血連日。小便頻數肢体煩倦頭暈目暗。不欲飲食。

川芎　黄芪　白芍　熟地黄　吳茱萸

甘草　當歸　干姜

△帶下

帶下之症。皆因濕熱而下濁液。故曰崩下。赤者屬血分。由小腸來。濕熱居多。白者屬氣分。由大腸來。濕痰居多。雖帶有赤白。總之屬腎虛。其病與淋相似。然淋病多散而薄少。濁與穢帶痰多滑而稠。無腥穢之氣為辨耳。然濕熱治宜梔子芩連二妙散丹皮生地歸芍。濕痰宜二陳加製南星川芎苡米香附或穆子海石蛤粉蒼朮白朮滑石。丹溪云同是胃中濕熱。積痰流下。滲入膀胱。務須禁忌厚味煎炒油膩。有氣虛脫者。補中益氣湯。補兼升舉之法。血虛者。四物二妙加附膠貝母香附。東垣治帶下專主辛熱。用乾姜良姜木香附子延胡桂心烏藥之類。家謂濕熱與痰居多。參考皆必依丹溪為是。然治病豈可稍存偏執之見。總在臨症細察其脉而詳察之。

二陳湯。治赤白帶如蒼朮黃柏主之。隨症加減

半夏　陳皮　茯苓　炙草　姜水煎

女科講義

妙香散——此王荆公方，為虛証之癒濁帶下，設法於固澀之中，仍以利水化痰，補之補而不滯，頗為靈動。

龍骨　益智仁　人參　茯苓　遠志　茯神　硃砂
炙草
為末，每服錢半。

東垣桂附湯——治白帶腥穢，多悲不樂，此陰寒之証也。

黃柏　知母　桂心　附子　水煎服

樗皮丸——治赤白帶有濕熱者。

芍藥　良姜　黃柏　樗皮

每為末，粥丸，每服二三十丸，空心米湯送下。

小胃丹——治濕痰下流白帶不已。

甘遂　芫花　大戟　大黃　黃柏

粥丸，胃虛少食者勿用。

參芪湯——治氣虛帶下，面黃肌瘦，潮熱無力，氣血兩虛者宜用。

當歸　熟地　川芎　白芍　人參　茯苓　白术
甘草　黃芪　山藥　地骨

錢[illegible]丸——治婦人久病，或白帶淋瀝。

破故紙　山藥　蓮子　五味子

茅根湯｜治帶下臍腹不禁。

茅根 丁香 肉桂 水煎，頻熏前陰，最效。

茱萸浴湯｜治下焦虛冷，臍腹疼痛，帶下五色，月水崩漏，淋瀝不斷。

吳茱萸 杜仲 蛇床子 五味子 陳皮

木香 丁香

剉如麻豆大，每用半兩，以生絹袋盛，水三大碗煎數沸，乘熱熏下部，通身淋浴，早晚二次熏洗。

內金鹿茸丸｜治婦人勞傷血脈，胞絡受寒，小便白濁，日夜無度，臍腹疼痛，腰膝無力。

鹿茸 黃芪 內金 蓯蓉 五味子 遠志

牡蠣 桑螵蛸 官桂 附子

為細末，煉蜜為丸，梧桐子大，每服五十丸，食前用溫酒或米飲送下。

女科書

△胎前

素問曰。女子二七。而天癸至。任脈通。太衝脈盛。月事以時下。故有子。七七。任脈虛。太衝脈衰少。天癸竭。地道不通。故形壞而無子也。三十六。天真論。

治胎前之道。始于求子。求子之法。莫先調經。每見婦人之無子者。其經必或前或後。或多或少。或將行作痛。或行後作痛。或紫或黑。或淡或凝而不調。不調則血氣乖爭。不能成孕矣。詳其不調之由。其或前或後。及行後作痛者。虛也。其少而淡者。血虛也。多者氣虛也。其將行作痛及凝塊不散者。滯也。紫黑色者。滯而挾熱也。治法。血虛者四物。氣虛者四物加參芪。滯者香附縮砂。木香。檳榔。桃仁。玄胡。滯久而沉痼者。吐之下之。脈證熱者。四物加芩連。脈證寒者。四物加桂附及紫石英之類是也。痰至積去。滯則血自調。然後氣血和平。能孕子也。若經不調。只一味香附末。醋為丸服之。亦百發百中。

聚精之道。一曰寡欲。二曰節勞。三曰息怒。四曰戒酒。五曰慎味。今之談養生者、多言採陰補陽。久戰不泄。此為大謬。腎為精之府。凡男女交接。必擾其腎。腎動則精血必隨之而流。外雖不泄。精已離宮。即能堅忍者。亦必有真精數點隨陽之痿而溢出。此其驗也。如火之有烟焰。豈有復反於薪者哉。是故貴寡欲。精成於血。不獨房事之交損吾之精。凡日用損血之事。皆當深戒。如目勞于視。則血以視耗。耳勞于聽。則血以聽耗。心勞于思。則血以思耗。吾隨事而節之。則血得其養。而與日俱積矣。是故貴節勞。主閉藏者腎也。司疏泄者肝也。二臟皆有相火。而其系上屬于心。心君火也。怒則傷肝、而相火妄動。動則疏泄者、用事而閉藏不得其職。雖不交合。亦暗流而潛耗矣。是故當息怒。人身之血。各歸其舍。則常凝。酒能動血。飲酒則面赤、手足俱紅。是擾其血而奔馳之也。血氣已衰之人、數月無房事、精始厚而可用。然使一夜大醉精隨薄矣。是故宜戒酒。内經云。精不足者補之以味。然濃郁之味。不能生精。惟恬淡之味。乃能補精耳。蓋萬物皆有真味。調和勝而真味衰矣。不論腥素淡煮之得法。自有一段冲和恬淡之氣。益人腸胃。洪範論味。而曰稼穡作甘。世間之物。惟五穀得味之正。但能淡食。此穀味最能養精。又凡煮粥飯。而中有厚汁。滚作一團者。此米之精液所聚也。食之最能生精。試之有效。孟英曰。予不可以強求也。求子之心愈切。而得之愈難。天地無心而成化。乃不期然而然之事。非可以智力為者。惟有病而難于孕育之人。始可用藥以治病。凡無病之人。切勿妄藥以求子。弄巧反拙。豈徒無益而已耶。繼使有效。而藥性皆偏。其子年之非夭札即頑惇。余歷驗不爽。又曰世有愚夫愚婦。一無所知。而敏于生育者。此方灵犀所謂此事。但宜有人欲。而不可有天理也。觀于此則一切求子之法。皆不足憑。況体氣不齊。豈容概論。

有終身不受孕者。有畢世僅一產者。有一產之後。踰十餘年而再妊者。有換年而有妊者。有娩甫彌月而即孕者。有每孕必駢胎者。有且有一產三胎或四胎者。駢胎之胞。有合有分。其產也。有接踵而下者。有踰日而下者。甚有踰一旬半月而下者。諺云十個孩兒十樣生。是以古人有寧医十男子。莫医一婦人之說。因婦人有胎產之千態萬狀。不可以常理測也。世之習婦科者。不可不究心焉。

西說曰。妊孕之原理。男子之精與女子之卵種。乘交合之機會。而互相凝合。停留子宮。由漸發育。謂之妊娠。考精虫生存于精液中。每虫長約一寸四百分之一。卵種形圓。每顆約一寸二百分之一。精虫隨精液而入子宮也。自能搖尾前進。追尋卵種。一與相遇。尾即脫落與卵種凝合為一。化成圓球。落子宮內。先分為二。繼由二而四而八而十六。愈分愈多。遂成胚胎。精虫之數無論多至若干。其與卵種相合者。不過一尾而已。精虫在女陰之內。約可生存二十六時。當房事後之第二時已逐漸死滅。第十二時死者過半。至第二十時存者甚少。至第二十六時雖有存者僅一二尾矣。又若精虫與卵種會合之處雖有一定。有在腹腔者。有在喇叭管者。有在卵巢者。而惟子宮為最普通。故精虫之入子宮。雖藉自動之力。而亦半恃子宮。若子宮吸收之力微弱。無勾攝精虫之能力。則必不妊。若子宮吸收之力強盛。精虫又十分活潑。則無不成孕。凡求嗣情切者。應各鼓舞春情。使注射精液之力與吸收、黏液之力兩皆旺盛。此妊娠之原理也。……

妊娠之時期

女子月經乍淨。實妊娠自然之妙機。良以此時健全之卵種。新從卵巢輸送而來。以待精虫之會合。而子宮內膜之上皮。又適于其時剝脫。新生上皮。備保護妊孕卵之用。故經後七日、或十四日以內。皆妊娠受孕之時期。而尤以七日內為妙。

△惡阻

惡阻，謂嘔吐惡心，頭眩，惡食擇食是也。

《千金方》：凡婦人虛羸，血氣不足，腎氣又弱，或當風飲冷太過，心下有痰水者，若有胎而喜病阻，所謂若有胎者，其人月水尚來，顏色肌膚如常，但苦沉重憒悶，不欲飲食，又不知其患所在，脈理順時，病輕則是若有娠也。如此經二月日後，便覺不通，則結胎也。阻病者，患心中憒憒，頭重眼眩，四肢沉重，懈惰不欲執作，惡聞食氣，欲噉鹹酸果實，多臥少起，世謂惡食。其至三四月日以上，皆大劇吐逆，不能自勝舉也。此由經血既閉，水漬于藏，藏々氣不宣通，故心煩憒悶，氣逆而嘔吐也。血脈不通，經絡否澀，則四肢沉重，挾風則頭目眩也。甚者或作寒熱，恍惚不能支持，病有輕重耳，輕者不必服藥，重者須以藥療之，使痰水消除，便能食也。既得食，体力強氣壯，力足以養胎，母便健矣。蓋半夏茯苓湯、茯苓丸專治惡阻。

然此二藥，妊娠少有服者，以半夏有動胎之性，蓋胎初結，慮其易散，不可不謹也。

半夏茯苓湯 治妊娠惡阻，嘔吐，心煩頭目眩暈，惡聞食氣，好食酸鹹，多臥少起，百節煩疼，羸瘦有痰，胎孕不牢。

半夏 赤茯苓 熟地黃 橘紅 旋覆花 人參 芍藥 川芎 桔梗 甘草 姜七片水煎服

茯苓丸 治妊娠阻病，心中煩悶，吐痰眩暈，先服半夏茯苓湯兩劑後服此藥

赤茯苓 人參 桂心 乾姜 半夏 橘皮 白朮 葛根 甘草 枳殼

右為細末，煉蜜丸，如桐子大，每服五十丸，米飲下，日三服。一方加麥冬，一方加五味子。

覆花半夏湯 治妊娠惡阻，吐逆酸水，惡聞食氣，多臥少起，

覆花 川芎 細辛 人參 甘草 當歸 半夏 赤茯苓 乾姜 陳皮 右作一服，姜五片水煎服

白朮散　治惡阻吐清水甚者害十餘日水漿不入

白朮　人參　丁香　半夏

右為細末薑五片水煎服

安胎飲　治懷胎三四月至九月日嘔吐痰水、心中憤悶、頭重目眩惡聞食氣或胎動不安。腰腹疼痛或時下血及妊娠一切疾病皆治之。

甘草　茯苓　當歸　熟地黃　川芎　白朮

黃芪　白芍　半夏　阿膠　地榆

右㕮咀每服三錢生薑四片水煎溫服

佛手散　治妊娠因事築磕胎動不安或子死腹中惡露不下疼痛不已用此探之若不損則痛止子母俱安若胎損立便墜下

當歸　川芎

右水煎酒沖服若跌仆傷重加木香益母草

△子煩

大全云。妊娠苦煩悶者，以四月受少陰君火氣以養精，六月受少陽相火氣以養氣。若母心驚胆寒，多有煩悶。名曰子煩。

薛氏曰。心驚胆怯，煩心不安，名子煩。若因内热用竹葉湯。氣滞用紫蘇飲。痰滞用二陳加白术、黄芩、枳殼。氣鬱用桃氣飲加川芎。胃虛弱用六君紫蘇山梔。血虛佐以四物。氣虛佐以四君。（妊娠子癇，風痰上壅，昏暈不識人，時醒時作，頭項强直，筋脉攣急，語[illegible] [illegible]川芎、姜活[illegible]防風[illegible]茯[illegible]杏仁、甘草，不省人事者[illegible]）

竹葉湯　白茯苓　麦冬　防風　黄芩　加竹葉十片水煎服。

紫蘇飲　紫蘇　腹皮　人參　川芎　橘皮　白芍　當歸　甘草　水一盏生姜四片葱白煎去渣服。

桃氣飲　陳皮　藿香　枳殼　香附　烏葯　厚朴　澤瀉　木香　水煎服

葛根散　治婦人妊娠數月胸膈煩燥唇口乾渴身熱少食。

葛根　黄芩　人參　萎蕤　黄芪　甘草　加竹茹水煎服

人參黃芪散　治妊娠身熱煩燥口乾食少，

人參　黃芪　葛根　麦冬　赤茯苓　秦艽　知母

右姜水竹葉煎服

麥門冬散　治妊娠心煩憒悶虛燥吐逆惡聞食氣頭眩

四肢沉重百節疼痛，多卧少起。

麦文冬　黃芩　赤茯苓　茯神　赤芍　陳皮　人參　苦梗

寄生　甘草　覆花　生地黃

右　末姜水煎服。

△風痙子癇

太全云。妊娠体虛受風。而傷太陽之經絡。後復遇風寒之相搏。發則口噤背强，名之曰痙。其候冒悶不識人。須臾自醒。良久復作。謂之風痙。一名子癇，又名子冒。甚則反張。

薛氏曰。前証若心肝風热。用鈎籐湯。肝脾血虛，加味逍遥散。肝脾鬱怒加味歸脾湯。氣逆痰滯紫蘇飲，肝火風

熱。鈎藤散。脾[illegible]姜汁竹瀝

王氏曰、子癇風也。風則平之。因受風寒。頭項强直。筋脉攣急。語言蹇澁。痰涎壅盛。昏暈不識人。時醒時作。重加羚羊角散。輕者川芎姜活飲加陳皮茯苓黄芩甘草。不省人事者。单荆芥散。

鈎藤散　鈎藤　當歸　人參　茯神　桔梗　桑寄生、水煎服

加味逍遥散　柴胡　甘草　茯苓　白术　當归　白芍　丹皮　黑山梔　薄荷　水煎服

加味归脾湯　人參　黄芪　白术　茯苓　枣仁　遠志　當归　柴胡　山梔　枳殼　木香　甘草　龍眼肉　水煎服

羚羊角散　羚羊角　独活　當归　川芎　茯神　防風　甘草　鈎藤　人參　寄生　合姜枣水煎服

胎水腫滿

[illegible]本弱，因產重虛，土不克水，

血散入四肢，遂致腹脹，手足面目皆浮腫，小便秘澁。陳

無擇云。凡婦人宿有風寒冷濕，妊娠喜腳腫，俗呼為皺

腳。亦有通身腫滿，心腹急脹，名曰胎水。

論曰。凡妊娠之人，無使氣極，若心靜氣和，則胎氣安穩，

若中風寒邪氣，及有所觸犯，則隨邪而生病也。凡妊娠

經血壅閉，以養胎，若忽然虛腫，乃胎中挾水，水血相搏，

脾胃惡濕。身之肌肉濕漬，氣發則肌膚虛，水氣流溢，故

令身腫滿也。然其由有自，或因泄瀉下利，臟腑虛羸，

損脾胃，或因寒熱瘧疾，煩渴引飲太过，濕漬脾胃，皆能

使頭面或手足浮腫也。然水積於胞，兒未成形，則胎多

損壞。及臨產日，腳微腫者，乃胞藏水少血多，水[illegible]於出，

踐現微腫，則易產也。猶有寒氣蔑寒冷所觸，故令腹脹

滿腫也。

產乳集論曰。妊娠有三月成胎之後。两足自脚面漸腫。腿膝以来。行步艱辛。以至喘悶。飲食不美。似水氣狀。至于脚指間有黃水者。謂之子氣。直至分娩方消。此由婦人素有風氣。或衝任經有血風。未可妄投湯藥。亦恐大病進者。慮將產之際。費力。有不測之憂。故不可不治于未產之前也。古方論中。少有言者。元豐中淮南陳景初名醫也。独有論治此証方名。初謂之香附散。李伯時名曰天仙藤散也。

薛氏曰。若前症。胸滿腹脹。小便不通。遍身浮腫。用鯉魚湯。脾胃虛弱。佐以四君子。若面目虛浮。肢体如水氣。用全生白术散。如未應。用六君子湯。脾虛濕熱。下部作腫。用補中益氣加茯苓。若飲食失節。嘔吐泄瀉。用六君子湯。若腿足發腫。喘悶不安。或指縫出血。用天仙藤散。脾胃虛弱。兼四君子湯。如未應。用補中益氣湯。若脾肺氣滯。用加味歸脾湯。佐以加味逍遙散。

天仙籐散　天仙籐　香附子　陳皮　甘草　烏葯　木香
右剉每服三錢加生姜三片　木瓜三片　紫蘇五葉　水
煎日三服腫消止葯
白朮散　治妊娠面目虛浮如水腫狀。
白朮　生姜皮　大腹皮　茯苓皮　陳皮
右剉每服二錢米飲調下
腎著湯　治妊娠浮腫。　茯苓　白朮　乾姜　甘草　杏仁
右水煎服
千金鯉魚湯　治妊娠腹大胎間有水氣。　當歸　白芍
茯苓　白朮　橘皮紅
以鯉魚一尾去鱗腸作一服白水煮熟去魚用汁一
盞半入生姜三片煎一盞空心服胎水即下如腹悶
未盡除去再合一服
陳言甫曰胎孕至五六個月腹大異常此由胞中畜
水名曰胎水。不早治恐胎死或生子手足軟短宜千
金鯉魚湯蓋鯉魚歸腎。又是活動之葯以苓朮姜

穡直達胞中去瘀又恐不去毒靈以歸芎使胎得養

真神方也。

△胎動不安

大全曰、妊娠胎動不安者，由衝任經虛，受胎不實也。亦有飲酒房室過度，損動不安者。有誤擊觸而胎動者。有喜怒氣宇不舒，傷于心肝，觸動血脈者。有信醫暖補，反為藥所害者。有因母病而胎動者，但治母病，其胎自安。有胎不堅固，動及母疾，但當安胎，其母自愈。當以母形色察之。若面赤舌青，兒死母活。面青舌赤，口中沫出，母死子活。若唇青兩邊沫出者，子母俱死。

安胎散——妊娠當服安胎。白朮、當歸、黃芩、甘草，水煎服。如頭脹加神麯、麥芽。氣虛泄瀉加人參、陳皮。潮濕加柴胡。上逆加枳殼。

芎藭湯——治妊娠八九月，胎動腹痛，面青冷汗，氣欲絕者。

此由勞動用力。以傷胎宮。宜急治之。鈎藤 當歸 茯神 人參 桔梗 寄生 水煎服 煩熱加石羔

十聖散｜治因母疾病。氣衰血少。不能護養其胎。以致不安者。

人參 黄芪 白朮 地黄 砂仁 甘草炙 當歸 川芎 芍藥 續斷 水煎服

小膠艾湯｜治傷損動胎。下血腹痛。阿膠炒成珠 艾葉

右劑水煎服一方加桑寄。

膠艾芎歸湯｜治姙娠二三月上。至八九月。頓仆跌胎動不安。腰腹痛欲死。已有所下。

阿膠 川芎 當歸 地黄 艾葉 一方有甘草無地黄

右水煎服

黄芩湯｜治婦人胎孕不安。黄芩 當歸 白朮 水煎服

立效散｜治婦人胎動不安。腹內絞痛。如冷如熱加川芎 當歸 右為末水煎食前服。

胎動方｜救急療胎動去血腰腹痛。

阿膠　川芎　當歸　青竹茹

右以水十盞，內銀一斤，煮至五盞，去銀，入上藥三味。煮至弍盞半，去滓。入膠再煎。膠熔分溫空心，自早至暮盡。未效再作。

黃耆湯｜治胎動不安，腹痛，下黃汁

糯米　黃芪　川芎　右細剉，水煎服

秦艽湯｜治胎動不安

秦艽　阿膠　艾葉　右等分爲粗末，水煎服。

△胎漏

脈經云。婦人經月下，但爲微少。師脈之，反言有軀。其後審然。其脈何類，何以別之。師曰：寸口脈陰陽俱平，營衛調和，按之則滑，浮之則輕，陽明少陰各如經法。身反灑淅，不欲飲食，頭痛心亂，嘔噦欲吐。呼則微數，吸則不驚。陽多氣溢。陰滑氣盛。當作血盛，滑則多實。六經養成所以問見陰見陽。精汁凝胞散。散背損墮。設復陽盛。雙妊二胎。令陽不足。故令激經也。

大抵云。妊娠經來不多。而飲食精神如故。六脈和緩。滑大無病者。血盛有餘也。兒大能飲。自不來也。

太全云。夫妊娠漏胎者。謂妊娠數月而經水時下也。此由衝任脈虛。不能約制手太陽少陰之經血故也。衝任之脈為經絡之海。起于胞內。手太陽小腸脈也。手少陰心脈也。是二經為表裏。上為乳汁。下為月水。有妊之人。經水所以斷者。壅之以養胎。而蓄之為乳汁。衝任氣虛。則胞內泄漏不能制其經血。故月水時下。亦名胞阻漏血。血盡則人斃矣。又有因勞役。喜怒哀樂。不節飲食。盛冷觸胃為寒。遂致胎動。若母有宿疾。子藏為風冷所乘。氣血失度。使胎不安。故令下血也。

薛氏曰。胎漏黃汁下。或如豆汁。若因肝脾濕熱。用升陽除濕湯。血崩。肝脾風熱。用加味逍遙散。肝脾鬱怒。用歸

婦科講義　廈門國醫專門學校

味歸脾湯。脾胃氣虛，用錢氏白朮散。若脾氣下陷，用補中益氣湯。肝經風熱，用防風黃芩丸。風入腸胃，用胃風湯。

安胎飲｜治滴漏血腹痛。當歸　川芎　阿膠　人參　大棗

右皆以水酒各半煎服，五日一劑，頻服三四劑無妨。

如聖散｜治胎動腹痛，或爲漏胎。鯉魚皮　當歸　熟地　白芍　阿膠　川芎　續斷　炙甘草

右以上藥末以許姜五片同煎服。

桑寄生散｜治胎漏經血妄行，淋瀝不已。桑寄生　當歸　川芎　續斷　阿膠　香附子　茯神　白朮　人參　炙甘草

右姜五片水煎服。

△咳嗽

大全云：夫肺內主氣，外司皮毛，皮毛不密，寒邪乘之，則咳嗽。秋則肺受之，冬則腎受之，春則肝受之，夏則心受之。其嗽不已，則傳于腑。姙娠咳久不已，則傷胎也。

薛氏曰：前証若秋間風邪傷肺，用金沸草散；夏間火邪尅金，用人參平肺散；冬間寒邪傷肺，用人參敗毒散；春間風邪傷肺，用參蘇飲；若脾肺氣虛，用六君子加桔梗；若血虛，四物加桑白皮、杏仁、桔梗；腎火上炎，用六味丸加五味子煎服；脾胃氣虛，為寒所傷，用補中益氣加桑白、杏仁、桔梗。蓋肺屬辛金，生于己土，嗽久不愈者，多因脾土虛而不能生肺氣，以致腠理不密，外邪復感；或因肺氣虛不能生水，以致陰火上炎所致。治法當清肺金生腎水為善。

人參平肺散　治心火刑肺，傳為肺痿，咳嗽喘嘔，痰涎壅盛，寒热盜汗

双白　知母　人參　地骨皮　甘草　天門冬　赤茯苓　陳皮　青皮　五味子

右剉，姜水煎服

人參敗毒散　治咳嗽等症

人參　羌活　独活　柴胡　前胡　川芎　桔梗　茯苓

赤苓　甘草　一方有陳皮

研末加姜水煎服

參蘇飲　治感冒風寒頭痛發熱憎寒驚風煩悶脘悶吐

嘔熱作痛咳嗽氣逆痰壅稠粘脈弱無汗產後感冒

咳嗽。

人參　紫蘇梗葉　乾葛　前胡　半夏　赤苓　枳殼

陳皮　桔梗　甘草

右姜棗水煎服

六味丸　滋水制火凡一切吐血下血咳嗽不眠骨蒸遺精淋

濁屬陰虛者無不統治之。

熟地　山茱　淮山藥　丹皮　茯苓　澤瀉　為末蜜丸

如梧子大每服三錢

金沸草散　金沸草　麻黃　前胡　荊芥　甘草　半夏

赤芍　研末加姜棗水煎服

法言帶下。帶下之因，原于濕熱。何以名帶？因帶脈不能約束，而有此病，故以名之。蓋帶脈通於任督，任督病，斯帶脈亦病。其爲狀，流出白物，如涕如唾，不能禁止。甚則臭穢。又甚則子宮疼痛，尿意頻數，內似燒灼，並兩股亦生濕瘡，而發癢。溢液忽多，全身倦怠，食欲不振，便秘頗甚。最後則孕育無望，致有全身衰弱等症。

又法言崩漏。崩漏本屬一症，輕者謂之漏下，重者謂之崩中。何謂漏下？經時血行淋瀝不已是也。何謂崩中？忽然暴下，狀如山崩是也。然若言西說，謂由子宮發生肌腫、息肉、纖維腫、癌腫、膿腫等病。此皆據崩時之現象以立論。究其原因，不外血虛與血熱二症。蓋血虛則滯，血熱則流。滯則瘀腫，流則破裂而崩，尤不待言。

又次言妊娠，妊一名。乃萬類生生不已之根據。世界草木，莫不皆然。以乃大造陰陽之神物。學西醫者不明此理，動譏陰陽爲虛論，僅以卵巢精蟲爲人之始，何惑之甚也。夫卵巢精血，即父母陰陽二氣

婦科講義

胎居。假令精無父之陽氣，母之陰氣，則亦敗精瘀血而已。何能化合而男女構精，萬物皆生。是男女即陰陽也。經曰：生之來謂之精。兩精相搏謂之神。諺謂兩精者，非謂父之精為精液，母之精為血液也。此即言天癸水在發展要否關係，經云萬物化生。其生殖系統未實，猶水之質所未成，皆非也。凡人之生，以及精蟲昆蟲，莫不始於卵。卵之不能得細胞構造，膜繞細胞云。而人之細胞之本形為核，内含液体，為生物之要素質，以此證張氏之説，固不謬而合矣。

產育也。依懸帶脫之時，從古書謂之分娩，大要可分為三期：第一期為開口期。其陣痛之發作，又間歇的，甚整調。收縮及疼痛亦比較的輕微，陰部流下粘液，此名開口期。陣痛以際劇，胎胞緊張，黏液漸下行。以開大產道為必要。居此期，胎胞破裂，則陣痛轉覺發作頻繁，遞進。然一本幾即再加其數，且甚劇烈，遂使子

一

△婦科課外讀物（釋癥瘕病（見金匱要略婦人妊娠病第二節））

案金匱此節，頗費辭解，先儒註釋，皆以為經斷即是受孕，胎動直指動臍之實際，癥瘕已阻礙于中，何得安然受孕，且胎僅三月，亦無動在臍上之理也，昔同學袁君，曾以此為問，余當時未之能答，因思此節文字若不明瞭，則此病不得而識，而桂枝茯苓丸亦終不得而用，爰檢古來各家註解，亦不得要領，偶閱時賢高君思潛之著述，乃至此節宗，全為胎癥對勘之文，蓋仲景恐人誤癥作胎，誤胎作癥，故兩比較之，既借癥以明胎，即因胎而識癥，有丁寧示人之意至矣，至本節文字，當分三段，今依高君之旨，逐段解之如次。

（1）婦人宿有癥病，經斷未及三月，而得漏下不止，胎動在臍上者，此為癥痼害，

（2）胎六月動者，前三月經水利時胎也，

（3）下血者，後斷三月，衃也，所以血不止者，其癥不去故

也，當下其癥，桂枝茯苓丸主之。

癥為子宮之病，由于瘀血停留，鬱結成塊所致，既久而稱宿病，則經水或前或後，或閉或漏，原為常事，此其所以經斷亦及二月而復漏下不止也，云胎動者，非胎動也，乃癥動也，癥在臍上，故動亦在臍上，若是屬胎動，則三月之胎，應在臍下，動亦應在臍下也。既為癥動，而曰胎動者，以其動之異常，有似乎胎也，故曰此為癥痼害，明其非胎也，此以證動應在臍下，動在臍上一下者，乃癥而非胎，為第一段，

經斷原有胎與衃之異，若欲知其的證，必由今之三月上溯前之三月，統共以六月為準，若娠六月動者，問而知其前三月經水順利應時，而無前後差，其經斷，即可必知其為胎也（以上淺註語）此以經斷前經水順利者為胎，勘云宿有癥病而經斷者，為非胎，為第二段，

妊娠下血事或有之，然以前三月，既因宿有癥病，而經水不利，則今之經斷後復漏下不止者，為後斷三月中所積之衃，而非胎明矣，此承第一段而說明之，以與第二段对勘為第三段。

小產

西醫謂妊娠十八星期以後。胎盤與子宮之粘連始堅固。是以小產之事。在十八星期以前為多。云云。至其原因分述如下。

(甲)中說，或因娠婦衝任氣虛。不能滋養于胎。胎氣不固。或跌仆閃墜。致氣血動搖。或因熱病濕瘧之類。或因悲哀憂恐暴怒。或勞力等。皆令半產(半產即小產)

(乙)西說，其病原分屬父屬母屬胎三者。茲述產科專家吳陳懿女士之言如下

(甲)屬「父」者。因梅毒，体弱，結核病，年老，房事過度等，

(乙)屬「母」其原因與父同，另有恐病症而致者。如因病而致体温過高。與血改變。或因外傷。或勞力過度。或坐車受震。或因情感。或因屢患小產之習慣性者等。屬于局部之患者。如子宮差位。與盤內之組織炎。子

宮內膜炎，子宮發育異常等。

（丙）屬胎者。絨毛膜敗變。羊水過多。胎盤位置異常等。均足致其小產。小產之預兆。若無月經。而已顯孕娠之徵狀者。忽現腹痛。又如行經者。須當防其為流產。

（丙）治法，

小產之原因。除因花柳病。須實行根本療法外。（小產之諸原因中，以夾有花柳病。為最討厭為最難治。其實不但小產。即其他各病。單純者皆較易治。夾有花柳。則一時不易肅清。感覺麻煩）其餘可選下列各方試之。殊有益而無損也。

（乙）驗方　有署名玄中者。於諸濟醫刊發表一文。題曰「小產經驗錄」其方至佳。茲介紹其原文如下。

小產一症。世乏良方。拙荊小產共八胎。中西醫均乏善策。嗣後由友人介紹一保胎良方。自受服起。至過小產時期止。果安好。連產三女。大小平安。產婦身体亦較前清健。嗣後再孕。停止不服即產一男。據云。此婦科什囊（一誤名試定之小產一名育）方雖保胎。服後多半產女。然產婦大產二三次。本可不以再服。緣小產惯性業已除去也。茲原方抄錄於後。請登入醫刊。以餉世之同病者。則先生功德無量矣。

党參三錢　炒白芍三錢　續斷一兩　首烏四錢　炒棗仁三錢

野术三錢　淮山藥　當歸一錢　杜仲三錢　菟子二錢

蓮子五錢　另加入黃牛鼻一個。炕乾搗碎入藥為丸。

每晨服二錢。忌用鉄器。

此方大補脾腎。受孕結胎托住不墮。并可調經種子。雖未孕亦可服。不孕之婦。服之易于受孕。却有奇效。切輕視之云云。

（按）惲鐵樵曰。小產方是驗方。有效。產女說不通。中不確當則。惟用此方能使婦人多產則確。大約因大半是補腎藥之故。牛鼻古方確視為神品。自今視之。自殆亦醫者意也。鬭此品。未嘗不可。

……小產上　廈門國醫專門學校

婦科什韋

（丙）驗方 湖蓮二十個。肉荳二十粒。日日淡煮食之。自受孕後服起。連服數月。可無小產之虞。此方平淡而神奇。余嘗試驗數人。皆靈效。不可以其平淡而忽視之。

（C）少腹逐瘀湯。小茴香七粒炒。乾姜一分炒。元胡一錢。沒藥二錢研。當歸三錢。川芎一錢。官桂一錢。赤芍二錢。蒲黃三錢。五靈脂二錢炒。水煎服。按此方為王清任所製。載于醫林改錯內。其功用甚多。凡因子宮有瘀血而小產者。不可不服。

（丁）結論 薛立齋云。小產重于大產。蓋大產如栗熟自脫。小產如生採。破其皮殼。斷其根蒂也。但人往々輕視。死者多矣。便產須知亦云。小產不可輕視。其調養過于正產十倍可也云々。則小產後之一切調理當如產後法。不當忽視也。

婦科課外讀物

論產後偏用溫補之非宜

吳景暉編

自來產後偏宜溫補，匯獨匯者咸守為成法，即病家亦視為當然。考此風之始，始于元朝朱丹溪，繼經明清趙養葵、武叔卿、王節齋、薛立齋輩，踵事偏尊，大張其義，以致流毒無窮，迄今未戢，是不能不歸咎于丹溪之始作俑也。

夫產後陰虛發熱，為最多見，故丹溪特立[illegible]……產後[illegible]……[illegible]之主治，以非一綫參湯，即[illegible]補血[illegible]……四物湯加炮薑等方，薦諸醫一律。詢其何以[illegible]……以陽浮對之，而病家亦覺切合病情，深信不以[illegible]……其弊者，產後輕則其熱逗遛不退，甚則致變熱厥、神昏，就令鋼人所見，已屬不少，深慨趙武寺說之流毒，其甚有如此。初非著葦所能料也。然趙武至之所造，陰虛浮之說，實為偽導。丹溪產後當以大補氣血為對，雖有他證以末治之，蓋不然。即無可用溫補之地步矣。不知丹溪之說，由于誤解靈樞五禁篇之所新產及大血之後不可瀉者，蓋指針刺而言。丹溪即以其穀一變而為方劑上之大補氣血，可謂富于誤解力者。不祥既有誤解靈樞之丹溪矣。復有誤解丹溪之趙武翁[illegible]論[illegible]病家誤[illegible]。後學[illegible]今人[illegible]其[illegible]獨求[illegible]人[illegible]熱無以[illegible]者甚是。投以溫補，勢必益其[illegible]，防其藥故其不當也[illegible]明。況即以陰虛陽浮而言，亦[illegible]甘寒有陰[illegible]陽，決不宜于溫補。意者趙武等人，好惜丹溪之大補氣血為十全大補，因遂大倡溫補之法，顧又碍以產後最多見之發熱，未能斷以虛寒。乃不得不造作

論產後偏用溫補之害[illegible]

陰虛陽浮之說以混之，而後學愈叢蔽矣。他如產後腹痛煩滿及下利等症，漫投溫補，更易措辭，是故偏用溫補之風，竟滋長而不息。豈知先聖立法，固不如是也。金

第二十一章　論產後病類證治。文凡十一節，共有九方。其為溫補者，僅当归生姜羊肉湯，治產後血虛者、寒疝中寒痛者。餘如小柴胡湯、陽旦湯、竹葉湯三方，為**和解劑；外攻瀉有大承氣湯、**枳實芍藥散、下瘀血湯三方；解熱劑有竹皮大丸、白頭翁加甘膠湯二方。**比例**而觀之，則產後宜溫補者少。況後人之溫補，已非仲聖之所謂要。至如石羔、白薇、芩連、黃柏、白頭翁、大黃、桃仁、枳**樸、硝、虫等寒涼攻瀉之峻品，病家亦覺駭聞，以為產後体虛，豈堪任此，蓋其心目中，**早存舍溫外不足以語產**後治也。要皆深中異說之毒耳。**

余對于產後治療，恒本仲景法，用經方加減，頗有成效。**即如產後發熱一端，**每用竹皮大丸之生石羔、東白

薇二味為主。另加生杭芍白茯苓為佐。如兼呕渴者。加用生竹茹天花粉。如兼汗出者。加用生芪皮穭豆花。設之氣愈。蓋產後每以經血沸騰。脉氣擾動之餘。氣血未複寧靜常度。益以惡露未淨。蒸熱乃起。白薇入血分。而膏肓氣分。協消其蒸勢。蒸不作而熱自愈矣。妙在二藥之虛憐。料不違子宮。故無礙于惡露。佐以苓芍者分消導下也。因信聖法經方。確有價值。惟有畢誤發興。正道掩沒。致讓後起之西医。反出一頭地。寧無濟慨者乎。

或曰若子之言。產後不宜偏用溫補固矣。然有形之血不易遽生。無形之氣所當急固。君將何以為辭。余曰。是何言歟。萬物化生本於天然。女子生陰液。分月事一種者。即為養胎乳子之供給料也。無孕之時則為癈物。故按月排泄之。明乎此。產之一事。故無氣血致虛之理。惟其体氣虛然氣血不足者有之。亦無関于產也。以言夫補。爾宜遵内經云。補之以味。非取血肉之品。不為功。仲景之所以用羊肉。大可法也。然論之。絕对不宜於產後也。其症其脉苟屬虛寒。亦當用之。此仲景所以特立當歸生姜羊肉湯之一例也。惟不問虛實寒熱與否。一味偏用。窃以為非是。從之医諸治病。宜以病之所在為主体。不宜以產之時念為拘泥于遵证。應变庶無偏尤。当于聖法經旨體心研索。自得其權若粉。或篇易。徒以諸家異說之是從。鮮不滋生流弊者。是又不特產後証治爲然也。

婦科

經水

素問。女子七歲腎氣盛。齒更髮長。二七而天癸至。任脈通。太衝脈盛。月事以時下。沈曰。天癸是女精。由任脈而來。月事是經血。由太衝而來。經言二七而天癸至。緣任脈通。斯時太衝脈盛。月事亦以時下。一順言之。一逆言之耳。故月事不來不調及崩。是血病。咎在衝脈。衝脈隸陽明。帶下是精病。咎在任脈。任脈隸於陰。蓋身前中央一條是任脈。背後脊裏一條是督脈。皆起於前後兩陰之交會陰穴。難經明晰。靈素傳誤。帶脈起於季脇。似束帶狀。人精藏於腎。腎繫於腰背。精欲下泄。必由帶脈而出。然後從任脈而下。故經言任脈為病。女子帶下。孟英曰。俞東扶云。經言男子二八而腎氣盛。天癸至。精氣溢瀉。若天癸即月水。丈夫有之乎。蓋男子皆有精。易陰男子構精可據。然指天癸為精。亦不妥。天癸為精。不由又云精氣溢瀉矣。後賢講受孕之道。有陽精陰血。先

婦科講義　上

廣東中醫藥專門學校

至後衝等說亦謬。夫男子交接。曾見女人有血出距交接出血是病。豈能衰精。及為精所衰者也。又約兩情酣暢。百脈齊到。天癸與男女之精偕至。斯入任脈而成胎者。男精女血則同夫婦之天癸有經稱為經血之不同也否十餘年後如沈氏說一者天癸非精非血如此說也一若云天癸精之外別有一物所謂天一之水謂天癸者腎水本體而言。癸者水也。腎為水臟。天一生水。故謂腎水為天癸。至謂至極也。猶言足也。女子二七。男子二八。腎氣始盛。而腎水乃足。蓋人生五臟。惟腎生最先。腎氣之充足最遲。而衰獨早。故孩提能悲能喜能怒能思。而絕無慾念。其有情竇早開者。亦在腎氣將盛。天癸將至之年。可見腎氣未盛。癸水未足。則不生慾念也。迨腎氣衰。癸水絕。則慾念自泯矣。解此段經文者。當云女子必二七。而腎水之本體充足。任脈乃通。太衝之脈始盛。月事因而時下矣。其前陰並竅。溺之由水竅者無論矣。其由精竅者。皆原於天癸者也。月水雖從衝脈下。謂為天癸之能可也。帶下乃任脈之失其担任。謂為天癸之病可也。然則稱月水為天癸。亦無不可。前賢解此。皆重讀上二字。而畧下一字。惟將至字當作來字看。遂至議論紛紛耳。張壽頤曰。吾國医學之十二經絡。及奇經八脈。原是西學解剖家所無。治新學者。恒詆舊籍為鑿空。然以人身各部分之病狀而言。某處是某經所過。若發現某症。即是某藏某府。虛實寒熱為病則固確然可信。投藥得當。而效如影響。證据章章不可誣也。蓋經脈之循行。即西學之所謂血管。而血管之周流。莫不與藏腑之息息相通。則某藏某府。自必各有一定血管循行之道路。吾國医學。發源最早。古之神聖倡此學說。自必神而明之。洞矚其互相感應之理。固不係乎血管之實在形迹。若必刻舟求劍。剖而視之。以驗其形相如何。吾知古之人。必無以異於今之人。手足肌肉之間。必無此十二條直行血管可尋。是亦今之所敢斷言者。此中自有神化功用。彼專以解剖為實驗。雖曰器具精良。物理細密。窮恐尚不足以語此。而猶以耳目器械之推測。嚚嚚然笑吾舊學之荒誕。殆無異於夏蟲之語冰。惟奇經八脈諸條。則甲乙經經脈篇之所未詳。雖內難中時一見之。不可謂非上古發明之舊。無如一鱗一爪。語焉不詳。已覺雜於徵實、即以經脈二字言之。既同是血管、而古今人之言督脈者、輒以脊骨之髓當之。則獨具此顯然之形。已與十二經。及其他之奇經不類、豈非生理學中之絕大疑竇、且督任之經最直。何以前後之形又大相歧異。若此。又十二經皆有動脈可按。而督任亦有俞穴。則皆不動。且蹻維衝帶、則所過之穴。即交會於其他諸經。又如鳥蘿附松。不能自成一隊者。疑是疑非。果何從而證實之。徐亞枝謂天癸是腎水本係。最合真理。所以經文明言男子亦是天癸。又謂腎生最先。腎足最遲。腎衰最

早從孩提成年。及老衰之實境徵之。洵是確鑿不移。而
從來未經道破之語。須知癸水是腎藏真陰。不能如女
子之月事時下。亦不能即以陽施陰受者當之。堯封謂
天癸由任脈而來。月事由太衝而來。又謂衝隸陽明。任
隸少陰。精欲下泄。由帶脈而前。然後從任脈而下云云。
看似頭頭是道。言之有物。其實全由想像得來。不隨意指
揮。惟吾所命。假使藏府能語。吾知其必曰否否。不然豈
不知督任衝帶蹺是經脈。從未聞任脈與陰竅相通。而
可謂女子月事。男子施精。竟由太衝任諸脈而下。那
不令人駭絕。試以西學生理求之。此身結構。自有隧道。
方悟吾國女科書中。談及懷妊情狀。倡極千奇萬怪。噴
飯者不一而足。正不獨陽精陰血。先至後衝。彼包此裹。
幾倏之可哂。東扶謂入任脈而成胎。亦與堯封之言精
泄出於任脈。同一奇悟。要之任稱為脈。亦是血管之一
枝。安有精可泄。而胎可受。請細讀西學生理一門。然後

二部中等講義

知吾國医界名賢。因終其身未由悟到也。

知月要言

素經圖曰。天地生生之理。不過陰陽二氣。合則生之理氣。合則人之賦質之。故男稟陽。女稟陰。男肖日。女肖月。男子生氣一日一動。女子生氣一月一週。夜半子時。男子之機所發。月經行。女子生意所萌。然於以生生之時。生意保護。不特此時可以却病延年。將見他年生生不已之機。胥賴乎此。安可不預為調養乎。雖是世間女子。若較男子安逸。若富貴之家。閨閣中人。錦衣美食。重樓邃室。固無飢寒風露之虞。亦免筋力辛勞之事。比之鄉村女子。逸樂萬倍。宜若無損於身矣。奈何癆瘵偏多。疾病恒有。其故何哉。蓋緣受病甚微。起於所忽。而不自知也。夫女子年當十四。天癸已至。月事時下。正在生意勃然。凡從此之以生以育。莫不由此。第其將行之際。新者未生。舊者欲去。必有一種煩燥之態。異於平時。爲之母者必當告知。行經之先。一切起居。加意調攝。勞碌氣惱。俱不宜犯。其最要者。斷勿飲食生冷之物。並以冷水洗濯手足。坐臥涼濕之區。蓋寒冷乃肅殺之氣。最害生意。當此行經之時。百体四肢。毛孔俱開。舊血故能入於衝脈而下。若脾胃手足。一受寒氣。欲下之血。停留不行。始則家過毫釐之聚。逐日血行周身。行至停滯之處。阻而不行。從此日積月多。於是瘀血瘀。癥瘕瘀塊。隔噎及行經疼痛。短縮等症。所由起矣。至於淨後一二日內。百骸四肢。俱生新血。因其先受冷氣。竟將生機鬱遏。云論何處受冷。即何處不能生發。於是血枯瘀症。黃瘦乏力。心脾脹悶。月經過期。白帶諸症又成矣。此女子婦人得病之原委也。但念當時感受甚微。全然未覺。幸延精細良醫治之。庶幾望愈可速。倘遇粗疏術士。遷延成痼。悔將焉及。既不細切脈理。又未根問病由。混開一方。盲昧施治。何怪服之無效哉。何怪病之益深哉。況每見富貴家婦

婦科講義 五

[illegible]學校

女。素習驕恣。復以嗜好尤多。掩飾甜瓜冷菓。喜其適口。禁戒未著。所以胃氣內寒。見寒便長。豈知一時之爽利有限。日久之疾病難除。以致臟腑受敵。生育為難。種種受害。良堪憐惜。今將得病來由。詳細指出。伏願天下女子婦人。能於行經以前。戒生戒冷。並戒氣惱。猶如産後調攝一般。每月不過六日。使可終身無病。生氣盡然。即偶染微病。服藥亦易奏效。故凡去積行瘀。須於經行之時。趁勢下之。補養調理。須於經淨一日。乘機助之。事半功倍。此中實俱至妙元機焉。又婦人尺脈當盛。而左手脈大。皆其常也。若右尺脈微濇圓浮。或右寸脈拘急。或尺脈滑。而斷絕不勻。皆經閉不調之候。又婦人尺脈微遲而居經。月事三月一下。若尺脈微弱而濇。小腹冷惡寒。年少得之。為無子。年大得之。[illegible]絕産。

在生殖器成熟期間。子宮部出血。名曰月經。此期間全身脂肪著明蓄積。乳房隆起。骨盆增大。身體面貌俱臻豐滿。外陰部及腋窩。發生疏毛。声調变化。對於男子。生戀愛羞恥之念。舉止一变。當是時雖然見第一次之月經。月經大約四週反覆一次。自初潮至閉經期。除妊娠及哺乳期間外。按期反覆。有一定規則。是謂常態。

△月經之初潮

月經初潮之年齡。在我國普通為十五歲至十六七歲。大概風土氣候愈温暖者愈早。世界人類不同。其初潮期亦有異。生長於花柳社會之婦女。經亦早潮。此外如健康狀態良好者。每較遲於虛弱者。

△月經之型

月經之周期長短登否。由血之多少而定。其持續數日。普通自一日至八日。總之在三四五日為最多。月經之周期大多數為四周一次。其間為二十八日。但亦因人略異。有六十七日一回者，有三十日一回者，循環往復，按期而作。是謂正調。其有周期不定，或早或遲者，均謂之月經不調。

△月經之性狀

月經血與普通出血之血液不同。多呈暗赤色，時有近於橙色或黑色者。在生理上絕少鮮紅色。近經顯微鏡檢查，較普通血液富於白血球，兼混有子宮及陰道黏膜之上皮細胞。及少量之公微體等。

△月經之攝生

月經期間雖無煩特別處置，但易致經痛，及誘起諸種疾病。故月經中非謹守衛生，以圖保全健康不可。一須清潔外陰部。緣經血附着於外陰部股間，則致腐敗，則該處易於炎腫。故每日須一二次，以微溫水清洗外陰部。一宜安靜。精神及身體，無論體操、乘車等，因所不宜。即長時間之視劇、睡眠不足、精神過勞等，均須避之。

△月事不調

素問天地溫和，則經水安靜。天寒地凍，則經水凝泣。天暑地熱，則經水沸溢。卒風暴起，則經水波湧而隴起。

張壽頤曰：泣讀為澀。素問此節，本以脈象而言。人之脈道，人在氣交之中，脈道流行，本與天地之氣，默相感應。故天地之氣和調，則脈亦應之而安靜。寒則澀滯，熱則滿溢，皆理之所必然者。而猝然風起雲湧，斯脈亦為之洶湧泛溢。此言脈隨氣化為變遷，則疾病作而脈狀應之，亦事之所必至，而理之所宜然者。然此節經水並不指婦女月事。經文彰彰可據，堯封竟以經水二字輯入月事條中，頗似誤會。惟月事為病，其理本亦如是，斷章取義，固無不可耳。

蹟槩經血為水穀之精氣，和調於五臟，灑陳於六腑，生化於脾，總統於心，藏受於肝，宣化於肺，潤養於腎，以灌溉一身。在男子則化而為精，婦上則上為乳汁，下歸血海爲經脈。但使精血無損。情志調和。飲食得宜。則陽生陰長。百脈充實。又何不調之有。苟不知慎。則七情之傷爲甚。而勞倦次之。其或情慾不謹。強弱相凌。以致衝任失守者。亦復不少。此外則外感內傷。或医藥誤傷受傷氣熱不有以致之。故調經之法。或補心脾。或養營陰。皆爲婦科切當不易之要圖。讀陳修園女科要旨及王氏醫案。自能明瞭。茲不贅。[illegible][illegible]云曰。婦人不得自專。每多忿怒。氣結則血亦枯。孟英[illegible]此至言也。氣爲血帥。故調經必先理氣。然理氣不[illegible]饒以香燥也。鬱怒爲情志之火。頻服香燥則營陰愈[illegible][illegible]矣[illegible]詩頌曰。婦女見聞不廣。故性多卞急。其始也。以心褊而生鬱怒。迨其繼則愈鬱愈怒。而性愈偏。此非藥餌所能療者。豈獨不得自專者爲然。恒有得自專而更以長其偏心者。總之。我國婦女多不學。所識者小。斯爲氣結之真源耳。孟英謂調經必先理氣，洵是名言。然理氣之方，亦必不能屏除香燥。高鼓峯之滋水清肝飲，魏柳洲之一貫煎，皆為情志之火而設，亦當參加氣藥，並[illegible]而始有捷效。否則滋膩適以增壅，利未見而害隨之，惟不可止以香燥為兔園冊子耳。

疑蕤蕤曰：經水不及期而來者，有火也。宜六味丸滋水。如不及期而來多者，加白芍、柴胡、海螵蛸。如半月或十日而來，且綿延不止者，偏氣虛，宜補中湯。如過期而來者，火衰也。六味加艾葉。如脈遲而色淡者，加桂。此其大畧也。其間有不及期而無火者，有過期而有火者，不可拘於一定。當察脈視稟，滋水為主，隨證加減。孟英曰：婦人之病，雖以調經為先，第人稟不同，亦如其面。有終身月汛不齊而善於生育者；有經期極準而竟不受孕者。予雖於女科闡歷多年，見聞不少，始知古人之論不可盡泥，無妄之藥不可妄投也。

婦科講義

張壽頤曰、先期有火。後期火衰。是固有之。然特其一端耳。如靈不能攝。則雖無火。亦必先期。或血液漸枯。則雖有火。亦必後期。六味之丹芩澤瀉。滲泄傷陰。皆滲泄之正將。不及期而經多。肝氣疏泄無度。固攝猶虞不及。再以柴胡爲害奚若。余於緜延不絕。更以大封大補。而乃欲用東垣之補中湯。則是肝腎陰虛於下。而升提以拔其根株。尤爲可怪。過期纔是火衰。六味之丹澤何用。溫經之藥。又豈可獨恃一艾葉。脈遲色淡。亦豈專恃一肉桂。總之養榮所論。無一句不膚陋膚淺。開口便錯。語病百出。殊不足道。孟英謂所稟不同。實從閱歷經驗而來。究要藥之不可妄投二句。足爲呆讀古書者痛用針砭。趙氏所論。不過耳食之學。

（八）辨色及痛

凡經以色紅為正。其紫者，風也。四物湯加荊防、白芷。黑者，熱甚也。四物湯加芩連。紫黑兼腹痛者，氣血併也。四物湯加烏藥、香附。達术、川連。不痛者，但加川連。淡白者，虛。而兼帶也。芎歸、參耆、术芍。赤、白兼、臍腹冷痛者，虛寒也。伏龍肝湯。伏龍肝、生薑、生地、甘草、艾葉、當歸、肉桂。或如米泔水，或如屋漏水，或帶黃混濁糢糊者，濕痰也。六君子湯加蒼术、香附。如豆汁者，熱也。四物湯加丹參、丹皮。成塊成片者，血隨氣凝，或風熱乘之也。通瘀煎去澤瀉。方即歸尾、山查、香附、紅花、烏藥、青皮、木香、澤瀉。有經前身痛拘急者，散其風。歸芎、术苓、防芷、秦艽、續斷、桑枝、甘草。有經前腹痛畏冷者，溫其寒。調經飲加薑桂。方即當歸、牛膝、香附、茯神、查炭、乾薑、肉桂。氣滯者，行其滯，加味烏藥湯。烏藥、砂仁、木香、玄胡、香附、炙草。血瘀者，逐其瘀。通瘀煎。塊氣血瘀結者，理其絡。失笑散。五靈脂、沒藥。

癥瘕痞脹者。調其氣血。交加地黃丸。虛寒急痛者。溫其裏。五物煎、四物加肉桂。痛在經後者。補其虛。八珍湯加香砂（方見歌括）。一切心腹攻築。脇肋刺痛。月水不調者。和其脹。延胡索散。延胡索、歸、芎、沒藥、乳香、蒲黃、桂心、為末。每服三錢。經滯腹痛不可忍。宜導其壅。琥珀散方金匱云。婦人腹中痛。當歸芍藥散主之。又婦人經痛。當歸建中湯主之。此補脾伐肝之意（二方俱見金匱）。

交加地黃丸方。生地一斤搗汁浸生薑渣、生薑二斤搗汁浸生地渣、香附八兩、人參一兩五錢、桃仁二兩、延胡索、當歸、川芎、白芍、沒藥、木香各一兩五錢、糊丸。

琥珀散方。三稜、莪朮、赤芍、劉寄奴、丹皮、熟地、當歸、官桂、延胡、烏藥、前五味用烏豆一升、生薑半斤切。醋焙乾、入後藥研。每服二錢。一方有琥珀。

沈曰。王宗泰以寒則凝。既行而紫黑。定非寒症。然投熱藥取效。十中嘗見一二。色白無火。亦屬近理。然間有不宜補火若嘗見元和一婦。經水過期十日。方至色淡。穩婆據此投肉桂藥數劑。經水來多。遂發熱不能飲食。一身熱。脈數。竟成危候。此是丹溪所謂經水淡白。屬氣虛一證。要之臨證時須細察脈象。復參旁證。方識虛實寒熱。倘疑似中有兩證兼見者。先用其輕劑。如色淡一證。先用補氣法。不效。再投補火。庶幾無誤。錄葉氏之說於後。葉氏曰。血黑屬熱。此其常也。亦有風寒外束者。十中嘗見一二。蓋寒主收引。小腹必常冷痛。經行時。或手足厥冷。唇青面白。尺脈遲而虛。或大而無力。熱則尺脈洪數。或實而有力。參之脈證爲確。孟英曰。色淡竟有屬熱者。古人尚未道及。須以脈證互勘自得。但不可作實熱論。而瀉以苦寒也。更有奇者。方氏婦產後經色漸淡。數年後竟無赤色。且亦結塊。平常亦無帶下。人日以爲羸。余診之脈弦數。口苦。時有寒熱。與青蒿。白薇。黃柏。歸柴龜鱉。芍藥。烏鰂。杞子。地骨等。出入百剂而產，此僅見之證矣。

張壽頤曰：經淡，古人多謂虛寒，蓋氣血交虧，所以其色不能化赤，是虛字為重，寒字為輕，但宜益陰養血，而少少加温和之藥，以流通之，化育漸得治療之正。奈何耳食之徒，但知其寒，而忘其為虛，剛燥温辛，益耗其血，則其虛愈甚，變爻自在意中，誰謂淡白無火，豈非只知其一，不知其二。沈案王案皆是虛證，一以肉桂而難倍，一以清養而即安，則彼之斷以紫黑屬熱、淡屬寒者，其亦可以憬然悟矣。

滑伯仁曰：經前臍腹絞痛，寒熱交作，下如黑豆汁，兩尺脉濇，餘皆弦急，此寒濕搏於衝任。寒濕主濁，下如豆汁，與血交爭，故痛。宜辛散苦温血藥。徐曰：辛散血藥是川芎之類，苦温血藥是艾葉之類。張壽頤曰：經前腹痛，無非肝家氣滯，絡脉不疏，治以疏肝行氣為主，但須選用血中氣藥，如香附、烏藥、玄胡之類，不可專恃辛温香燥耳。伯仁謂兩尺脉濇，却是絡中氣滯之徵。況復兹急。許氏抑塞，又其明證。惟為寒為熱，更當以其他兼症參之。必不能僅據紋疼一症，指為寒濕，概與苦溫。蓋肝絡為病，鬱熱極多，寒症絕少。滑氏此節，殊嫌武斷。李氏曰：經水帶黃，混濁者，濕痰也。張壽頤曰：經水色黃已是濕熱之徵。況復混濁，濕熱尤甚。是宜清理，不得以色淡並論，概與滋補。且舌苔脉症，亦必有可據，更宜參證。丹溪曰：經將行而痛者，氣之滯也。香附、青皮、桃仁、黃連。或用抑氣散、四物加玄胡、丹皮、條芩。又曰：經將來腹中陣痛，乍作乍止者，血熱氣實也。四物加小川連、丹皮。徐曰：抑氣散出嚴氏。香附四兩，陳皮一兩，茯神、炙草各一兩半，為末。每服二錢。治婦人氣盛於血，變生諸症，頭暈膈滿，取內經高者抑之之義。汪訒菴謂和平可用。若補血以平陽火，亦正治也。張壽頤曰：痛在經前，誠是氣滯，正惟氣滯而血亦滯，故以香附、青皮與桃仁並用。而能行血中之滯。清肝木之橫。則玄胡金鈴尤為捷驗。又以陣痛乍作乍止。定為血熱氣實。則殊不然。是當以脉證互參。方有寒熱虛實可辨。但據陣痛乍作乍止。則虛實者亦何必不然。遑令丹皮安可為訓。蓋丹溪遺著。本非自定之書。此後人附会為之。致有此弊。不可遽以丹溪病也。嚴氏抑氣者。仍是行氣之滯。謂治氣盛於血。大有語病。究竟非氣之有餘。謬甚謂其和平可用所見尤陋。葯以去痛為主。唯在對症。安問其和平不和平。若以其和平而後可用。是以嘗試敷衍為手段。更何有医学之價值可言。又曰。經後作痛者。氣血俱虛也。又曰成塊者氣之凝也。

沈曰。經後腹痛。必有所滯。氣滯脉必沈。寒滯脉必緊。兼寒兼熱。當参旁證。至若風邪由下部而入於脉中。亦能作痛。其脉乍大乍小。有時隱起。葉氏用防風荊芥桔梗甘草。虛者加人參各一錢。增黑豉。其入血分。研末酒送又曰：經前後俱痛，病多在肝經，兩少腹更有不同。脈弦細者，是木氣之鬱，宜逍遙散及川楝、小茴香、橘核、荔枝類；脈大者，是肝風內動，体發紅塊者，是肝陽外越，俱宜溫潤。戴礼亭室人，向患經前後腹痛連及右足，体發紅塊，脈大，右關尺尤甚。己卯秋，予作肝風內動治，用生地四兩，炒枸杞一兩，細石斛二錢，杜仲二錢，乾淡蓯蓉、麥冬、牛膝各一錢，歸身一錢五分，炒白芍一錢，服之痛止。後於經前後服數劑，經來甚適，不服即痛，因作丸服。此方屢用有驗。

張壽頤曰：腹痛連足，是肝腎之陰虛，肝絡不能條達，而虛陽外越，故脈為之大，右關尺尤甚，是肝腎相火不藏之明證。方以養陰涵陽為主，不用香燥氣藥，治本不治標，最是良法，與魏玉璜一貫煎同意。但病是肝陽，未嘗有內動之風，藥中亦無息風之味，則案語肝風內動，尚未貼切，宜易之曰：肝陰不足，肝陽不藏，庶於脈大及体發紅塊俱能切合。

沈又曰經來声啞症。荀氏女嫁斜塘倪姓早寡体氣虛弱每逢月事声音必啞。予用天冬地黄蓯蓉歸身等藥瘖益甚。張口指畫無一字可聞即於此方加細辛少許以通少陰之絡。藥纔入口。其聲即出。十餘劑後桂附八味丸調理。遂不復發。張壽頤曰此證此方。亦是治肝腎陰虛之法所以音瘖者所謂少陰之絡繫舌本也腎氣不榮於舌本。而音爲之瘖。此非舌本強而無聲。可知細辛少許以通少陰之陽氣大有巧思可法也。纔要經後目瞶爲血虛。張壽頤曰此是肝腎陰虛不能上榮於目。治法亦當仿上二條。若用魏氏一貫煎治之。亦必有效。汪石山曰經行泄瀉屬脾虛多濕宜參苓白术散。孟英曰亦有肝木侮土者。張壽頤曰脾陽不振最多此候宜加乾葛少許以升清氣王所謂肝木侮土者。則左脉弦而右脉弱宜扶土而柔肝亦有左關反與而右關反動者，所謂木氣上侮，脾受橫而土德益衰矣。繆氏曰：經行白帶，屬陽虛下陷，用參、朮助陽氣，益其曰亦有鬱火內盛者。《慎齋》曰：帶下多濕火，宜清之不清，為病雖屬經帶，下則下元不能固攝可知，此與平素帶下不同。仲醇陽虛下陷之說是也，宜固攝肝腎，而升清陽，故止言參、朮，不用溫燥陽藥。若益其所謂鬱火，當亦指肝腎龍相之火而言。陰火不靖，以致疏泄無度，宜苦以堅之。

積瘦，凡經痛者，依陳修園《女科要旨》取內經二陽之病發心脾一語，用歸脾湯加玄胡、桃仁，余遵用累效。

△月事不來

《素問》二陽之病發心脾，有不得隱曲，女子不月；其傳為風消，其傳為息賁者，死不治。沈曰：二陽指陽明經言，不指臟腑言。二陽之病發心脾者，陽明為多血之經，血乃水穀之精氣，藉心火鍛煉而成。憂愁思慮傷心。因及其子。不嗜飲食。血無以資生。陽明病矣。經云。前陰總宗筋之所會。會於氣街。而陽明為之長。故陽明病則陽事衰。而不得隱曲也。太衝為血海。並陽明之經而行。故陽明病則衝脈衰。而女子不月也。

張壽頤曰。經言不得隱曲。即指所思不遂。謀慮拂逆而言。則心脾之陰暗耗。而不月之病成矣。堯封之解不得隱曲作為男子陽衰不能人道。太覺奇特。然亦不可謂之無理。

孟英曰。經水固以月行為常。然陰虛者多火。經每先期。陰愈虛。行愈速。甚至旬日半月而一行。更有血已無多。而猶每月竭蹶一行者。其涸也可立而待也。若血雖虛而火不甚熾。汛必愆期。此含蓄有權。雖停止一二年。或竟斷絕不行。但其脈不甚數者。正合坤主吝嗇之道。皆可無慮。昧者不知此理。而但憑月事以分病之輕重。闇其不行。輒欲通之。竭澤而漁。不仁甚矣。

張壽頤曰：陰血虛而月事不至，但無少腹脹痛等證，必不可妄投攻破，以希圖速效，誤攻則崩漏之禍作矣。且即有腹脹腹痛之證，亦是血少而行絡不疏，宜滋養肝腎真陰，兼之宣絡以疏達氣滯，方是正本清源之治。亦未必果是淤滯而脹痛也。孟英謂陰虛汛停，皆可無慮，所見極是。頤治此症，惟以養陰和肝，稍參行氣宣絡，俾胃納甦而色澤轉，自有水到渠成之妙。淺者不知此理，每月通經，豈徒竭澤而漁，孤注一擲，抑且譬若燈中油，亦必無效，甚至激動血管之血，橫決暴崩。不知崩中太下，三血管絡脈之血，失其故道，走入衝任而直注，非月事之與。誅伐無辜，邪不復動，氣營演、方慘劇。

金匱云：婦人病，血虛積冷結氣，經水斷絕。

張景岳曰：經閉有血隔血枯之不同。隔者病發於暫，通之則愈；枯者其來也漸，補養乃充。

沈曰：金匱三證，積冷結氣，有血不行也。景岳謂血隔積冷，宜用肉桂、八辛熱等，血下行，後用養榮之法。謂之結氣宜宣。如逍遙散、烏藥、香附、行氣之品宜之。虛者無血可行也。景岳謂之血枯。宜補養藥。補水、補火、補中氣三法。最為扼要。王孟英曰：補水切泥於八味。補中氣切泥於歸脾。張壽頤曰：金匱言婦人經水不利之證。分三六種。積冷結氣二者皆血滯不行。於法宜溫。冷者溫經行血。金匱歸芎膠艾湯。即治此症之鼻祖。而千金婦人門中方藥最多。皆合溫辛逐淤之法。亦皆為此症而設。孝封只言肉桂一味。尚嫌未備。惟又言瘀通之後。必以養榮調之。善後之圖。至不可少。若氣結者。自須先疏氣分之滯。逍遙所以疏肝絡。香附、烏藥等。皆宜通氣分而不失於燥。固是正宗。又玄胡索一物。血中之氣藥。流通活潑。威而不猛。亦是良藥。獨用重用。頗有奇功。而俗子僅知其破血。不敢頻用。則未明其實在於暈也。亦有血本少而氣乃滯者。則合之養榮法。乃為萬全無弊。僅專行氣。尚失之偏。至於虛而無血可行，以致不足。則非補何以蘇涸轍之魚，而回槁木之春。趙氏補水補火補中氣七字，確是挈領提綱，最為要訣。然試問養葵心目中，當思何等方法，則止有六味八味、歸脾耳。一經孟英喝破，只恐俗醫聞之，便失所恃，將不知更用何藥而後可。頤請為之申一義曰：補水必以魏柳洲之一貫煎為骨，而廣筆記之集靈膏、董思翁之延壽丹、陸九芝之坎離丸等可參也。補火則河間之地黄飲子。陰陽諸劑，不偏溫燥，最甚則微。補中則歸脾湯本是正宗。但人之体質各有不同，用古方者止可師其意而斟酌損益，方能合轍，不可如養葵之輩之渾侖吞棗。寇宗奭曰：童年情竇早開，積想在心，月水先閉，蓋憂愁思慮則傷心，心傷則血耗竭，故經水閉也。火既受病，不能榮養其子，故不嗜食；脾既虛則金氣虧，故發嗽；嗽既作則水氣竭，故四肢乾；木氣不充，故多怒，鬢髮焦，筋痿。五藏以次傳遍，故猝不死而終死也。比於諸勞，最為難治。沈曰此條亦從金匱虛字內分出，豈有是證。但此證所願不得，相火必熾，非補水無以制之。六味地黃湯補陰濟陽，固是妙法。然脾虛食減，倘嫌地黃膩膈，炒鬆可也。不然以女貞易之。顧名思義，並穩相火。孟英曰此證最難治。六味礙脾，歸脾助火。惟薛一齋滋營養液膏加小麥、六棗、遠志，庶幾合法。一齋又有心脾雙補丸，亦可酌用。張壽頤曰寇氏所述此症，即素問所謂不得隱曲，女子不月者也。意淫紛擾，神志蕩矣，相火燔灼，血安得不耗，經安得不閉。其食減而脾不司運化者，血耗不行，脾無所統，安得不承其弊。況病由情志而發，所思靡專，忘餐廢寢，水穀所供，早已置之度外，胃之氣納，初由若人之忘其所以饑而習慣自然，穀納能無困弱。經文特提心脾二藏，真是犀燃牛渚，洞燭隱微。此不得隱曲四字，即以所思不遂而言，待忠厚待人語辭，尤為蘊藉耳。其作嗽者，即相火之上衝，多怒者即肝陽之外觀，髮焦筋痿。無一非壯火灼爍津液。一言以蔽之，火炎水竭而已。寇氏以五行生克附會五藏，遂傳未免陳腐氣盈集滿紙，令人對之欲嘔。如此議醫，實是魔道。心不足徵。況謂六味補陰瀉陽，亦嫌膚淺，病到此關峻，補肝腎真陰，猶嫌不及，尚何有瀉之可言。丹溪茯苓豈能制此亢極之火。熟地性鬆，亨有信焉，亦不能免俗耶。復辟痿。竊為竟封不取，惟謂女貞顧名思義云云。可作一則格言讀。須知此是心病，非參覺病之源，自知懺悔，痛下針砭。無論方藥如何，終無逃出鬼門關之望。世恒有及笄之齡，得勞怯症，已諸虛癢踵，醫家望之却步。而于歸之後，竟能弗藥有喜，漸以康復者。即以此症也。

婁全善曰：經閉有污血凝滯胞門，一證。羅謙甫血極膏一味大黃為末，醋熬成膏，服之利一二行。經血自下。是婦科仙藥。

沈曰：金匱論經閉有冷無熱。非闕文也。蓋天暑地熱，則經水沸騰，豈反有凝泣不丞之理。潔古良

國醫專門學校

垣降心火瀉三焦之說，亦不可盡信。即骨蒸肉熱，亦屬陰虧，非同實火之可寒而愈也。孟英曰：王子亨全生指迷方，地黃煎以生地汁八兩，熬耗一半，內大黃末一兩同熬，候可丸，丸如梧子大，熟水下五粒，亦效，加至十粒，治女子氣竭傷肝，月事不來，病名血枯。蓋瘀血不去，則新血日枯也。即內經烏鰂藘茹丸，仲景大黃䗪蟲丸之義。後人但知彼血結爲血虛，而不知血得熱則瘀，反用溫補，豈能愈此血枯之病。堯封亦爲此論，毋乃欠考。張壽頤曰：得熱則血行，遇寒而血瘀，乃理之常。堯封之說，自是正論，然近世之人，陰虛火旺者最多，先以血本少也，而生內熱，繼則血更少而熱更熾，乃火益壯而血益枯，遂耗其殘餘之血液，而灼爍煎熬，蓋爲瘀爲癆，羅謙甫之血極膏，王子亨之地黃煎，誠爲此症而設。然頤則謂來源已竭，而尚欲從事於疏通，亦是竭澤而漁，少予之則緩不濟急，多與之則正不能支，必以大劑滋養之煎亦，損、熱而行。庶幾標本兩顧。堯封竟謂熱則血無凝泣不柔之理。是不悟到此層、識為筆下失檢。致貽孟英之譏。然降心火瀉三焦之二說。竟欲以寒爲治血閉則亦是虛家鴆毒。斷不可行。堯封固明知骨蒸内熱原屬陰虧者。既無浪用寒涼之理。亦必不致專用溫補。以治血滯者也。

△淋漓不斷 一名經漏

陳良甫曰或因氣不能攝血。或經行而合陰陽。外邪客於胞内。

孟英曰亦有因血熱而不循其常度者。

張壽頤曰經事延長淋漓不斷。下元無固攝之權。虛象顯然。良甫謂經行交合一層。亦是擾動衝任有開無闔皆宜封鎖滋填氣血並補。此層總是屬虛。何有外邪陳謂陰陽外邪深不可解。王謂有因血熱而不循其常。亦是肝經疏泄無度。必當潛藏龍相。封固滋填。非僅清血热所能有濟。須知淋漓之延久。即是崩陷之先機。古人

婦科學講義

恒以崩漏二字相提並論。良有以也。

聖濟總錄曰：女人以衝任二經為經脈之海。手太陽小陽之經，與手少陰心經。此二經相為表裏。主下為月水。若勞傷經脈。則衝任氣虛。衝任既虛。則不能制其氣血。故令月事來而不斷也。

加味膠艾湯　治勞傷氣血衝任虛損月事過多淋漓不止

阿膠（蛤粉炒或珠）　川芎　生甘草各五分　川歸　艾葉各七分　熟地　白芍各一錢　黑地榆三錢　炙黃耆三錢　水煎空心溫服

月事異常

經云：七七而天癸竭。有年過五旬。經行不止者。許叔微主血有餘不可止。宜當歸散。產寶主勞傷過度。喜怒不時。李時珍作敗血論。三說不同。當參脈證。張壽頤曰：二七經行。七七經止。言其常也。然賦稟不齊。行止皆無一定之候。柔弱者年未不惑而先絶。壯實者年逾大衍而尚行。此隨其人之体質而有異。故五十經行。未必是病，學士謂之有餘。固可無庸葯餌。然亦本無止血之法。產寶所言。則肝絡之泄太過。是為病之一端。當從崩例主治。獨瀕湖以為敗血。頗不可解。總之當止而不止。有餘者少。不固者多。崩漏根萌。不可不慎。似無認作敗壞之血。而遷投攻破之理。積據婦人年過五旬。若依尋常行經之日數。固不必治。然每每淋瀝不斷。緣老婦到此時期。經已將停。至患崩漏之症者。十人中恒有三四人。蓋緣衝任之氣已衰。不能固攝故也。歸脾湯人參養榮湯加阿膠地榆服之。往往痊愈。

李時珍曰。月事一月一行。其常也。或先或後。或通或塞。其病也。有行期衹吐血衄血。或眼耳出血。是謂倒經。有三月一行。是謂居經。有一年一行。是謂避年。有一生不行而受胎者。是謂暗經。有受胎後月月行經而產子者。是謂胎盛。俗名胎垢。有受胎數月。經忽大下而胎不隕者。是謂漏胎。此雖以氣血有餘不足言。而亦異常矣。

孟英曰有不及二七之年而經水已行者。有年踰花甲而月事不絕者。有無病而偶停數月者。有壯年而汛即斷者。有帶下過甚而經不行者。有數月而一行者。有京後自乳。而仍按月行經者。有一產而停經一二年者。秉賦不齊。不可以常理論也。

張壽頤曰經行日期。應月而轉。亦言其常。故或先或後。參差數天。苟無腰腹脹疼痛。及經色或紫或淡。或有瘀塊諸症。皆因稟賦不齊不可謂病。妄投藥餌。即有經行腹痛頭痛目暈。腰痠脊楚。胸脇脹滿。乳房乳頭腹痛。及經色不正諸症。治療之藥。亦止應中和柔順。調養肝脾。遲行氣分為主。不可備熱偏寒。大攻大補。反致欲速不達。故病未已。新病復起。倒經一症。亦曰逆經。乃有升無降。倒行逆施。多由陰虛於下。陽反上浮。非重劑折降。無以復其下行為順之常。蓋氣之上揚。為病最急。不可認作無病。護為不必用藥。且此是偶然之事。必無一生常常倒行者。若倒逆頻仍。則其後將諸症蜂起。即生大變矣。居經避年。固有因於稟賦者。然總緣體弱血少之故。其先本不愆期。而忽致間月乃行。亦是不足之病。惟間隔之期。殊無一定。有偶間一二月者。亦有常三五月者。居經避年等稱。亦是隨意定名。無甚義理可稽。至於暗經之人。能孕者少。不育者多。其為虛症。尤可想見。若妊後月月行經。又不碍胎。惟旺盛者偶有之。然雖如期而來。亦必不如平時之多。方為有餘而溢之徵。如其按月能行。且亦如未孕之狀。則於恐固瀝無羅。半產可慮。若胎前血忽大下。則墮者其常。不墮者其偶。且恐有暴崩之變。瀕湖譏以為冥驗之奇。並不為病。殊難盡信。即孟英所述各種。雖不為病者固亦有之。惟以理法推測。皆屬反常。縱令一時尚無病狀發見，迨積之日久，必有變幻，亦可斷言。頗常見一瘦弱女子，及笄而嫁，不及三年，孕育兩次，即月事淨絕，而居恒無病者，十餘年，其後僅病感冒，不三日即至不起。其年纔逾三旬，此可徵壯年汎斷之，必非壽徵矣。

△血崩

血大至曰崩。此是急病。

素問：陰虛陽搏謂之崩。許叔微曰：經云：天暑地熱，經水沸溢，陰虛者，尺脈虛浮。陽搏者，寸脈弦急。是為陰血不足，陽邪有餘，故為失固內崩。宜奇效四物湯，或四物湯加黃連。

奇效四物湯

當歸酒洗　川芎　熟地黃　阿膠　艾葉　黃芩炒各一錢

張壽頤曰：素問此節，俱以脈言。陰脈絃虛，則其人不能自固，而陽脈偏搏，搏擊有力，則陽氣陷入陰分，陰為陽迫，能無崩中妄下之變乎。頤竊謂即以病情言之，亦即此理。惟陰氣既虛，則無自主之權，而孤陽乘之，搏擊肆擾，所以失其常度。而暴崩直注。且肝氣善於疏泄。陰虛者水不涵木。肝陽不藏。疏泄太過。此崩中一症。所以多是虛陽妄動也。奇效四物湯。即金匱之歸芎膠艾湯。去甘草而加黃芩。以地芍阿膠固護陰營。而川芎以升舉下陷之清陽。治此證乃為恰好。惟固攝無權。非大封大固。而清理血分之熱。亦無以制其陽焰。則龍齒牡蠣旱蓮女貞紫草地榆之屬。必須相輔而行。殆有捷效。附錄近陳君室人。年逾三旬。原自十月。來校就診。崩漏不絕三將兩月。易醫屢矣。脈細數。神疲色奪。頗受參、朮、芪、地、歸、芍、龍牡地榆紫草艾炭川芎阿膠萸肉烏賊骨桑螵蛸二至川楂杜仲川斷香附香砂陳皮青皮烏藥等出入為云。三劑知。十餘劑而胃納加餐。脈起色轉。漸以即安。叔和又曰。女人因氣不先理。然後血脈不順。生崩帶等證。香附是婦人仙藥。醋炒為末。久服為佳。每服二錢。清米飲調下。徐朝奉內人徧藥不效。服此獲安。

徐曰叔微理氣二字。專主怒氣鬱氣傷肝。故用香附理氣以和肝。慎不可用破氣藥。張壽頤曰氣為血帥。氣調則血不妄行。凡血為病。氣固無不先病者。血之妄升妄降。何一非氣病為之厲階。況婦女所見者。偏多怒乎。叔微雖止舉香附一味。然陳皮青皮烏藥香砂之類。皆當隨宜佐使。必不可缺。徐謂不可破氣。誠是。但香燥之藥。重用之即是破耗。輕用之所以吹噓。是在臨時斟酌分量。不必畏如鴆毒。又如玄胡一物。血中氣藥。能通滯氣。而亦知平不傷實。治此症理氣之良藥。而世俗但知破瘀。必不敢用。實亦當於臨證時細心体驗之耳。

薛立齋曰肝經風熱。或怒動肝火。俱宜加味逍遙散。

加味逍遙散

當歸 白芍 柴胡 甘草 茯苓 白术 丹皮

加薄荷姜棗煎

張壽頤曰。肝經風熱而為血崩。仍是肝家火擾。內熱生風寖動血絡。疏泄太過。是宜滋水清肝。以潛息其風火。若怒動肝火而為崩中。尤宜柔潤以平其火。加味逍遙之柴胡薄荷。俱是疏泄。亦豈所宜。立齋之議。終是顢頇。即曰崩中是降之太過。升舉似無不可。究竟肝腎陰虛。升提之法。皆在禁例。益氣逍遙。斷非崩中者所可妄試。立翁慣伎。最不可訓。

李太素曰。崩宜理氣降火升提。

張壽頤曰。崩症多因氣火橫逆。下擾衝任。以致關閘不守。濫泄無度。理氣洵是要圖。其有火者誠宜清而固之。然已是火擾於下。又安有降火之可言。惟氣火之所以動者。原於肝腎陰虛。不能涵陽。況復脫血。下虛益甚。則亦不能再與升提。搖其本根。以遂火禍。昔賢論東垣升柴之法。謂利於脾胃陽虛。不宜於肝腎陰虛。最是精切。彼但為陰液精耗者言。已恐有拔動根株之變。則崩漏之大失其血者又當何如。雖是症之因於脾家清陽下

婦科學講義

陷者。閒亦有之。然亦止可補脾氣而兼事溫攝。決無升舉之理。是亦須於脈症參考。於病情上求其源委。必不能舉一病名。而謂可有適治之六法。即以本條六字言之。降以升提。兩曾。正是自相背謬。而乃可以還類書之。不亦怪哉。

金匱云寸口脈微而緩。微者衛氣疏。疏則其膚空。緩者胃弱不實。則穀消而水化。穀入於胃。脈道乃行。水入於經。其血乃成。營盛則其膚必疏。三焦絕經。名曰血崩。

張壽頤曰。金匱雖亦仲景舊書。然今之謂金匱要略者。則宋人王冰於秘閣蠹簡中得之。陳振孫書錄解題言之。鑿鑿豈獨脫爛殘缺。譌舛訛誤。所不能免。竊恐改竄點綴。亦必不少。是以此書之不可解者最多。此條謂三焦絕經。名曰血崩。已不可知其命意何若。又謂衛疏則膚空。營盛則膚疏云云。似專以氣言之。與血崩一證何涉。且既謂胃弱不實。而又謂穀消水化。此二句如何運實得下。究竟胃弱胃強。真是莫名其妙。竟其何以不此得毋徒亂人意。

趙養葵曰。氣為陽主升。血為陰主降。陽有餘則升者勝。血出上竅。陽不足則降者勝。血出下竅。氣虛者面色必白。尺脈虛大。張壽頤曰。陽升太過。血出上竅。其說是也。若血出下竅。是陰血之不守。多有陽氣下入於陰中。而疏泄無度者。亦是陽之太過。豈可概謂之陽不足。一層之亦不可訓者。其意固指脾胃清陽下陷者言。故曰氣虛者。面色必白。然謂脾欲以統血。亦非補陽之不足。尺脈虛大。養葵固自言之。脈症如是。豈非下元陰虛。此必不可認定降者勝三字。而妄行東垣諸升益氣之法者。然養葵意中。隱隱有當用升清一層。在後之學者切勿誤此言然之意。

東垣曰。下血證須用四君子補氣藥收功。張壽頤曰。下血原是脾氣無權。失其統血之職。此指便血而言。尚

婦科學講義

非專論崩漏。然崩漏固亦有脾陰不守一症。止曰四君歸脾。不說到升舉清陽一層。以為便血崩血善後良圖。最為允當。又曰人傷飲食。醫妄下。清氣下陷。濁氣不降。乃生䐜脹。所以胃脘之陽不能升舉。其氣陷下致崩。宜調中湯。張景岳曰血脫大下。謂為清氣下陷。固無不可。然陰脫於下。誤用此舉。是猶樹本根柢已空。而復拔之。無不立蹶。喘汗厥脫之變。可以翹足而待。東垣先升舉脾胃清陽。是其獨得之玄奧。而未悟到不可移治肝腎一層。此條所謂食妄下。清氣下陷。仍是為脾胃言。崩帶病因。豈專在此。未免狃於所長。濫用救方之弊。積中升陽諸法。均以升柴為運用之靈機。藥病相當。效固立見。而相反者害亦隨之。夫以明之手定之方。尚猶不知其蔽。又何怪立齋養葵輩。活侖合吐誤盡天下後世哉

丹溪曰。有涎鬱胸中。清氣不升。故經脈壅遏而降下。非

厦门國医專门學校

開涎不足以行氣。非氣虛則血不能歸隧道。其證或腹滿如孕。或臍腹疼痛。或血結成片。或血出則快止則悶。或臍上動。治宜開結痰。行滯氣消污血。沈曰衝為血海。並陽明之經而行。故東垣丹溪皆主胃脘之陽不和。顧其病源各異。李曰妄下。朱曰痰鬱。有腹滿如孕。血出反快。止反悶等症。可認。妄下則無有也。非悶不得。張石頑曰痰涎積於經隧則絡中之血行必滯。鬱結成塊。固然積而愈積。非下脘何以自導去路。故胃脘湧污壅結成序淤之症。許請宜隔痰行氣消痰。是治療血成附之不二法門。然所謂涎鬱阻滯則清氣不升。經脈壅遏。降下去云。殊非此病真相。痰血多結不可附會到清氣下陷一層。且自謂宜開結痰行滯氣消污血。此三者皆導滯攻破之法。更兼清氣不升。無滿此節語氣明明兩面不相照顧。此非丹溪之言。丹溪論東垣升陽之法。嘗謂西北之人。陽氣易於降。東南之人。

陰火易於出。見戴九靈丹溪翁傳。該立知柏降火以救東垣之偏。此條以瘀血立論。既曰開痰行滯。何致雜以升氣二字。皮其自己立法矛盾。此蓋後有議者為之附益。讀丹溪書者。不可為其所愚。堯封墮其術中。遂有衛脈並陽明而行之附会。甚至說到胃腑之陽不升。須知瘀血在下。胃脘在上。既欲破瘀。明是下行為順。尚何得以升舉清陽一層。叢雜並論。堯封亦未之思耳。

戴元禮曰。血大至曰崩。或清或濁。或純下紫血。勢不可止。有崩甚腹痛。人多疑惡血未盡。又見血紫黑。愈信為惡血。不敢止截。凡血之為患。欲出未出之際。停在腹中。即成紫色。以紫血為不可留。又安知紫血之不為虛寒乎。瘀而腹痛。血行則痛止。崩而腹痛。血止則痛止。芎歸湯加姜附。止其血而痛自止。張壽頤曰。大崩後腹痛。血既脫而氣俞亂。固不比今崩腹痛。血色紫瘀成塊或片者。當用行滯消瘀之法。至於離經之血。一時未即

下脘。即戌紫色。其說甚是。亦不可執定紫為瘀攻，以投
攻破。蓋所失既多，斷無不以固攝為急之理。若俗見痛
即破，見紫即攻，虛者益虛，落阱下石，為禍益烈。但崩血
之虛寒症。畢竟不多。芎歸加姜附。決非必能止崩之法。
是當以脈症參之。不可執一而論。惟脫血既多者，必以
補脾養胃，峻滋肝腎真陰，而合對固攝納為治。庶可無
投不利。腹痛者固當運氣和肝。如香附、烏藥、川楝、玄胡
之屬。必不可少。即無痛者。參朮歸芪阿膠杞地等。氣血
雙補方中。亦必加香砂青陳一二味。以吹噓而運化之。
始能活潑靈通。補而不滯。否則失之呆笨。非徒無效，且
有中滿礙化之弊矣。
薛立齋曰：有婦患崩，過服寒藥。脾胃久虛。中病未已。寒
病復起。煩渴引飲。粒米不進。昏憒時作。脈洪大。按之微
弱。此無根之火。內虛寒而外假熱也。十全大補加附子。
崩減。日服八味丸而愈。又有久崩，服四物湯涼血劑，或

作或止。有主降火，加腹痛手足厥冷。此脾胃虚寒所致。先用附子理中湯，次用濟生歸脾、補中益氣二湯，崩頓止。若泥痛無補法，誤矣。

沈曰：崩證熱多寒少，若血大至色赤者，是熱非寒；若色紫黑者，出絡而凝，其中有陽虛一症。經云：陽氣者，衛外而為固也。營行脈中，衛行脈外。脈外之陽虛，失於衛護，則脈中之營血漏泄。既出絡脈，凝而不流，漸漸變紫變黑。然必須少腹惡寒，方可投溫。張壽頤曰：崩中一症，因火者多，因寒者少。然即使屬熱，亦是虛火，非實熱可比。縱當清熱，止有地榆、紫草、柏葉、柏皮、梔子、丹皮之類，擇用一二。宜於芩連者已不多見。本無純用寒涼之理。況失血之後，陽氣亦餒，更無頻服寒涼之法。薛案十全八味一症，明言過服寒涼，則溫補所以治藥誤，非其本病之果宜於溫。但虛熱煩渴，不當引飲。薛曰引飲，恐是筆下之失檢處。其二條先服四物涼血，或已過當，再主降火以致腹痛支厥。亦是為藥所誤。此頤所以謂繼使有火。已是陽陷入陰。安得有降之一字可言。沈論陽虛一症。謂必廿腹惡寒。方可投溫。固是認證要訣。然須知其餘見證畢竟可參。脈狀舌苔。亦必有據。惟血去既多。氣隨血耗。真陽往往無權。多有宜於溫煦者。溫煦之藥乃溫和之溫。非辛燥火熱一類。昔人謂暴崩宜清可知久崩者不可恣用涼藥。否則執呆方以治活病。正以招立齋之議矣。

崩證極驗方

地榆　生牡蠣各二錢　生地四錢

生白芍三錢　黃芩　丹皮各一錢半　川連五分

甘草八分炒　蓮鬚　黑梔各一錢　水煎服。

沈曰一婦日服人參阿膠血不止投此即效。因帶多偶以苦參易芩。血復至。用芩即止。去連血又至。加連即止。

頤按苦參太嫌苦寒。芩連必因症而投。不可拘泥。

又曰一婦患崩月餘。余診時大崩。發暈幾脫。是方加人

廈门国医专门学校

參一錢。服之即安。十劑而愈。頤按：大崩發暈，本非人參
不可。又曰：一婦患此，年逾五旬，投人參阿膠不效。一日
加黃連五分。甚不相安。一医云是氣病，用炒香附、歸芍、
丹皮、黃芩、牡蠣、枣仁、黑荆芥各二錢。鬱金一錢五分。橘
皮一錢，上沉香磨冲三分，柴胡五分。粽櫚皮八分。煎服。
一劑崩止，除柴胡、荆芥、粽皮，数劑食進，複加白术為散
服之作脹，減去即安。頤案：用葯必隨症加減，乃能活
潑靈動。觀是案加連不安，可見前方本非呆板必驗之
葯。人參阿膠皆有應有不應，況佐使之相稱否耳。白术
亦非必脹者，惟阿膠非胃納尚佳不宜早用。
又曰：一崩證，少腹惡寒，用桂附八味丸收全效。
張壽頤曰：右方清而不補，微加固濇歛陰，為陰分有火
若立法。未嘗不輕清靈活，然惟氣体尚强，陰火偏熾之
症為宜。若血去已多。恐嫌太寒。且固護亦嫌不及。頤治
此症，必以介類潛陽。收攝横逆龍相之火。如龍牡決明

氣滑之虞。俗子每謂一味兜澀變封變鎖。甚且望而生畏。不知血之所以妄行。全是雷龍相火。疏泄無度。惟介類有情。能收納於腎。泛濫之陽。安其窟宅。正本清源。不治血而血自止。非強為填塞之法。視蓮鬚、苦澀者不同。故收攝提納無流弊。且沈重質堅。納入煎劑。氣味俱薄。非重用不能有功。而無識者。見用一兩八錢分量。只覺駭舌橋不下。傳為談柄耳。食者不識真理。一至於此。真是令人絕倒。顧終謂是方於蠣僅止二錢。難生效力。

孟英曰。經謂崩漏並由精竅出。惟溺血從溺竅而下。婦女雖自知。然羞於細述。醫者不知分辨。往往誤治。更有因病況慾。而衝脈之血。改從大腸而下者。人亦但知為便血也。臨證均須細審。

張壽頤曰。由精竅出。時時自下。其人不能為主。從溺竅出者。小溲可以自主。故溺血一症。必隨小溲而見。不小溲則無有也。醫皆能以此辨症。則閨中人雖不能自述。亦可一隨其溲便而知之。王又謂汎愆從大腸而下。其治案中雖有此一說。然千人之一。不可恒有之症也。積按汎由大腸而下。余生平曾治兩人。一則借用金匱黃土湯。多服數劑而愈。一則用歸脾湯加烏梅、殭蠶。服數劑亦全愈。蓋此症下血。每隨月汎期間便血數天。亦即自愈。居歲仍再下血也。近治陳姓汎愆下血如前。用上二方竟不效。乃檢近人醫論。尤學周云。月經從後陰流出。失其常軌。由婦女生殖部分與直腸爲鄰。胞宮之氣不能攝血。以致錯經妄行。流入直腸而爲便血。用順經兩安湯。當歸五錢、酒芍五錢、大熟地五錢、山萸肉二錢、人參三錢、土炒白朮五錢、麥冬五錢、黑荊芥、巴戟肉各一錢、升麻四分。或用薑蠶八錢、糖炒蒲黃六錢。研末爲丸如梧子大。每服三十丸。空心下。按法用之。月經照常。不數月仍由大便而下。再用前法竟然不效。居今未愈。殊不可解。附識於此。以見治此病尚無一定之良法也。

又崩漏一症。泰西醫皆以為子宫生瘤。非剖割不愈。經西醫鑒定。謂確係子宫瘤者。求治於余。余曾用歸脾湯加烏梅殭蚕炭。或陰虚有火。用生熟地重加地榆亦效。舌絳有痰者。加炮姜川貝母之屬方效。間服甜杏仁皮燒微黑存性為末。每服三錢。空心熱酒下。崩血即立止。更有老婦驟然崩注。百藥不效。嘗用吳平格試驗方。女貞子五錢。當歸身三錢。北沙參三錢。新會皮二錢五分。蓮肉五錢。丹參二錢五分。綿耆三錢。合為粗末。用小雌雞一隻。以粗麻綫勒斃。去毛。並腸雜。入藥於雞腹內。煮半周時。去藥。食雞及湯。服之即止。後竟屢用屢驗。近有一黃姓婦患前症。經水十餘天即至。子宫部大痛。小腹右部巳起。痛不可按。輕按之有一塊如拳狀。先由西醫治之。鑒別確定為子宫瘤。斷為非剖割將瘤取去。不能取效。該婦年未三十。甚畏剖割。求治於余。察其脈數。舌淡紅。時或發熱。痛發幾不能耐。夜甚。小腹右部膨而高起。余以地榆為君。用至七八錢。丹參紫

花蔄剉香茯藥牡蠣當歸生地炒芍川楝子玄胡索等出
入為方。痛澀止，熱漸減，最後以淡蓯蓉生地杞旱蓮玄胡索
川楝子牡蠣阿膠調理而安。

△帶下與男子遺濁同治

素問任脈為病，男子內結七疝，女子帶下瘕聚。
張壽頤曰：任脈以擔任身前得名。任脈病，則失擔任之
職，斯氣結者成疝，血結者成瘕，或不能固攝，則帶下作
矣。此症有濕熱膠結，清濁混淆而溢溢者；有相火亢甚，
疏泄太過，而滲漏者；其肝腎陰虛，不自攝之症，止是帶
下之一曰，而任脈為病一句，實兼此三者，而包涵其中，故
一見帶下，即指為衝任不固，帶脈無權之虛症，而瓢投
補澀者，總卅見道。吾謂與男子遺濁同治，誠然。若遺
濁者，固不可僅以兜澀為能事也。
又曰：脾傳之腎，名曰疝瘕，小腸冤結而痛，出白。（仁曰：蠱
張壽頤曰：此脾濕下流，由腎而傳之膀胱者，蓋即輸尿

之清濁不分。故小腹為之冤結作痛。而白液自下。是即男濁女帶之因於濕熱膠結者也。冤讀苑。实即鬱塞之鬱。

又曰。少腹冤熱溲出白液。

張壽頤曰。此亦男子之白濁。與女子之白帶。少腹鬱熱。是即相火亢甚之所致也。

又曰。思想無窮。所願不得。意淫於外。入房太甚。發白為淫。張壽頤曰。所思不遂。龍相之火。因而外越。是即亢火疏泄太過之帶下。入房太甚。則衝任不守。是為虛脫之帶下。合觀素問數節。則男子遺濁。女子帶下之病因。總不外濕相火。及陰不守。三途而已。

沈堯封曰。帶下有主風冷入於脬絡者。巢元孫思邈嚴用和楊仁齋樓全善諸人是也。有主脾虛氣虛。趙養葵薛立齋諸人是也。有主濕痰者。朱丹溪是也。有主脾腎虛者。張景岳薛新甫是也。又有主木鬱地中。方約之謬仲淳是也。其所下之物。嚴主血不化赤而成。張主血積日久而成。劉主热極。則津液溢出。其治法有用大辛热者。有用大苦寒者。有用大攻伐者。有用大填補者。雖立論製方各有意義。然其所下之物。究竟不知為何物。惟丹溪云。婦人帶下。與男子夢遺同。顯然指着女精言。千古疑竇。一言道破。但精滑一證。所因不同。惜其所指之方。囿於痰火二字中耳。由是之白帶即同白濁。赤帶即同赤濁。此皆滑膩如精者。至若狀如米泔。或臭水不黏者。此乃脾家之物。氣虚下陷使然。高年亦有患此。非精氣之病。不可混合治之。

張壽頤曰。古病多屬虛寒。故巢氏病源。孫氏千金。以辛热治帶下。此今時所絶無僅有之候。可以存而弗論。若濕热。則今病最多。而亦最易治。其所下者。必穢腥臭甚者。且皮膚濕痒。淫溢欲腐。若夫脾虛氣虛之證。固亦有之。即東垣之所謂清陽下陷。果屬氣陷。温煦脾土。而以以升清。亦尚易治。但立齋、養葵所言。則幾幾萬病盡然。斷不足據。丹溪以濕痰立論。實即濕热之病。不足為異。

景岳以脾腎兩虛為言。則帶出精竅。言腎較為切近。視專論脾胃清氣不升者。頗覺言之有物。新甫即主齋。而堯封幾認作二人。未免失檢。若繆仲淳以為木鬱地中。实即相火鬱窒横行。而疏泄太過耳。古人治法。惟戴人大攻。斷不可法。此外。則大溫。大寒。大補。各有对藥之證。因症立方。具有至理。不可偏廢。丹溪謂帶下同於夢遺。則一泄而即止。濁則自下而無時。其證不同。帶下是時時頻下。非遺症之發作有時者可比。當以濁症論。不當以夢遺為擬。雖用藥無甚分別。但病狀確是不同。不可混合為一。丹溪專以痰火主治。亦以是症之屬於濕熱者。最多耳。若大腥穢。不黏之帶下。則是溺竅為病。由腎之輸尿管來。不出於輸精之管。脾胃濕濁下流。腎中輸溺管。不能泌别清濁所致。高年童稚。皆有此症。在濕盛熱甚之人。當以实火論。未必皆氣虛之下陷。是當滲泄以通理水道。堯封固亦知其非精氣病。

沈尧封曰。戴元礼論赤濁云。精者。血之所化。有濁去太多。精化不及。赤未變白。故成赤濁。此虚之甚也。何以知之。有人天癸未至。强力好色。所泄半精半血。若溺不赤。無他热症。纔見赤濁。不可以赤為热。祇宜以治白濁法治之。觀此則以赤帶為热者。謬矣。

張壽頤曰。赤濁赤帶。本因相火太亢。热毒擾其血分。使然。其人小溲必火热如沸湯。一問可知。此非大劑清火泄導。何能有效。戴氏所論。確有是症。然止此一端。非凡是赤濁皆如此也。無論何症。各有真源。本不可僅據症狀。以斷寒热虚实。畢竟各有其他之脈症可據。不可一概論也。

孟英曰。帶下。女子生而即有。津津常潤。本非病也。故扁鵲自称帶下醫。即今所謂女科是也。金匱亦以三十六病隸之帶下。但過即為病。濕热下注者為实。精液不守者為虚。苟體强氣之人。雖多亦不為害。惟乾燥則病甚。蓋营津枯涸。即是虚勞。凡汛愆而帶盛者。内热逼血。而不及化赤也。並帶而枯燥全無者。則為乾血勞之候矣。

彙而觀之。精也。液也。痰也。濕也。血也。皆可由任脈下行。而為帶。必以黃蘗為佐也。

張壽頤曰。孟英謂女子生而帶。不足為病。即其所謂津常潤者。本屬無多。亦不穢惡。俗有十女九帶之諺。誠不必藥。且閨中隱曲。原不告人。亦未有以此求治者。如其太多。或五色稠雜。或五臭間作。斯為病候。虛寒。虛熱。實熱。三層。已足包涵一切。濁帶諸症。果能明辨及此。治法已無餘蘊。至謂枯燥全無者。則是虛勞之候。此即褚氏遺書之所謂枯則殺人者。苟非真陰之告匱。皆其斷喪太過。合多。而津乾液耗者也。孟英体驗及此。確是古人未道之語。

妙香散　治脈小食少。或大便不實者。

龍骨　益智　人參各一兩　白茯苓　遠志　茯神去木各五錢　硃砂二錢　炙甘草錢半

為末每服酌用數錢

張壽頤曰。此王荆公方。為虛證之遺帶下設法。於固澀之中。仍以利水、化痰輔之。補而不滯。頗為靈動。地黃、歛子去桂附，腎陰不足。肝陽內風鼓動，而滑精。其脈弦大者宜之。葉云。天地溫和。風濤自息。又云。坎中陽微。下焦失納。又云。肝為剛臟。不宜剛藥。祇宜溫柔養之。

水製熟地八錢　川石斛　麦冬　茯苓各一錢　秀石菖蒲
遠志肉　巴戟肉　乾淡蓯蓉各一錢　五味子　山萸肉

沈曰。末二味。酸藥可去。

張壽頤曰。河間地黃歛子。治猝然音瘖。支廢不用。是為腎臟氣衰。陰陽兩脫於下。而濁陰泛溢於上。氣血沖激。擾亂神經者立法。其證必四逆支清。或冷汗自出。其脈必沈微欲絕。其舌必滑潤淡白。故以麦冬熟地。峻補真陰。桂附戟蓉。溫養元氣。五味萸肉。酸以收之。所以攝納渙散。返其故宅。理法極密。本不可以治肝陽上冲之腦神經病。今去桂附。借用以治陰固陽擾亂之遺濁崩帶。填攝真陰。本欲以靜制動。以陰固陽。則方中昌遠開泄。

尚非所宜斟酌損益。而堯封反謂莫閔五味。酸收可去。似失之製方之意。蓋本尚虛而不固者。立法正是利用其酸收。既無濕熱实邪。尚復何嫌何忌。要之腎家陰虛相火鼓動而為遺濁崩帶者最多。脈弦且大。龍雷方張。是方與繆仲醇之集靈膏魏柳州之一貫煎皆滋養真陰。攝納浮陽之妙济。

補腎陰清肝陽方　王宇泰曰。腎為陰主藏精。肝為陽主疏泄。故腎之陰虛則精不藏。肝之陽強則氣不固。

沈堯封曰。此方以清芬之品。清肝不以苦寒之藥傷氣。

藕節　青松葉　側柏葉各斤　生地　玉竹　天冬各兩

女貞子　旱年草各四両熬膏服

張壽頤曰。此治肝腎相火亢而疏泄無度之遺濁。崩帶火之偏旺。实由於陰之不涵。故清火不在苦寒。而在甘潤。又選用清芬之品以疏絡中鬱熱。尤為超妙。

△辨帶與濁之不同

女子帶下與男子遺精。均由輸精管而來。與濁之由輸

夏月　劉益齋學日此字定

尿管出者不同。但男子遺精、輸洩有時。而女子之帶下無時。所以然者。以女子經水一月一行。血脈震動。影響腎臟故也。世人每謂十女九帶。而不知十女九濁。夫帶為腎中之精液。濁乃膀胱滲泌之濁質。男女俱有。戴元礼云。濁太多。精化不及。赤未變白。故成赤濁。又引力好色。所泄半精半血為證。認精作濁。殊欠理會。試以帶濁液質論。帶則稠粘腥穢。濁如米泔。間有油淤。以病證論。帶則腰痠頭暈。頭筋掣疼。濁則無之。以形狀論。帶則粘着如地上乾燥之粘痰。濁不過具粉白形迹。帶濁不同至為明顯。不過女子之濁。與男子不同者。女子之濁。時時滲下。男子則好色過度。其發見於溺中者較少耳。

咽中如炙腐證 腐一作臠。俗名梅核氣

脈經云。婦人咽中如有炙臠狀。半夏厚樸湯主之。

按靈樞臟腑病形曰。心脈大甚為喉吤。又曰膽病者咽中吤吤然。華佗藏經曰。大腸虛則咽喉中如核。諸說不同。独史載之以為病本於肝。由肝氣鬱結。滯於血分氣而上逆，肺胃從之。故痰涎常逆於咽中而不通利也。治法不但理氣，並宜理血。今致王氏醫存治法，則只載之之說。似覺精當。醫存云：此症始覺如樹皮草葉一片附於喉內，滯濇不痛。俗名梅核氣。因事不遂心，肝鬱脾傷。三焦火結，上炎於喉也。男婦皆有。其脈兩關或浮或沉，必細數而促，尺寸亦因之不揚。上下各見熱症。每用逍遥散、陽和湯加減愈之。

△種子宜男婦預知補腎調經

生育之要，在乎男精女血充實而無病也。故男則首重補腎，女則首重調經。未有男精足，女血充，而乏子嗣者也。若男子之不足，則有精冷、精清。精冷者，及臨時不堅，或流而不射。或夢遺頻數，或便溺淋濇。或好女色，以致陰虛。或好男淫，以致陽極。或過于強固，勝敗不均。或素患陰痿，肝腎乖離。此外或以陽衰多寒，或以陰虛多熱。若此者，皆男子之病。雖婦人不孕不育，其咎仍在男子。豈得諉之婦人。即或廣置姬妾，徒自戕賊性命而已。終何益哉。至于婦人之不孕。則有經之或先或後者。有一月兩至者。有兩月一至者。有枯絕不通者。有頻來不止者。有先痛而後行者。有先行而後痛者。淡色黑色紫色者。有瘀而為化者。有精血不充。而作白帶白濁者。有子宮虛冷。而獨陰不成者。有血中伏熱。而孤陽不生者。有血癥氣瘕。子藏不收。月水不通者。此皆婦人之病。不能育胎攝胎者也。咎歸婦人。誠無可辭。當各因其病而治之。然精血猶為後天渣滓有形之物。而一點先天真一之靈氣。萌于情欲之感者。妙合于其間。朱子所謂稟于有生之初。悟真篇所謂生身受氣初者是也。故能于滋腎調經之中。而兼以行氣補氣之法。更能養氣于平時。然後一舉可孕。天下之男無不父。婦無不母矣。

△種子當知重在陽精

子嗣有無。全在男子。而世俗專責之婦人者。抑獨何歟。易曰坤道其順乎。承天而時行。夫知地之生物。不過順承乎天。即知母之生子。亦不過順承乎父而已。知母之順承乎父。則種子者可由主乎婦人乎。若謂可專主乎婦人。試看富貴之家。姬妾眾多。其中豈無月水當期而無病者乎。更有已經前夫頻頻生育而娶以圖其易者。顧亦不能得胎。更遣與他人。轉盼生男矣。豈不能受孕於此。而能受孕於彼乎。所以謂子嗣主于男子。不拘老少強弱。不拘康寧病患。不拘精泄難泄。只須清心寡慾。蓋以君火在心。心其君主。相火在腎。腎主其根本也。心不清靜。火由慾動。而自心挑腎。先心而後腎者。以陽無陰。是氣從乎降。而丹田失守。已失元陽之本色。若能寡。則腎陰足而陽從地起。由腎及心。先腎而後心者。以水濟火。是氣主乎升。而百脈齊到。斯成化育之真機。至有既孕而小產者。有產而不育。有育而不壽者。有壽而黃無疆者。皆由男子心之動靜。慾之多寡。分為修短耳。世人不察。以小產專責之母。不育專咎之兒。壽夭專諉之數。不亦謬乎。又有少年生子多致羸弱。慾勤而精薄也。老年生子。反多強壯。皆慾少而精全也。好飲者。子多不育。蓋酒性慓悍。火毒亂精。而濕熱勝也。是又不可以不知。

△種子不宜多置姬妾

男子艱嗣。固當置妾。然而且妾太多。亦非美事。精神既分。心不專一。又有所掛情。情忽未孚。雖合不歡。安能成孕。故凡不得已而買妾者。只以生子傳後為重。不必擇其姿色。惟視其氣血旺壯。形體結實。不肥不瘦。五官周正。相貌仁善。可以出子者買之。若太肥則脂塞出門。動必嗽喘。太瘦則雉羸骨立。肌熱易病。斷難孕育。然所以不擇姿色者何故。蓋入宮而妒。人情之常。為夫者平時預先曉喻其妻。以宗祀之大。無後之苦。又令諸妾重尊卑之分。知嫡庶之規。一家和順。上下皆得其歡心。然後交會之時。無後顧慮。必能一舉而成也。前人云婦人和樂則有子。洵至言也。世之艱嗣而多妾者思之。然乎否耶。抑又聞之。越乾隆初有婦人年四十無子。自知必不能生育。典質衣飾。為夫買妾。未幾妾果懷孕而產一子。婦當妾初胎。不知保婴之道。乃与妾床榻連。向背相鋪。两床後逼近花柳皆脱去。合為一床。晚间每闻儿啼。妇即抱過己身。爱之一如己出。惟哺乳時交妾。餘悉賢妇顧護。及長歡食教誨。延師從学。辛勤培植。無微勿至。妾復生二子。保護撫養如前。厥後一子發甲。二子登科。至今傳為盛事。吾願世之為正妻者。即以此為法可耳。

處方

坤厚資生丸　治妇人经事不调臨期腹痛不能受孕

九制熟地　當歸酒蒸各二两　白芍酒炒三两　川芎酒蒸五錢　丹参酒蒸三两　茺蔚子酒蒸四两　香附四两醋酒姜汁盐水各炒一两　白术四两陈土炒

右為末以益母草八两酒水各半熬膏和蜜煉為丸每早開水下四錢。

大抵月经先期而至脈數有热属血热加生地　丹皮　如後期而至脈遲冷属血寒加　肉桂　將行经而腹痛是氣滯加烏藥　木香　食少氣虚面色皖白四肢無力是為氣血两虧加人

參、炙芪 茯神 枣仁 遠志 炙甘草 鹿茸之類。

遠少丹 治男子命门火衰陽事痿弱精氣不足陽虛之証

懷山藥 牛膝酒浸 遠志肉 萸肉去核 巴戟去心 白茯苓 北五味 石菖蒲 肉蓯蓉 楮實 杜仲炒 茴香各兩 熟地二兩 枸杞二兩五錢

右為末煉蜜和棗泥丸每服五十丸溫酒或鹽湯下日三服食前服每晚另室睡一年少則八個月。

種子神效方

真魚鰾一斤切片牡蠣粉炒成珠 綫杜仲八兩去皮鹽水炒 白當歸八兩酒洗晒乾 白蓮鬚八兩揀淨不炒 肉蓯蓉八兩去甲酒洗淨晒乾 兔絲餅八兩去灰土炒酒煮晒乾 沙苑蒺藜八兩乳鹽童便並酒各炒二兩 巴戟肉八兩去骨酒炒 淫羊藿

鯨麟珠 治婦人氣血俱虛經脉不調或斷續或帶濁或腹痛或腰痠或飲食不甘瘦弱不孕服一二斤即可受胎凡種子諸方無以加此 人參 白朮 茯苓

芍藥酒炒各二兩　川芎　甘草酒各一兩　當歸　熟地　菟絲子各四兩
杜仲酒炒　鹿角霜　川椒各二兩　右為末煉蜜丸如彈子
大每空心嚼服一二丸酒湯送下或為小丸吞服亦
可。

陳修園曰水與土相濟而生草，脾與腎相和而生人。菟
絲子脾腎藥，補而能使水土不虛，毓麟珠取之為君所
以奏效如神也。菟絲子可用八兩，以菟絲多子故能令
人有子也。

△妊孕之原理

褚澄云，血先至裹精則生男，精先至裹血則生女，陰
陽俱至，非男非女之身，精血散分，駢胎品胎之兆。歷代
婦科多宗之，此種邪說，全屬不經之談，不可為訓。不思
此事人人俱極明瞭，為問交媾之時，曾有血出者乎。交
媾出血，乃病也，知其為病，則裹精裹血之說，不攻自破。
其在易曰，男女媾精，萬物化生，閱微草堂云，胎者兩精
相搏，翕合而成。媾合之際，其精既洽，其精乃至，此化生

自然之妙用。非人力所能為也。依此而說。則男女均繫以精。相洽。明較著今。以東西洋諸說互勘之。妊孕作用者。乃卵子與精絲相會合而生。胎兒之基礎之現象也。此卵子與精絲之會合。通常皆以交合為媒介。即交合時射入膣門之精液。含有多數之精絲。據羅特斯之計算。謂一次之精絲。含有二億二千六百萬餘之類。該精絲之一部。雖遭酸性之膣液而死滅。其他則入子宮口內。次第上昇。而至於喇叭管。同時由卵子。亦下降而至喇叭管。其時遂接觸融合。而妊孕以成。而二者之融合。自子宮迄於卵巢。周隨處皆宜。且按之解剖的構造。喇叭管外三分之一。凹陷與皺襞特多。意者精絲得抵此部。即少住須臾。以待卵子之會合。迨妊孕成則卵子因纖毛運動。與筋壁之收縮。被輸送於子宮。而附着於其粘膜焉。

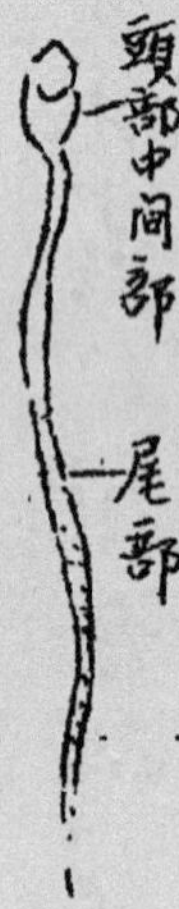

人類之精絲

△辨胎

素问婦人足少陰脉動甚者。妊子也。按此節張壽頤箋疏主動而滑二義。以動兼滑聚而言。滑兼爽利而言。謂各有至理。然總以流利滑疾者為多。即氣滯較虛。亦大流利。亦每見滑數之状。閲歷久者自知。

又曰。陰搏陽别。謂之有子。沈堯封曰。尺脉搏擊。而寸迥别。則有子之兆也。據張壽頤箋疏。謂此節仍主尺中立論。則動甚妊子。作手太陰者豈非訛誤。依錫璜氏經驗。

精絲穿入于卵内之状

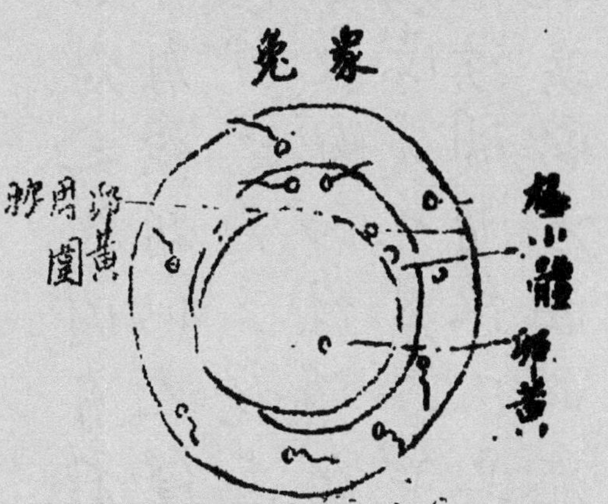

手太陰雖無動脈。然有孕則左寸每見滑數細心診察自能明瞭。

又曰，何以知懷子之且生也。曰，身有病而無病脈也。

張壽頤曰。身有病者。謂婦人不月。豈非病狀。且多有食減嘔惡之症。亦是病徵。但以脈察之。則調而有序。不見其病。是為懷子無疑。凡惡阻之甚者。食減神疲。病狀昭著。然脈必無恙。臨證以來。確乎可據。始知經說之精。據推妊孕。脈多滑利。在他證為病脈。在妊孕為正脈。故曰無病脈。

西說，婦人妊娠之後。固有種種之變化。易診察。然後患其他疾病。亦有發相似之證候者。故欲求其果為妊娠與否。須先區分之為三種。其一曰，不確症。妊娠有生殖器以外之變化。如神經消化器。泌尿器。循環器。呼吸器。皮膚等之異常是也。其二曰疑症。妊娠視生殖器之變化。一向來月經調順忽一旦停止。二子宮大而且變軟。三陰戶溫暖異常濕潤。四乳房加大。五聞有子宮雜音。

其三曰確症。一得聞胎兒之心音。二得聞有臍帶雜音。三得聞有胎動之音。四觸知胎兒之各體部。

△妊婦之攝養法

妊婦之攝養法有十。一曰。飲食物之攝生。妊娠中之生活法。自以不變平昔之習慣爲佳。故一切飲食物。可仍其舊。但勿過量。晚餐須常擇易消化之食物。用其小量。大豆菜豆類。芋類等。不消化物。芥子胡椒辣椒等。香辛之物。未熟之蜜柑等。酸味甚之果物。以及強烈之酒類。濃厚之茶咖啡等。均屬有害。概宜避之。妊婦所飲之食物。必須擇其無害者。妊婦嘔吐之時。宜用易消化之食物。分數次與之爲佳。如在早晨嘔吐。當於其未起牀前。進牛乳或其他滋養食品。食後經一時。方令起牀。二曰。二便之攝生。妊婦患便閉者。十有八九。務須營室外之運動。並食已熟或煮熟之果實。早晨臥前日中。每距一定之時刻。當使飲清水一杯。空腹時尤妙。如尚秘結不通。則須溫肥皂水灌腸。或延醫診治。按以下剝原在妊娠

婦科講義　三十六

之第四箇月。及第十個月。頗有頻數之感。則須隨時排泄。若鬱溺。而强忍之，大為不宜。三曰，事務之攝生。亦須依向來之習慣。一如平日營為。並須避其過甚者。在妊娠三四個月間，最易半產。故須特別留意。四曰。運動之攝生。妊婦運動，最須適宜。當於每日。定相當之時間。出屋外散步。久坐久卧。與常在室中操作。均能使消化不良。大便秘結。或患痔疾，或致不眠，或來神經過敏，諸症。餘若奔馳，荷重，等事，亦皆有害無益。五曰。睡眠之攝生。睡眠，最須適度。且須有一定之規則。並後過於貪眠。則又有血行障害。消化不良諸症。不可不戒。六曰、精神之攝生。妊婦最須安靜。以保養其精神。或有以臨產為憂。務須善言慰勉之。若輒語以不幸之事。妊婦因而劇動精神。則胎兒必有危險也。餘若恐懼、驚怖、憤怒。及異常之悲喜。均當留意避之。七曰。衣服之攝生。妊婦之衣服。首須稍帶溫暖。次則必須寬大。毋使胸腹有束縛之弊。又在妊娠之後半期。並須施適宜之腹帶。八曰，身體之攝生清潔。亦至要之事。妊婦每日。宜温浴一次。但為時不可過久。浴湯亦不可過熱。否則子宮有收縮之虞。在虛弱家。浴後。必須安静一時。髮須常理。裹衣等。須常浣濯。外陰部至妊娠末期。每日須用微温水。洗滌二三次。

九曰。交接之攝生。交接能使子宫充血。而患小産。故自受妊至第八星期。或十、六星期以後。便須禁絕房事。若妊娠末期。更不可輕易犯之。不然。産褥熱。及他諸病患。俱難免也。其屢屢半産者。益當慎之。十曰。乳房之攝生。妊婦乳房。最須保持温暖。且勿受衣服壓迫。每日須冷水洗滌乳頭。並以指摘起。或則常搽以火酒。令該部之皮膚強固。

乙 妊孕胎兒發育之狀況

胎兒當發育之初。僅渺小。如一蠐螬。既乃具身體各部。

而成人形。其發育也。至有秩序。故受胎後。經若干月之胎兒。可得而斷定焉。在妊娠第一個月之末。胎兒身長。僅二三分。屈曲殊甚。有圓頭及尖銳之尾。眼在頭之兩側。微顯暗色之點。全體大如鴿卵。第二個月之末。胎兒身長一寸三分許。兩眼尚為圓凹窩。鼻孔耳孔。口裂已成形。四肢略具。漸生關節。全體大如雞卵。第三個月之末。胎兒身長二寸九分餘。眼裂已見。手指足趾。俱能辨認。軀幹四肢。亦漸分明。全體大如鵝卵。第四個月之末。胎兒身長。約五寸二分八釐。指趾各具爪甲。生外陰部。男女可別。間能微動。第五個月之末。胎兒身長八寸二分半。頭有髮。膚有毳毛。能活潑運動。妊婦覺之。第六個月之末。胎兒身長。九寸九分。目微開。皮下始生脂肪。全體被帶黃色之胎脂。第七個月之末。胎兒身長。一尺一寸。五分半。體重二十六兩。面多皺紋。儀如老者。此時產下。啼泣声微。略能哺乳。體甚虛弱。第八個月之末。胎兒身長一尺三寸二分。體重四十兩。皮膚赤而瘦。多毳毛。面部尚皺紋。爪甲軟而薄。手足短。臍帶自腹中央向下依附。男女陰囊無睾丸。女則自大陰唇間突出小陰唇。此時產下。泣声尚低。常就眠。體易冷。吸乳力尚弱。第九個月之末。胎兒身長一尺四寸八分半。體重六十五兩。皮下脂肪加多。筋肉十分發育。故全身稍豐滿。手足亦較圓。皮膚之紅色漸退。此時產下。大都生存。第十個月之末。胎兒身長一尺六寸半。體重七十八兩。發育完全。軀體豐圓。毳毛尽脫。此時產下。謂之成熟胎兒。

△子痫 中風厥逆附

沈堯封曰，妊婦病源有三綱。一曰陰虧。人身精血有限。

婦科講義　三十八

聚以養胎，陰分必虧。二曰氣滯。腹中增一障礙，則升降之氣必滯。三曰痰飲。人身臟腑接壤，腹中遽增一物，臟腑機括為之不靈。津液聚為痰飲。知此三者，庶不為邪說所惑。妊婦猝倒不語，或口眼歪斜，或手足瘈瘲，皆名中風；或腰背反張，時昏時醒，名為痙，又名子癇，古來皆作風治。不知卒倒不語，病名為厥，陰虛失納，孤陽逆上之謂。手足瘈瘲，或因痰滯經絡，或因陰虧不吸肝陽，内風暴動。至若腰背反張一症，臨危必見，戴眼。此乃肝風上逆，經脈縮急，治此當潤血養肝，以重鎮肝逆為主。胎前病陽虛者絕少，慎勿用小續命湯，致滋他變。

王孟英曰：陰虛氣滯，二者昔人曾已言之。痰飲一端，可謂發前人所未發。因而悟及產後譫妄等證，誠沈氏獨得之秘。反覆申明，有功後學不少。

張壽頤曰。妊身陰虛。以精血凝聚下元。無暇旁及。致令全身陰分偏於不足。至理名言。必不可易。頤因此悟及子癇發痙。即從此陰虛二字而來。蓋癇症痙厥。猝然而作。亦可倏然而安。近人腦經病之真理。早已發明。已是萬無疑義。顧腦神經之所以為病者。無非陰不涵陽。肝氣上逆。沖激震盪。擾其神經。以致知覺運動。頓失常度。若產後得此。明是陰奪於下。陽浮於上。其理易明。獨妊娠之時。真陰團結。必說不到陰虛二字。何以陽亦上浮。柔於此極。今得堯封精血有限。聚以養胎。陰分必虧二句。為之曲曲繪出原理。乃知陽之所以升浮者。正惟其陰聚於下。有時不得上承。遂令陽為之越。發生是證。然究屬陰陽偶爾乖離。非真陰大虛者可比。則陽氣暴越。能升而亦能降。所以子癇病自動亦即自安。不為大患。

與其他之癲癇陣作有時，恒爲終身之痼疾者不同。堯封陰虛失鎮，孤陽遂上，及陰虧不吸，肝陽內風暴動，固能說明癇痙根源，早已窺透此中癥結。至於猝倒不語，口眼歪斜，手足瘈瘲，反張戴眼等症，亦屬腦神經變動。溯其原因，乃肝風挾痰，滯而發，所以病起之際，無不口湧稀涎。柔潤熄風，佐以化痰，肝逆即安，痰亦隨降。堯封取錢鶴雲法，以治此症，百試百效，誠爲卓識。末謂弗用小續命湯，所見最真。凡吾同道，不可不書諸紳。無論昏憒歪斜，不仁不遂，痙厥瘈瘲，癲癇譫妄，苟投續命，必爲催命之符。王孟英謂痰飲一端，沈氏獨得之秘，洵是確論。子癇痙厥，產後昏冒，類多由此，其實皆虛陽挾痰上逆，所以沈氏蠲飲六神湯一方，最多奇效。

沈堯封曰：錢鶴雲正室，飲食起居無恙，一夜連厥數十次。發則目上竄。形如尸。次日又厥數十次。至晚一次不醒。以火炭投醋中近鼻熏之。不覺。切其脈三部俱應。不數不遲。並無怪象。診畢。伊父倪福增曰。可治否。余曰。可用青鉛一斤化烊。傾盆水內撈起。再烊再傾。三次。取水煎生地一兩天冬二錢細石斛三錢甘草一錢石菖蒲一錢服。倪留余就寢書室。晨起見倪復治煎。云昨夜服藥後。至今只厥六次。厥亦甚輕。故照前方再煎與服。服後厥遂不發。後生一子。計其時乃受胎初月也。移治中年非受胎者亦屢效。

張壽頤曰。痙厥一症。總是陽氣上浮。沖激腦經。所以頃刻之間。能失知覺運動。其脈有變有不變。有伏有不伏。其肢體亦有冷有不冷。病情與癇症大同。但痙厥者無涎沫。癇必有涎沫。故治癇必兼滌痰。治厥可按滋腎養陰。兼顧其本。而不賴潛陽鎮墜之品。始克有濟。則是症不無二治。其脈之不留傚。亦以腦經為病。本與血管無涉。大抵脈不伏而支溫者。其症尚輕。脈伏絕而支冷者。其症為劇。是其神經之激動尤甚。更進一步。則素問之所謂氣不返者死矣。堯封此案。以青鉛水煎湯。正合鎮定風火使不升騰之意。所以覆盃得效。如鼓應桴。此症之發於初結胎期者。則以真陰凝聚於下。不暇他顧。致令孤陽無宅。俄頃飛揚。既得青鉛攝引。而後峻養真陰。標本雙顧。所以定厥。而並無礙胎之慮。宜為子癇卒厥之無上神丹。自謂屢效。必非虛語。

璜按。此方余用以治子癇二人。皆效。堯封之說良然。

吳門葉氏治一反張。發時如跳躍。離席數寸。發過即如平人。用白芍，甘草，紫石英，炒小麥，南棗，煎服而愈。

張壽頤曰，葉氏此案。痙厥頻納。合甘麥棗芍。柔潤養液。與上條堯封用藥。異曲同工。讀此可悟。善學古人者。正當師其意而不必拘其方。

沈堯封曰，痰滯經絡。宜二陳加胆星竹瀝姜汁。

璜按治子癇前兩方為佳。但有痰滯者。用以消痰亦有小效。若以此為能愈癇。則未敢信。

△惡阻

金匱云，婦人得平脈。陰脈小弱。其人渴不能食。無寒熱。名妊娠。於法六十日當有此症。設有醫者治逆卻一月。加吐下者。則絕之。

沈堯封云，婁全善云。惡阻謂嘔吐惡心頭眩惡食擇食也。絕之者。謂絕止醫藥。候其自安也。

張壽頤曰，惡阻是胎元作結。真陰凝聚，不得上承。而虛陽上越，故為嘔吐惡心頭眩惡食等症。但陰結於下，陰脈當沈實，而不當小弱。素問謂少陰動甚，亦是有力搏擊之狀，即未必是妊。金匱乃謂陰脈小弱者為妊孕，殊不可曉。所謂六十日當有是証，言六十日當有之，不必拘定六十日也。凡惡阻早者，殊胎作結纔十餘天，即有見症。遲者或發見於三四月後。有遲月或作或止者。有連舉數胎，而不知不覺者。總隨其婦人之體質，而異。即治之應否，亦各有不同。其應手者，三五劑即大效。其不應者，雖變盡方法，而嘔不可止。停藥一說，雖似有理，其實停藥而不能自安者，亦正不少。

沈堯封曰，貴姓婦懷妊三月，嘔吐飲食，服橘皮、竹茹、黄苓等藥不效。松郡車謂津用二陳湯，加旋覆花、姜皮，水煎，冲生地汁一杯，一劑吐止，四劑全愈。一醫笑曰，古方生地、半夏同用甚少。不知此方即千金半夏茯苓湯，除去細辛、桔梗、芎藭、白芍四味。 又曰嘔吐不外肝胃兩經。病人身體臟腑，本是接續，懷妊則腹中增了一物，臟腑機括，爲之不靈，水穀之精微，不能上蒸，爲氣血凝聚，而爲痰飲，窒塞胃口，所以食入作嘔。此皆胃病。又婦人既妊娠，則精血養胎，無以鎮納肝陽，則肝陽易升。肝之經脈夾胃，肝陽過升，飲食自不能下。此是肝病。千金半夏、茯苓湯，用二陳，化痰以通胃也。用旋覆，高者抑之也。用地黃，補陰以吸陽也。用人參，生津以養胃也。其法可謂詳盡。至若細辛，亦能散痰；桔梗，亦能理上焦之氣；芎藭，亦能宣中焦之滯。未免升提。白芍雖能平肝斂陰，仲景法胸满者去之。故東氏皆不用。斟酌盡善。四劑獲安。有以也。

又曰蔡氏婦惡阻水藥俱吐。松郡醫用抑青丸立效。黃連一味為末粥糊丸麻子大每服三四十丸

又曰肝陽上升。補陰吸陽。原屬治本正理。至肝陽充極。滴水吐出。即有滋陰湯藥亦無所用。不得不用黃連之苦寒先折其太甚。得水飲通然後以滋陰藥調之以收全效。

王孟英曰左金丸亦妙。

續按惡阻用蘇葉六分黃連五分水煎多服數次屢效。

余嘗治一張姓婦。妊已五六月。嘔吐兩月餘不止。點滴水飲入口即吐痰水。不飲亦然。形銷骨立。兩目亦陷。百藥不效。余仿用東氏法。加人參黃連蘇葉生地調養。遂

不再作。

△子煩　　　　　　沈堯封

丹溪曰。因胎元壅鬱熱氣所致。

曰，子煩病因。曰痰，曰火，曰陰虧。因痰者。胸

中必滿。仲景曰，心滿而煩。宜瓜蒂散。此是

吐痰法。妊婦禁吐。宜二陳湯，加黃芩，竹茹，

旋覆花。陰虧火盛者。仲景黃連阿膠湯，最

妙。

張壽頤曰，煩是內熱。心煩悶悶不樂。亦

以陰聚於下。不得上承。雖屬陰虛火擾。

但挾痰者十恆七八。黃連溫胆湯。蠲飲

六神湯，皆佳。　栝樓加入竹茹，焦枝子

尤妙。

△子懸

嚴氏紫蘇散。　許叔微曰，治懷胎逆上。脹

滿疼痛。謂之子懸。陳良甫曰，妊至四五

月。君相二火養胎。熱氣逆上。腹滿痞悶。名曰子懸。用此加黃芩山梔之類。一方無川芎。名子七寶散。許叔微云。六七月子懸者。用之。數數有驗。不十服便近下。方用紫蘇兩，腹皮，人參，川芎，橘皮，白芍，當歸，三分甘艸分剉，分三服。水一盞，生姜四片，葱白，煎去滓服。

徐藹輝曰，宜去川芎。以避升提。

張壽頤曰，子懸是胎元之上逼。良由妊婦下焦氣分不疏。腹壁逼窄。所以胎漸居上，而脹滿痞痛乃作。濟生紫蘇散。用紫蘇。腹皮，橘皮，芎，歸，疏通下焦之氣。再加姜，葱。亦是通陽作用。不可認作發散通套。程鍾齡醫學心悟。解釋保生無憂散一方。謂全用撐法。故使易産。頤謂嚴氏此方。亦是撐法。今其腹壁閉張。而胎

沈覺種即參服

自安於胞宮。惟其分兩甚輕。故疏張而無擾動之虞。陳氏不用川芎。徐靄輝謂其嫌於升提。淵是確論。但本方只用三分。開展氣機。亦無不可。若不知此理而重用之。則大謬矣。

堯封曰。郁姓婦懷妊九月。偶因勞動。遂腹痛胎氣漸升。至胸中。抑塞不通。忽然呼喚人。數人扶持不住。病名子上撞心。子懸之最重者。用旋覆花、代赭石湯，去參。連灌兩劑。胎墮得生。又一婦亦如之。前藥胎墮而死。

張壽頤曰。此誠是子懸之重症。上逼太甚。竟致神志為蒙。此非重劑鎮墮。復有何藥可以救急。照之墮否。本已不暇兼顧。即使墮胎。而母命難全。亦祗有盡人力以聽氣數而已。頤謂代赭石入煎劑。

倘非末子冲服可比。亦未必皆墮胎。果有急症。不妨借用。此時母命極危。更不當疲藥塞責。并此一綫可生之機。而絕之也。又按并至胸中四字。終是言之太過。胎在腹中。必不能撞破膈膜。真犯心主。蘊按胎氣上升胸中。言其氣耳。厥陰為病氣上撞心。豈必有物撞破膈膜耶。前述未免看過。又按此等症危在頃刻。恆有胎不墮而隕命者。余治陳氏婦用前方而竟不救。究之藉在必不能墮胎。近人張壽甫已力辨之。李氏曰，子懸症火盛極。一時心氣悶絕而死。紫蘇飲，連進可救。若兩尺脈絕者。有誤服動胎藥，子死腹中。則增寒。手指爪甲俱青。全以舌為證驗。芎歸湯救之。此外更有氣逆之甚。因而作暈。名曰子暈。

亦用前紫蘇飲治之。然子眩亦有由脾虛挾痰者。宜用六君子湯。若頑痰閉塞，脾氣不虛者。二陳湯加竹瀝薑汁。虛實之間。尤當細辨。

附案　王孟英曰，戊申秋荊人妊八月而患咳嗽。碍眠。鼻衄如射。面浮指腫。諸藥不應。歸思其故。素屬陰虛內火自盛。胎因火動。上湊心胸。肺受其衝。咳逆乃作。是不必治其嗽。仍以子懸治之。因以七寶散去參、芎，生薑，為其胸滿而內熱也。加生石羔，以清陽明之火。熟地黃以攝根蒂之陰。投匕即安。今年冬仲亦以八月之娠。而悲哀勞瘁之餘。胎氣衝逆。眩暈。嗽痰。脘，脹便濇。苔黃口渴。予蠲飲六神湯去膽星、茯神，加貝、[illegible]、蘇葉、大腹皮，以理氣開鬱。黃芩、枝子、竹茹，以清熱安胎。一劑知二劑已。凡子懸因於痰滯者。用此法應如桴鼓。

△妊娠腫脹

沈堯封曰。妊婦腹過脹滿。或一身及手足面目俱浮。名子腫。或名子氣。或名琉璃胎。但兩腳腫者。或名皺腳。或名肥腳。名色雖多。不外有形之水病。與無形之氣病而已。何則。胎礙臟腑。機括不靈。腎者胃之關也。或關門不利。因而聚水。或脾不能散精行肺。或肺不能水精四布。此有形之水病也。又腹中增一物。則大氣升降之道窒塞。此無形之氣病也。病在有形之水。其證必皮薄色白而亮。病在無形之氣。其證必皮厚色不變。說見內經脹論。細玩自明。更有痰滯一症。痰雖水類。然凝聚質厚。不能遍及皮膚。惟壅滿氣道。使氣不宣通。亦能作腫。其皮色亦不變，故用理氣葯不應。加化痰之品。自獲效。

張壽頤曰，妊身發腫。良由真陰凝聚以養胎元。而腎氣不能敷布。則腎中之輸尿管無權。遂致水道不通。泛溢莫制。治當展布腎氣。庶幾水行故道。小溲利。而腫脹可消。此惟仲景腎氣丸。最為正治。但附子最是礙胎。苟非症還危急。慎弗輕率援用。以貽口實。其頭面腫者。則肺氣不降。上源不清而水道亦不利。則當開宣肺氣。復其肅降之常。面即不浮。猶按治水腫常法。古人每以填實在下。清肅在上為要圖。填實在下。即腎氣丸加減是也。清肅在上。即葉天士方所云開降肺氣是也。其方用紫菀、杏仁、茯苓、枇杷葉、桑皮、冬瓜子、滑石、等類。以治肺氣不降而面腫者頗效。但近歲患水腫症。由濕熱者十常七八。尤當取用黃柏、知母、萆薢、茯苓等。隨宜加減出入。累效。腎氣丸竟有全不可用者。

千金鯉魚湯　治妊娠腹脹滿。或渾身浮腫。小便赤澀。

沈按：此治有形之水也。以腹脹滿為主。身腫溺澀上加一或字。乃或有或無之詞。不必悉具。

陳良甫曰：胎孕至六個月。腹大異常。此由胞中畜水。名曰胎水。不早治恐胎死。或生子手足軟短。宜千金鯉魚湯。蓋鯉魚歸腎。又是活動之藥。臣以苓、术、姜、橘。直達胞中去水。又恐水去胎虛。佐以歸芍。使胎得養。真神方也。

當歸、白芍各一錢　茯苓一錢五分　白术二錢　橘紅五分鯉魚一尾去鱗腸。作一服。白水煮熟。去魚用汁一盞半。入生姜三片煎一盞。空心服。胎水即下。如腹悶未盡除。再合一服。

天仙籐散 治妊娠自三月成胎之後。兩足自腳面漸腫至腿膝。行步艱難。喘悶妨食。狀似水氣。甚至足指間出黃水者。謂之子氣。

此元豐中淮南名醫陳景初製也。本名香附散。後李伯時更名天仙籐散。按此理氣方也。腳面漸腫至腿膝。併足指間黃水出。是水與氣同有之證。不得則謂之氣病。必皮厚色不變。方是氣病。用此方為對證。

天仙籐，即青木香籐，洗略焙，香附炒，陳皮，甘草，烏藥，木香，等分剉末。每服五錢。加生姜三片，蘇葉五葉，水煎。日三服，腫消止藥。

張山雷曰：是方專徒氣分着想，意謂氣浮通調。而腫可自愈。然方下則謂三月成胎之後。腳腫至膝。甚至喘闷妨食。足指間出水。則水之泛濫甚矣，豈僅理其氣所能有效。沈堯封謂必皮厚色不變。方是氣病。用此為对症。乃是認症要訣。

積按：治妊婦之水腫，審其非由濕熱者。行氣補氣。最易浮效。余二十餘歲時。治西驛林氏婦。年三十許。妊娠七月。而周身腫勢甚大。以手按之。肉如嫻綿。眼胞腫至不能開合，不見眼睛。余遵冷蘆醫話法。令甚每次用生黃耆二三兩，糯米三錢，煎湯服。日夜數服。竟服黃耆四斤餘。不二十日而水腫全消。屢胎氣臨月。竟產一男。母子均無恙。乃歎黃耆能行氣，氣行則水行二語。朗

有妊情

△妊娠經來

冀天民曰。或問妊娠有按月經行。而胎自長者。有三五個月間而血大下。而胎不墜者。或及期而分娩。或逾月而始生。其理何歟。曰、按月行經而胎自長者。名曰盛胎。其婦氣血充盛。養胎之外。其血有餘故也。有數月之胎。而血大下。謂之漏胎。因事觸胎。動其衝脈。故血下而不傷子宮也。然孕中失血。胎雖不墮。氣血亦虧。多致踰月不產。曾見十二三月、十七八月。或二十四五月生者。徃徃有之。俱是氣血不足。胚胎難長故耳。凡十月之後未產者。當大補氣血以培養之。庶其分娩之患也。

張壽頤曰。花谿老人云論。分別有餘不足。甚是明析。謂逾月不產。因[illegible]不足[illegible]

養一層。洵是要訣。縱使其人本来漏胎。而既以踰期不生。母氣不旺。亦復何疑。

李氏曰，胎漏自人門下血。尿血自尿門下血。

張壽頤曰，此胎漏與溲血之辨別處。一由精竅。一由溺竅。此惟患者有能知之。非善问不得其可。然閨中人赧於啟齒。即问之亦不易得其詳。則下條蕭氏一說。尤握其要。

蕭賡六云，胎漏下血，頻出無時。尿血溺時方下。不溺則不下。

沈堯封曰。尿血小薊飲子妙。

張壽頤曰，溺血多膀胱蕴热。清热利水是也。然在妊身則傷胎之藥宜避。

王孟英曰，懷孕屢漏之後。氣血耗傷。有遲至三四十月而生者。若妊娠帶下。多主生女。亦大不然也。吳醞香大令五令媳。素患带。婚嫁带盛。终渐混经。医皆以为带所致也。久接温涩无效。余诊之脉甚滑数。以怀麟断。清其胞中而愈。及期果诞一子。张寿颐曰。带下属热者多。是必有脉凭。俗子辄认为虚。本极可笑。

△子淋转胞

妊妇淋曰子淋。小便不出曰转胞。子淋小便频数。点滴而痛。转胞频数。出少不痛。淋属肝经阴虚。转脬因胎大压住膀胱。或气虚不举。但接通利。无益于病。

治法 子淋汤 生地 阿胶 黄芩 黑山栀 木通 甘草 水煎服

转胞宜用人参 川芎 黄耆 升麻 大剂煎服以举其胎。盖胎一举。则转胞自疏。水道自利也。

△妊身腹痛

金匱曰：婦人懷妊腹中㽲痛者，當歸芍藥散治之。

當歸三兩　芍藥一斤　茯苓四兩　白朮四兩　澤瀉半斤　芎藭三兩

右六味為散，取方寸匕，酒和日三服。

又曰，妊娠腹中痛，為胞阻。膠艾湯主之。

芎藭　阿膠　甘草各二兩　艾葉　當歸三兩　芍藥四兩　乾地黃六兩

右七味，以水五升，清酒三升，合煮，取三升，去滓，內膠令消盡，溫服一升，日三次。

徐藹輝曰，婁氏用治胎動漏下。經漏腰痛。腹滿搶心。短氣加黃耆。訒菴亦謂妊娠下血腹痛為胞阻。主此湯。又曰，又方，阿膠一斤，蛤粉炒。艾葉數莖，亦名膠艾湯，治胎動不安。腰腹疼痛，或胎氣上逆。漏血腹痛，

張壽頤曰，金匱膠艾湯為真陽不足，虛

寒氣滯之神身。補陰和血。行氣溫經。遂爲精當。不僅專治妊娠之腹痛。凡氣血不足滯而腹痛者。無往不宜。尤在涇金匱心典。謂婦人經水淋瀝。及胎前產後下血不止者。皆衝任脈虛。陰不能守也。是惟膠艾湯爲能補而固之。有芎、歸能於血中行氣。艾葉利陰氣止痛。安胎。故亦治妊娠胞阻。胞阻者胞脈阻滯。血少。其氣不行也。由血液虛寒而氣行不利。故有淋瀝腹痛等病。是方溫和流動補而不滯。盡人所知。而腹之所以痛者。亦由陰氣耗散所致。在涇陰不能守四字。大有可味。芍藥純陰。能收攝潰散耗亂之陰氣。故治淋瀝下血。非僅爲血家定痛之良劑。宋人局方四物湯、世咸知爲女科通用要藥。豈非即從此方脫化而者。蓋芎藭泄發之性甚烈。古用附膠。恐其以芎之靈通疏散者。相輔而行。頗有效。用若膠艾湯去阿膠。則芎性太走。最宜斟酌。徐氏引用膠艾湯。總用膠艾。亦是太笨。不足法也。

又曰。懷妊六七月。脈弦發熱。其胎愈脹。腹痛惡寒者。少腹如扇。所以然者。子藏開故也。當以附子湯溫其藏。

尤在涇曰。脈弦發熱。有似表邪。而乃身不痛。腹反痛。背不惡寒。腹反惡寒。甚至少腹陣陣作冷。若或扇之者。所以然者。子藏開不能合。而風冷之氣乘之也。夫藏開風入。其陰內勝。則其脈弦發熱。且為格陽矣。胎脹者。胎熱則消。寒則脹也。然則附子湯溫藏散寒之意。概可推矣。

張存頤曰。此妊身內藏發寒腹痛之症治。然附子墮胎為百藥長。不可輕試。即

儿科

《儿科讲义》引言

《儿科讲义》为私立厦门国医专门学校教材之一，吴瑞甫撰。现存厦门国医专门学校油印本1册，不分卷，无目录，本书以此为底本影印。书前有吴瑞甫序言1篇，吴氏认为育儿大法关乎国家盛强，注重婴幼儿养护细节，提出“俾妇人女子皆精通其术，于种族之蕃衍大资裨益”的观点。书中分论育儿之法与查病之法，对儿科医论精华及有效方药详加分述。第一章讲初生儿之身体，详细论述新生儿耳鼻口目等各个器官的生理特点。第二、三章讲初产婴儿和幼儿之保护，详述婴幼儿各方面的养护方法，如哺乳法、抱儿法、按时宁睡法等。第四章讲婴幼儿诊法，如观神气、察形色、诊鼻法等，并附有配图。第五章为病因治法大略，引用各家医论，间有评述。第六章分论儿科常见病证，如呕吐、夜啼等，先论疾病，后附方药。

兒科

兒科講義

吳瑞甫編

兒科學者。蓋竊識欲以育兒之芻言。貢於社會。非僅為治病起見也。我國人種生齒之盛。冠於五洲。其大端由於禮教之善。風俗之隆。婚姻制度之美備。以有今日。通市以來。輪船火車。朝發夕至。凡屬區宇。幾無地不有華人蹤跡。則生殖之繁。實與國家有特殊之關係。兒科學又烏可不講哉。考東西兒科學。大抵調理在未病之先。而我國乳母無此學識。中医家從未聞有提倡以開育兒之智識者。此医學之缺点也。康誥曰。如保赤子。心誠求之。大學云。未有學養子而後嫁者也。則育兒之法。大概自生產時始行學養。可斷言也。以亦經學習之人。屆學養時。又無良師為之指授。故考我國人之生育。幼殤殆居多數。歐西各國。講求育兒之法。至詳且備。而太譠之進步。大遠遜於我國。其故何哉。則女權之澎漲害之也。考礼經云。妻者齊也。又曰。男正位乎外。女正位乎內。

廈門國醫專門學校

左傳云夫婦相敬如賓。可知我國男女本屬平權。故人乀種之進步。遂勝於歐西萬萬。因國俗之粹美。而有此特殊之生殖力。再進而講求育兒大六法。令起居有常。飲食有節。則種族之蕃衍。必能收主宰世界之效果。善乎霍爾博士之言曰。主宰將來世界之人。為種類之最良。兼之富者。以我國人之心思智慧。仁義道德。在世界上可謂種類之最良。兼之風土休嘉。有自然繁盛之生殖力。將來握世界之牛耳。舍我國莫屬。今以世界之人數比較之。法國自革命後。人種無增加。英德亦如之。何者女權過重。則夫婦道苦。非財力雄富。難諧伉儷。歐人不知根本改革。其國家但憂種族之衰。設賞以獎多子。空言無補。此殆無可如何之勢。其視我國嬰兒生殖之數。足挽矣。云而有餘者。相去奚啻霄壤。故欲使我國種族中繁盛。又益繁盛。使矣云絕也者。合講求兒科學之由。幼科準繩。嬰童百問。幼幼集成。幼科三種等書。非兒科學乎。雖其間精粹語儘多。而保護嬰兒之法。猶嫌未備。茲且以育兒之法。與察病之法分言之。育兒之法。為國家盛強所自始。吾人宜家置一編。時常讀誦。無論人女子。皆精通其術。於種族之蕃衍。大資裨益。其次莫若講求察病之法。嬰兒不能自言所恃以診察者。惟觀色聞声及三關指紋各種切。指紋舊訣。每多影響模糊。讀陳飛霞集成一書。屢有辨析。可知大概。世界至今。医學進步。一日千里。倘墨守舊訣。不旁通而博考之。與趙括讀父書何異。故今日之医術。乃章新之医術。非抱殘守缺之医術。亦新舊互參之医術。非舍國粹至精至微之医學而不用。徒為集舊迎新之医術也。茲承諸君有互相观摩之念。用特纂述如下。

○第一章　初生兒之身体

初生兒之身体。在未四月以前。提抱時須橫臥。不可令其起立。至四月後手頗能握且漸能舉首。通常自七個月至十二三個月。則為兒之能自起立時也。其或行遲則為胎元不足。加以不能自坐。則須審其有無偏癱與否。蓋父母酒醉後受孕。或有梅毒時。則常令兒軟骨或偏癱。此不可不注意也。哺飼之嬰兒。發育宜甚速。然亦有一二星期不甚發育者。此時不必驚異。因此時適習練其所食之新育質也。切切慮其不發育而急哺之以致令其胃不消化。嬰兒初誕之三月。發育最速。六月至九月。則稍緩。女較之男又稍緩。平常無病嬰兒在夏天則發育略緩。惟居秋季則加速。

初生第一年加高最速。此一年中平均加高八寸。第二年加高三寸半。追後至十一歲。每年約加高二至三寸。女子在十一歲後。男子在十二歲後。其高較速於前。第女子之高度。在十二歲時。則較速於男子。

凡嬰兒有骨軟症者。其身每短於常。曾度二三歲之骨嬰兒骨軟症者其身幾短於他兒約二六寸。此是明天性骨軟症。其有因飲食營養不良。致身体不能健全發達者。此乃後天性起居飲食之不宜。不關於遺傳性也。

初生兒之頭

初生兒之頭在一年内加大甚速。二歲時則發育較緩。其後顖門每於十八月生合。前顖門則須二歲時方能生合。然亦有滿足二歲三歲仍未合者。嬰兒之頭偏者。由於吮乳及卧時位置不变之故。

初生兒之胸

初生兒之胸及二歲後之胸腹

初生兒之胸。横直径所差無幾。惟漸長大時。則横径加增。其胸度濶者。兒多健康。胸度窄者非健康也。再察其腹。初生至二歲時。胸腹多相等。過二歲後。其胸之發達。則速於頭腹也。

初生兒之目

初生兒最為畏光。故常閉目。其卧室以略暗為佳。

初生兒之耳

初生兒之耳。在二十四小時內。聽覺不甚明瞭。至數月後其耳最聰。略聞搥拏声。雖卧時亦必驚動。因其耳根之感覺最靈故也。

初生兒之口舌

初生兒之舌口。略與飲食。感覺甚靈。但对於味覺亦不甚明瞭。故雖苦甜合用黄連水合蜜之類。亦每喜食。

初生兒之足

嬰兒之足。宜留意保衛。使其温暖。因足若冷。每起胃不消化。及腹痛也。

初生兒之目見耳聽

一歲內之小兒。以静養為佳。勿以奇物惹其觀聽。防擾其腦也。為父母者倘欲以玩物令其笑樂。須周歲後方可為之。

初生兒目甚畏光。故其室若光。瞳即縮短。或置最光之物於其前。目即閉合。故数星期内之嬰兒。不喜視光。嬰室宜略暗。至第六月其室有光。彼即能隨光而視其頭亦能隨光轉動。何以故因小兒屆六月。已喜見光。且能認物也。

嬰兒出世後。二十四小時內。其耳不聞。間有數日仍不聞者。此因無空氣入於耳中。且耳鼓之膜腫也。越數日膜腫漸消。其聽官即甚靈動。所以初數月之嬰兒。耳聽最聰。一聞撞擊之聲。即驚跳。即聞不甚大之声響亦醒。故產婦保衛小兒。不欲嬰室有所撞擊。或擾動者。防其驚也。

初生兒之口舌及唇

初生兒周身之膜覺。不甚顯露。惟口舌及唇。最為靈敏。因此時略與以水及乳。彼即能吮受。如與以哺乳瓶。屢見其不肯吮着。乃因瓶中之奶。或冷或熱。略異於常度也。其耳其嘗覺。亦最敏。善能知甘苦。甘則吮之。苦則面愁而不嘗。

[illegible]

嗅

初生兒亦能嗅。但其嗅覺之發達。較五官為遲。惟目盲者其嗅覺甚靈。

語

小兒言語。遲速不同。女則較早於男。尋常在一年杪。能呼爹媽。二杪則能合數字作句語。過此則進步甚速。先語人名。次語物名。倘至三歲不能語者。當係腦部有不完全之点。

牙齒

出牙之遲速不同。其大略如下

（一）六至九月出下中兩切牙（二）八至十二月出上四中切牙

（三）十二至十五月出下中兩旁二切牙及上下前四大牙

（四）十八至二十四月出上下四双臼牙（五）二十四至三十月出上下後四双臼牙

一歲小兒例有牙六　一歲半小兒例有牙十二

二歲小兒例有牙十六　二歲半小兒例有二十牙

出牙之常序大概如上。與常序略差者。亦恆有之。若大異則或禀性魯鈍。或臌部有欠缺也。當牙穿出牙座時。無或無何病顯露。惟或見膜腫。或紅或流延煩躁。或全無此狀或微發熱。至牙穿出牙肉後。則所有病狀全消。在嬰兒因食物胃不消化。而無以營養身体者。其牙幾常遲出。

初產嬰兒之保護

一、斷臍裹臍法。將斷臍必須用潔淨熱溫水浴過。將小兒自頭至足。及腋膝以臍孔竅諸凹處揩透。除淨污垢。不好頻添熱水。拭淨。裹以舊衣。然後將臍帶令人扶着。以一手守定臍根。一手推送帶中液水。約送九寸外。令人搯定。用軟稀布輕手收乾水跡。再用細草紙捲筒撚熏。往來九寸內。以收水液。拌可使燒氣透臍內。徐徐熏推送。抒亦如之。如此之五次。熏推得法。則臍帶縮軟。水液必淨。去臍半寸紮定。復於七寸外亦紮定。方可用磁鋒割斷。井用舊薄絮剪碗口大。中間通一小孔。以臍帶透過。盤於絮上。又用枯礬末摻於帶上。再加薄絮蓋之。軟油紙護之。綢帕束縛之。宜略緊以免移動。似此包裹。庶尿濕不致外侵。方能無害。此乃調護於未病之先。故臍風無由而作也。包裹既竟。若唇帶青色。四肢略冷。宜用熱水缾包入絨布。置於其旁。與兒体不可過近。睡於靜室牀宜略暗。所以安其臟腑也。

二 看臍帶脫落法

嬰兒臍帶脫落。雖有十日內外之不同。然不必拘。但包裹之處。始則三日一看。繼則逐日解看。勿令兒尿浸濕。致成臍風。揭看時手要輕。其脫落處總無一時齊下。必有微角粘連。其已脫者勢必乾硬。礙肉則痛。痛則必啼。若以兒啼為臍風則誤矣。故當解看時。手宜輕揭。細看其已脫未脫之間。用新綿花丸作棗子大。填於臍上帶下。使乾硬之處不礙肉。兒自不痛不啼。脫後務用新綿花拭淨臍液。先以枯礬極細末摻許紬臍底。再用舊褐子衣燒灰存性。填滿臍內外。剪錢大貼風膏封之。仍將舊綿油紙覆蓋遮住。絹帕束縛。似此用心調護。守過十二日。萬無一失矣。

三拭目法　裹臍既畢。即宜置諸幽微之室。用潔淨之綿花。蘸沸過之溫水。揩拭其兩眼後。用硼酸溶液。滴入眼孔。若母患白帶。則嬰兒之眼中。須滴以銀淡養三百分之二之溶液。其法用潔淨玻璃管吸收此溶液滴入之。以二三滴為度。所以防白帶之黴菌侵入兒眼而致有失明之害。

四擠乳法　小兒初生。兩乳必有餅子。務須時常揉撮。捏去乳汁。以散為度。否則腫脹成毒。医即費手。不若於初生洗浴時。即將小兒兩乳頭各捏一把。使無此患。

五解毒開口法　新產嬰兒。飲食未開。腸中僅有[illegible]糞。至胃純是混一清虛之府。但以甘草切細少許。將潔淨細絹包裹。用滾湯泡浸盞內。不宜太甜。又用軟帛綿裹指蘸汁○拭口内○去其穢毒○隨用胡桃去皮研細爛○以稀綿或薄紗包如小乳總入兒口○任其吮汁○非獨和中○且能養臟○最妙法也○若母氣素寒生兒孱弱○及產後收生遲緩○致受風寒者○兒必面色皖白○唇色淡紅○不必用甘草湯拭○只以淡姜湯拭之○最能去胃寒○通神明○若兒吐瀉之患○拭後仍用胡桃汁○醫宗金鑑用黃連拭口下胎毒○保赤集以為大苦大寒○能損胃氣○為不乳腹痛驚勞之漸○即陳宜中亦以硃砂黃連為損傷脾胃○敗壞心神之藥○不知黃連能堅腸胃○國医以為開胃藥○若少用能助胃消化○並無苦寒之弊○初生嬰兒氣体純陽最為合用○

六浴洗兒法　俗例三朝洗兒○並用益母草及纏壁藤溫水洗浴之○或於落地時即洗○鄙意謂兒生脆弱○最忌外感○不如擇清明和煦之日○於房內洗之○不必拘定三朝○蓋嬰兒甫離母腹○受風日未慣○所以得病多在出胎與沐

浴之候。因俗例致不能避忌。良用慨然。至浴湯凡桑榆攙挪挑皆合。並取猪胆汁和入湯中。勿攙入生水。可免丹毒。查北方人生兒多不洗浴。但以舊綿拭體。故自幼至長。体皆結實。南方浴兒。已成慣例。但在數日或數月內。沐浴之水。當溫和適中。浴室宜暖。浴時宜短。身上濕潤。宜速拭乾。切忌重揩猛擦。致損皮膚。西法每以海綿浸冷水遍揩其体。謂冷浴法。但不宜久揩。拭後宜速摩擦。以利血液循環。而增加皮膚之耐寒力。

七　哺乳法

產後所生之乳汁色黃。比量較重。當於蛋白鹽類。而脂肪糖質則略少。此乳能滋養嬰兒。兼能輕瀉。小兒飲之。胎糞及尿。可推盪而出。此為天然潤腸劑。第哺乳須有規。產婦不知。因兒啼哭輒與以乳。往往消化不良。便溺無度。一感疾病。必妨碍其發育。故哺乳之法。最宜急講。每次哺乳時刻以十五分鐘至二十分鐘為限。哺時嬰若睡眠。可使之醒。不可成含乳而睡之習慣。兩乳宜更番退換。二日以內。每二小時哺一次。夜間節去二次。三四月內。每二小時半一次。夜間亦節去二次。四月以後。每三小時一次。夜間不哺。十月十二月以後。宜稍盡穀食。及滋養物品。以代乳。凡乳兒預先以溫水洗淨乳頭。以免兒發生鵝口。與乳時須先擠去宿乳少許。然後與兒吮之。乳不可過飽。飽則嘔吐。若乳來過多。宜擠去再乳。防兒之發生嘔吐及瀉痢耳。

八 抱兒法 初生嬰兒。形骸雖具。筋骨甚柔。氣質不實。百日以內。切不可竪抱。竪抱則易於惹驚。且必頭傾項軟。有天柱倒側之虞。半載前不可獨坐。獨坐易感風邪。慮脊背受寒。致成龜背傴僂。最宜留意。

九 按時寧睡法 初生嬰兒。三日中均宜熟睡。若難產頭部或受壓力。沈迷昏睡。至兩週時者。倘無戰慄抽搐挺强之狀。則二三日後漸能蘇醒。數星期之康健嬰兒。每日夜睡眠宜有二十至二十二小時。若覺飢餓或不舒適。則不能安睡矣。自一月至六月之嬰。每日夜宜睡十六至十八小時。一歲以後日睡兩覺。以得十四小時為宜。兩歲以後宜睡十三小時。即夜間十二時。日中一時。四歲兒童每日宜睡十二小時。六歲至十二歲。宜有十時至十二時之睡眠。嬰孩睡時。不宜顛搖振盪。亦不宜令含乳於口。此種習慣。當初生時即行戒除。不可姑息寬容。不利於嬰。徒勞其母。若供以多乳。眠溫柔牀。置寂靜處。未有不安眠者。養成睡眠。須有定時。飲食亦須依時。則若值飲食時而猶睡。可與醒喂之。食已再睡。夜間喂食宜逐漸減少。五月小孩。黃昏至晨。可勿喂乳。使其安睡。小兒深夜啼哭之原因。大抵由飢餓及食滯二端。若睡眠飲食均按時刻。餘無過飢過飽。自然寧睡矣。

十　陽光健兒法

兒生滿月後。若遇晴和微風天氣。務令乳母抱兒數見天日。自能血氣剛強。肌肉緻密。可耐風露。倘長此厚衣暖被。藏於重幃密室。必致筋骨軟脆。

不任風寒。易致疾病。所以貧兒往往堅勁無疾。富兒柔脆多災。譬諸草木方生。以物覆蓋緊密。不令見風日雨露。則萎黃柔弱矣。鍾愛嬰兒者。須令遊散戶外。吐故納新。可多得清氣陽光之益。若恐其遊感受風寒。只須衣服較暖。頭戴小帽。便可保護兒体。如在夏季則一星期外之小孩。便可出戶外。餘則擇風和日暖之天。可以在外小遊。惟時間宜較短耳。

士調護衣服法　小兒衣服。當隨天氣之寒熱加減。宜不時留心。但令腹背常暖為要。三冬或嚴寒。不宜烘火。惟宜纏薑煖。可免火毒發熱瘡瘍驚搐等症。尤宜使之常暖。雖用湯婆子熱水瓶以溫之。亦無不可。至衣服則不可過寒。亦不可過熱。必須時時體貼。當風解脫衣服。裸背袒胸。固所大忌。而衣裳過厚。汗流氣泄。亦非衛生所宜。夜間被不宜太厚。恐令兒不眠。總之第一要背煖。蓋背為各臟俞穴所係。若受冷則病及肺臟。其次要肚臍。蓋肚為脾胃所係。肚冷則脾胃受病也。惟頭與心胸宜涼。蓋頭乃諸陽之會。腦為髓海。涼則堅凝。熱則流泄。倘外有客熱。則內動心火。輕者口舌乾燥。腮紅面赤。重則啼叫驚掣。多躁煩渴。試觀大人熱傷頭腦者。每身体不寧。煩躁時作。甚至昏譫。可知大概。

十二 約束便溺法　小兒在極幼稚時。即能受人之教。若保姆稍加訓誡。三月嬰孩。可使大解有定時。于備溺尿布。且能成習慣。稗益嬰孩匪淺。大抵每一二次哺乳之後。即宜使之溺。哺乳依定時。則便溺亦有定時。於消化排泄機關。大有所益。若加訓導。一歲之後。聰明嬰兒自能於便溺之先。示其所欲。不加訓導。則雖至二三歲。不能脫離尿布。強健兒童。三歲以後。夜不遺尿。只須夜無飲食。則便溺缺如矣。

十三 哺乳法　乳汁宜常查察。過多減少。皆須斟以適合於嬰兒之飲食為準。茲特分別如下。一 乳汁少者宜用黄耆、當歸、烏賊、乾羮、大孔、猪蹄，常服之，並多加飲料，令乳汁增多，以供哺兒之用。一、乳汁過多，然而嬰孩每不能容受，且易吐哯，在乳母則宜減少其飲料。一、欲增加乳中實質者，須縮短哺乳時刻之距離，減少運動及飲料，并增加實質食品。一、欲減少乳中實質者，須延長哺乳時刻之距離，增加運動及飲料，少食肉類。

○幼兒之保護

一、慎飲食　小兒半歲以外，周歲以內，只與嬰乳六個月後，略與稀粥，不可喫葷，並忌生冷之物。凡一切粘膩、乾硬、酸鹹、辛辣、水果、濕麵、燒炙、煨炒、煎煿，均係發熱難化之物，皆宜禁。育兒者不知禁忌，畏其啼哭，無所不與，豈知愛之適以害之，釀成疾病，追悔莫及。諺云：若要小兒安，須帶三分飢與寒，至言也。

二、慎居處　居處宜清潔，凡衛生者皆然，而小兒尤甚。育兒者須隨時整潔之，一切污衣穢物之有碍衛生者皆當隔離。日光及空氣，尤宜流通，起居須限定時刻，以養其習慣。

三、整衣服　小兒衣服，以適寒煖為宜。不宜過厚。若重綿不但皮膚衰弱。易罹風寒，且令兒蘊熱，多生疾病。領袖帶束勿過緊。恐障碍其呼吸消化與血之循環也。其頭部但蓄髮以禦風寒。勿用頭巾。衣宜短褶窄袖。勿用長大。麗服不宜。易染汚穢，且令兒行動不自由。而有傾跌之患。

四、多沐浴　沐浴令兒体清潔。皮膚强固。不生瘡癬。不畏風寒。浴時擇天氣和煦為佳。

五、謹睡眠　小兒腦髓未充。最喜睡眠。二三歲者每日須睡足十二三小時。臥處宜清靜。皮褥宜軟潔。每兩日須晒一次。枕墊勿太高。勿以被蒙兒頭部。致碍呼吸。

六、慎保抱　保抱幼兒，慎勿强壓其胸腹部。以妨呼吸消化各机能。襁負亦勿過久。恐束緊阻其血運也。身体未完全發育時，勿誘之使笑，强之使聲，持之使步。以其無

一

夏門國醫專門學校

[illegible]

益而有害也。

七 作有益之游戲 游戲為小兒之天性。無可制止之理。幼稚園作種種之有益游戲。無非以養成其智勇公德也。在家如栽花木。飼家畜。或用鳥獸草木虫魚之模範形為玩具。以啟發兒之智識為佳。兒性最喜壞物。勿朴責之。但畫墁毀瓦。燃火殺蝶等危險游戲。則宜禁耳。

八 種牛痘 天花痘盛行。最易傳染。故兒一二歲時。即宜種牛痘。須種二三回。方能去毒。我國人家。僅種一次。非宜。近因牛痘盛行。能治天花痘者日少。尤以早種數種為佳。

。覘神氣

神有餘則笑不休。神不足則悲。氣有餘則喘欬上。氣不足則息短少氣。形氣相得者生。小兒識悟聰敏過人者多夭。稍貴人雕琢者壽。凡人壽在神。未有神不足而不夭者。神宜藏不宜露。神宜和不宜滯。神宜清不宜搖。神宜發揚。不宜輕佻。神宜安靜。不宜浮動。氣聚則生。氣散則死。胎稟虛怯。神氣不足。目無精光。面白顱解。此難育。雖育不壽。凡小兒專愛一人懷抱。見他人則避之者。此神怯弱也。經曰氣至色不至者生。又曰色至氣不至者死。謂其有氣無色。雖病不凶。有色無氣。無病亦亡。人之五官百骸賴而存者。神居之耳。色者神之旗也。神旺則色旺。神衰則色衰。神藏則色藏。神露則色露。察色之妙。全在察神。血以養氣。氣以養神。失睡之人。神有飢色。喪亡之子。神有呆色。氣索則神失所養耳。胃之支脈上絡於心。纔有壅閉。即堵其神氣出入之竅。故不識人。独語如見鬼狀。則心主之神氣虛而病合於少陰也。少陰之神機樞轉。時出時入。廢則神氣昏憒而不識人。凡病者氣急不續。則氣色散。自汗如雨。氣隨汗散。大吐大利。氣隨吐利而散。遺尿嘔血脫精。氣亦隨之而散。氣者陽也。氣散則由陽而入陰。爲將亡之候。凡人將死。喉間痰響有聲。以為痰涎閉窒。而致氣盡者誤。實則真氣已離。痰隨氣浮而有声也。小兒病神氣清明。雖重可救。神氣昏憒。病雖輕必有倉卒之变。人之五藏內蘊精氣。上華於面。色固由氣而著者。然隱然含於皮之內者為氣。顯然彰於皮之外者為色。色外而氣內。外有迹而內無迹也。凡病至神明失守。而声嘶者。為五藏已奪。主無治。小兒五体。以頭為尊。一面惟神可恃。精神明快者吉。精神昏憒者凶。神氣為一身之主。神氣清爽。神完氣足。主清吉。神奪氣移。神疲氣濁。主夭亡。寒則神清。熱則神昏。實則神有餘。虛則神不足。口鼻氣粗。疾出疾入者。外感邪有餘也。口鼻氣微。徐出徐入者。內傷氣不足也。

。審形色

經曰。左右者陰陽之道路也。人生之氣陽從左升。陰從右降。故以左頰配肝。右頰配肺。周易以南離北坎。定水火之位。故以心配離火。屬於天庭。腎配坎水。處於地角。

内經以鼻為面王。以其位居至中，内通呼吸。生死賴之。脾屬土，土處中宮。故鼻屬脾也。如青為肝色。赤為心色。黄為脾色。白為肺色。黑為腎色。面青主驚風之證。又主痛。面赤主火熱。面黄主傷脾傷食。面白主虛寒。面黑主痛。多惡候。總之五色明顯為新病證。屬輕。晦濁為久病證。屬重。脾病色黄。正色也。見紅色。是火能生土。故為順。若見青色。是木來尅土。為逆也。肝病色青。正色也。見黑色。是水能生木。為順。若見白色。乃金來尅木。為逆也。肺病色白。正色也。見黄色。是土能生金。為順。若見赤色。乃火來尅金。故為逆。心病色赤。正色也。見青色。是木能生火。為順。若見黑色。乃水來尅火。為逆也。腎病色黑。正色也。見白色。是金能生水。為順。若見黄色。乃土來尅水。為逆也。小兒面部氣色。為十二經總見之處。氣血充實。遍部色相生者。病易治。若久病氣血虛弱。遍部色相尅。則正氣不充。為難治。天庭青暗。主驚風。紅主內熱。黑則無治。太陽青主驚風。印堂青主驚瀉。風池在眉下。氣池在眼下。青主驚風。紫主吐逆。左頰赤主肝經有熱。右頰赤主肺熱痰盛。承漿青主驚。黃主吐。黑主抽搐。

日角在左額。猶日之東升。一經青色遮掩。為木蔽陽光。有病為最危。太陽在左右兩額為眾陽之宗。屬火旺。夏氣色宜紅。如黑色掩映。為水剋火之象。無治。瀉利者面不宜赤。咳嗽者。色不宜青。感風寒則面有火光。傷積滯則色帶萎黃。氣弱者顖門低陷。血衰者頭髮枯焦。

凡病者。面青脈弦。面赤脈洪。面白脈浮。面黃脈緩。面黑脈沉。此色脈相合。為無病。一經相反。如面青則脈浮。為剋色。主死。脈沉為生。色主逆之類。

黃赤色為陽。故為病主風主熱。青白黑色為陰。故為病主寒主痛。晃白者淺淡白色也。主失血。否則心不生血。故其色不榮。微黑者淺淡黑色。腎病水寒也。痿黃者淺淡黃色。諸虛見病也。兩顴有深紅色者。主陰火上乘虛損之疾也。

凡人天庭有黑色。兩顴有赤色。皆大如拇指。或成塊成條者。水火相射。主卒死。却或唇面青黑。以及五官忽起黑色。或有白色。如傅粉之狀。皆無治。春木旺。色宜青。青欲如蒼璧之澤。不欲如藍。如當春而白。則為金魁木。夏火旺。色宜赤。赤欲如帛裹朱。不欲如赭。如當夏而黑。則為水魁火。秋金旺。色宜白。白欲如鵞羽。不欲如鹽。如當秋而赤。則為火魁金。冬水旺。色宜黑。黑欲如重漆。不欲如炭。如當冬而黃。則為土魁水。四時以黃為正色。但黃欲如羅裹雄黃。不欲如土病者以面黃目青。面黃目黑。皆主生。但青如草滋。白如枯骨。黑如煤者死。凡面赤目黃。面赤目青。面赤目白。而病者不治。凡病面黑目青。面黑目白。面黑唇青。面黑兩脇下滿。不能轉反者死。凡以面青目白。面青目黃。面青唇黑。在病者為無治。凡病以面白目黑。及面無精彩者主無治。初病外感。不妨滯濁。久病即忌鮮妍。惟黃色見於面色既不枯槁，又不浮澤，為欲愈之候。凡病面青者死。面臉黑者死。作白作黃，疳積連綿。又赤又青，風邪緊急。面白虛浮，定痛脹而氣喘。眉毛頻蹙，必腹痛而多啼。風池氣池如黃土，則為傷脾。左頰右頰似青黛，即成客忤。風門黑主疝，青主驚。方廣昏暗凶，光潤吉。口頰撮而脾虛。舌長伸而心熱。小兒前顖門稟母血，後顖門合父精。前後顖門充實者主壽。前後顖門空虛者主夭。凡兒口大鼻端，眉清目秀。五岳相朝，部位相等者主福壽。若口小鼻喝，眉心皺促者，雖無病而終夭也。凡青紫之筋散見于面者，多病風熱。面赤哇熱，然陰盛陽格，面赤而脈沉細者，是為戴陽，法當溫之。面多白點者蟲積。面黃不潤，多蟹爪紋者，亦蟲積。面黃不一者食積。面黃而光潤者，溼熱及痰飲蓄血。面黃而枯暗者，寒溼食積。面黃而黑者，脾胃衰。面白者氣虛。面白無神者，或病後或脫血或多汗也。

按察色之法。大人本可通於小兒。惟初生兒月内略有不同。五色之中只宜見赤。而雜之以黄。所謂赤子也。但過於紫濁者。胎毒血熱太甚。宜預用解毒清热。防牙疳急風也。黄色宜鮮明深厚。以初出母腹。且飲乳汁。津液宜充。不得與大人水飲同論也。夏禹鑄謂眉頭鼻準見黄色必臍風驗之不然。前人已有正之者。大抵臍風必眼胞環口先見青色也。白而晶瑩者主痰水。赤色見於額中者。心火太盛。防生急驚也。旨哉夏禹鑄之言曰。望其色若異於平日。而苗竅之色與面色不相符。則寒热虚實為病可得而測也。

凡青色無論見於何部。須防内風。更須防外風接引内風。風行善变幻證最多。小兒純陽。肝氣独旺。最易生風。若生而面目多青者。尤宜慎之。

。診大肉捷法

趙晴初曰病人大肉已脫。為不可救。蓋周身肌肉瘦削殆盡。脾主肌肉，此爲脾絕也。竊嘗以兩手大指次指幾驗大肉之落與不落，以斷病之生死，百不失一。病人雖骨瘦如柴，其大指次指後有肉隆起者，病雖重可治。若他處肉尚豐，而此處無肉，轉見平陷者，不可治

全面圖

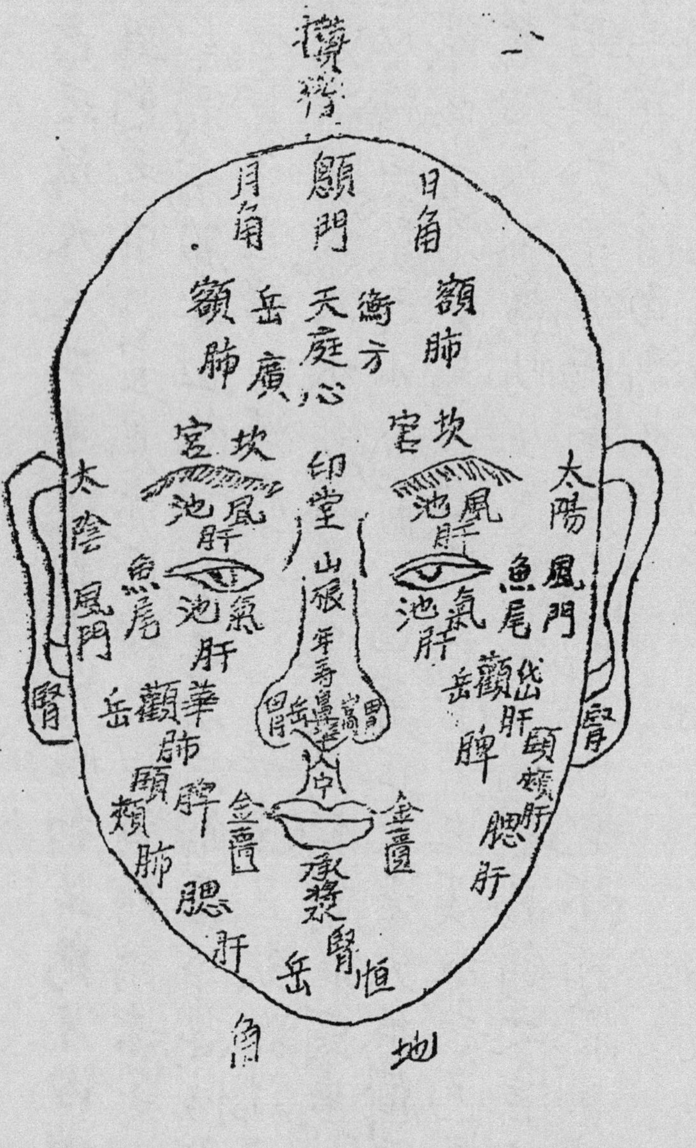

目乃肝之竅。鬲視而睛轉者風也。直視而睛不轉者。肝氣將絕也。夏禹鑄

目之竅。五臟所屬。黑珠屬肝。純見黃色凶證也。白珠屬肺。現青色。肝風侮肺也。淡黃色。脾有積滯也。老黃色。溼熱內蘊也。瞳人屬腎。無光彩。又兼發黃。腎氣虛也。大角屬大腸。破爛。肺有風也。小角屬小腸。破爛。心有熱也。上胞屬脾。腫則脾傷也。下胞屬胃。色青者胃有風也。上下眼胞皆腫者。脾經風熱也。睡而露睛者。脾胃虛寒所致也。夏禹鑄

小兒目劄者。肝有風也。凡病或新或久。肝風入目。如風吹兒。不能任。故連劄。夏禹鑄

心主赤。目赤甚者。心實熱也。赤微者。心虛熱也。肝主青。目青甚者。肝熱也。淡青者。肝虛也。脾主黃。目黃甚者。脾熱也。淡黃者脾虛也。集成

眼眶黑。主內有痰飲。眼眶青。主生驚厥。大全

目神短促而無光。瞻視無力。而昏暗者。主病夭。
目屬肝。肝氣實則眵乾硬。肝氣虛則眵膠粘。寒傷肝則
淚冷。熱傷肝則淚熱、子傷厲
赤脈貫瞳。火乘水位。治宜瀉心補腎指南
小兒眼睛珠。黑光滿輪者。主壽。雖有疾病。亦易愈。若白
珠多。而黑珠昏朦。睛珠或黃或小者。主災患集成
小兒目直視者。熱白膜遮睛者。成瘡。其病時或目開或
哭而無淚。或不哭而淚出者。為肝絕。集成
胃中有水氣者。目下先見微腫。如新臥起狀。頸脈動而
欬水氣盛。已入肺也。氣化不行。發為腫脹。
小兒飲乳。胃逕本宣。目下微壅。亦是常事。若面黃而上
下胞腫起者。病矣。多由飲食不節。或傷冷也。
久病形瘦。若長肌肉。須從目內眥。與下胞長起。以此處
屬陽明胃。胃氣漸復。故漸生肌肉也。
而目眥有黃色隱隱起者。病欲愈也。

兩目下有青色隱隱暈者。陽明風也。胃有痰食也。凡青色無論見於何處。須防內風。更須防外風接引內風。風行善變幻。證極多。小兒肆陽偏旺。最易生風。若生而面目多青者。尤宜慎之。

寒熱瘰癧。有赤脈上下貫瞳子者不治。有一脈一歲死。二脈二歲死。二脈半。二歲半死。以此推之。赤脈不貫瞳子者。可治也。

無病常劄目者。內有風熱。目中燥故也。額上有赤色應者。必作急驚。

黑睛少。白睛多。面色㿠白。此腎陽不足也。瞳人散大。兩目不見白睛。神水少光。此腎陰不足也。皆夭。蓋兩目者。神光固在黑睛。亦須白睛襯而顯之。故大小最宜相稱。若生而偏大偏小。結滯不靈。皆先天虧缺。其根不固。近每見小孩患疫痧者。皆黑睛大。而光滯。即不救。

目正圓者痙不治。身熱足冷。面赤目脈赤。搖頭卒口噤。

背皮張者。痓也。

全目圖

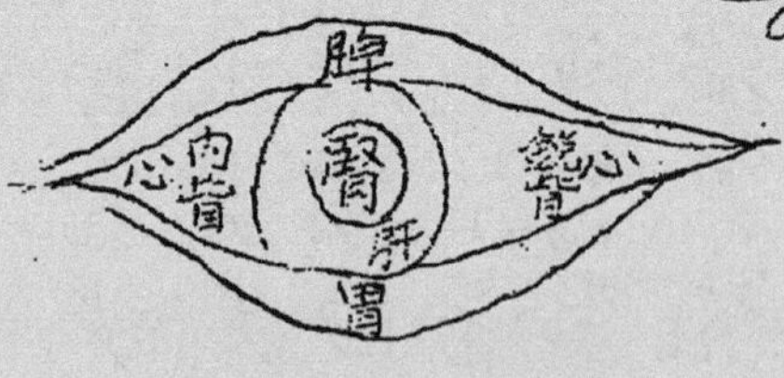

銳眥即小眥屬心與小腸上下胞屬脾胃瞳人屬腎黑珠屬肝白珠屬肺內眥即大眥亦屬心

診鼻法

山根為足陽明之胃絡脈。小兒乳食過度。胃氣抑鬱。則青黑之紋。橫截於山根。主多病。

鼻色青。主吐乳。又主腹中痛。肢冷者死。

鼻孔為肺竅。乾燥熱也。流清涕寒也。流濁涕熱也。鼻準屬脾。紅燥脾熱也。慘黃脾敗也。噴嚏者感於風也。欬嚏不能言為寒。鼻鼾難言者風温。鼻鳴乾燥者傷風。鼻色赤者主肺熱。又主風熱。設微赤非時者死。色黃者

便難。鼻痛者風火。鼻色黄黑而亮者。小腹兩脇痛。及
蓄血。鼻小青黄色者為淋。
病人鼻小山根明亮。目皆黄者為欲愈。
鼻色微黑者。在小兒為痰飲。水氣在大人為房勞。鮮紅
者留飲。紫暗者時病。鼻色黄者主痰飲。溼熱胸中寒。白
者。氣虛又主亡血。鼻色燥黑如煙煤者。陽毒熱極。或
發熱久不愈而成疳也。若鼻孔黑潤出冷氣者。為陰毒
冷極。鼻上汗出如雨者心胃病。
無病人忽現黑色如耳目口鼻邊者主凶。
鼻孔扇張。出氣多入氣少者。不治。鼻扇有虛實新久
之分不可概言。肺絕。若初病即鼻扇。多邪熱風火壅塞
肺氣使然。其熱久不愈而扇動者。腎水告竭。肺葉欲焦
故也。凡傷寒溫熱。或飲食停滯。失治。皆能致此。又脈
浮鼻中燥者必衄。鼻孔瘡久不愈者疳也。

○診耳法

兩耳時紅時熱者。主外感風熱，耳為少陽經所過。平人微涼不熱。

耳冷而後有紅絲者。痧症也。耳熱者傷寒也。

風門在耳前。少陽經所主。色黑則為寒為痛。色青則為燥為風。

耳焦枯如受塵垢者。病在骨。耳輪乾燥。主骨痛蒸熱。為腎經虛熱也。

面黃目黃連耳者。疸也。

耳後完骨上。有青絲如綫三兩路。卧不靜者。此癎疾候。當刺破。捏令血出則安。若自腫破者死。此即脈經所謂耳間青筋起者掣痛。虛拖五邪篤因取耳間青筋以去其掣。正此事也。

兩耳後黑筋横出髮際。主臍下痛。腎氣衰。耳色焦枯。主腎涸證危。

耳上起青筋者主肝風。耳聾發狂者。主陽虛病。

耳痛耳腫耳聾皆主膽病。

耳上屬心。凡出痘時宜色紅而熱。若色黑與白而冷。其筋紋如梅花品字樣。或串字樣。從耳皮上出者。皆逆也。

耳下屬腎。凡出痘時。其色宜紅紫帶冷不宜淡黄壯熱。如筋紋梅花品字樣爲順。若如蚤咬芝麻之形者爲陰逆。難治之候。

耳後耳裏屬肺。凡出痘時其色宜淡白帶温。不宜紅紫壯熱。如見茱萸形。或燈火燒烙之樣爲逆。

耳後耳外屬肝。凡出痘時其色宜青帶温不宜淡白冰冷。稀疏者吉。稠密者凶。

耳後中间屬脾。凡出痘時宜蒼黄温和。不宜青色壯熱。稀疏如黄蠟色者吉。稠密如蟻色帶青者凶。

凡出痘耳後筋三條而枝葉多色淡紅者言係心經發痘主頭面稀少。

凡出痘耳後筋紫赤色者主肝經發痘而急出者凶

凡出痘耳後筋蒼黄色者或筋頭大而根轉小係脾經

發痘主頭面胸腹稀。
凡出痘耳後筋淡而色白青枝葉紛乱係肺經發痘出如蠶種主癢塌極凶之兆三五日必亡
凡出痘耳筋色黑枝葉多者係腎經發痘主黑暗伏毒九朝十朝内必死
凡發熱耳筋出現紫黑白亦皆凶耳上涼者吉耳下涼者凶耳後青筋起主驚癇

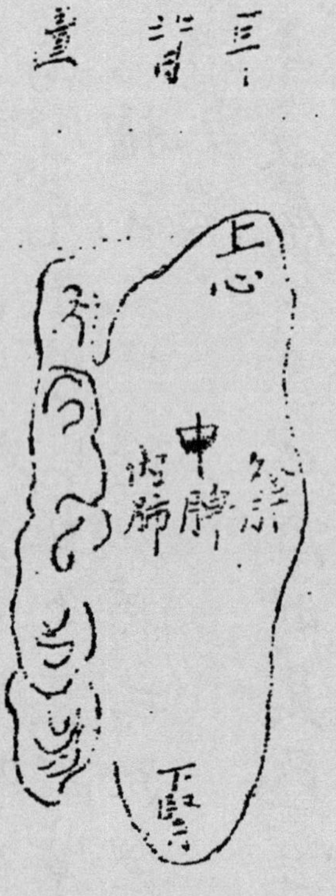

耳珠屬腎
耳輪屬脾
耳上輪屬心
耳皮肉屬肺
耳背玉樓屬肝

附兒科診耳紋歌訣

小兒耳紋認清楚，浮直關乂是痰嗽，沈直肩尖時作瀉，
尾大浮直還走吐，大撮紅結肚必痛，失色乾枯傷暑露，
浮紋參差知有蛔，浮泛淡白靈無誤，按浮泛即浮大
散之狀俗語言浮有者是
乾紅滯色血燥枯，痰火虛大淡紅浮，風熱頭眩浮紅出，
食積腹痛淺黑攖……
紅結浮沈分兩因，氣上氣伏印在人，浮者足冷額汗冷，
熱氣上攻頭亦眩，小便短赤小腹痛，內伏熱氣沈為真，
寒熱紫紅熱僅紅，紫黑食積兼熱同，傍紋紅点大根紅
名曰斑丹也叫狂
大小之節結粒中，小兒身中定有傷，紅黃不活赤土色，
死血如此最為凶，黑而失色知中惡，淡紅青色為驚風，
若兼關乂在紋尾，宜乎有痰在驚中，
根頭沈黑而失色，久積成滯便濁的症，手沈結不消化
氣血俱亡症是逆

六九　廈門國醫專門學校

食傷積滯驗不出黑痕耳根連臆骨脹大淡白難盡辨
一点浮散無玩忽
痢疾傷暑兩相似根尾浮沈足考慮痢者尾沈暑氣浮
參差浮紅為真據
一片紅紋掃橫上必然氣逆鼻血重平紋交叉誠怪突
自非求仙終不用
亦知雜乱是蝸虫但見鬱結更思量白由肚痛怨紅結
再意淺黑更非常
大根尾大或吐積積紋紫色為真形若意眼中含油淚
房勞之乳無遁情沈白虛寒沈紅痽淡紅散大感寒微

凡看小兒草紋須認六筋分别形色次接傍紋多少
曲直如何細心詳察不得胡混

如大根直真尾沈尖者主瀉　大根直而尾浮大者主吐
大根直及傍紋浮而尾開叉者主痰嗽

大絲及傍紋参差雜亂者腹痛有蛔虫　大絲紅結者

肚痛浮紅者風熱主發熱頭眩

浮而淡紅者痰火虛火　浮泛淡白者虛寒潮熱膨脹

紅結浮者熱氣上攻頭眩足冷額有冷汗

紅結沈者熱氣內伏小腹痛而小便短赤

根紋乾枯色者有傷　六筋六細節結粒者亦有傷

大根紅傍紋邊有紅点者斑丹　大絲紅者是熱　淡黑者

食積腹痛　紫黑者食積蒸熱　紫紅者實熱　淡白略帶青

灰色者驚　浮紅如生花色紋尾開叉者驚風有痰　紋色

紅黃如赤土色者死血不活　乾紅滯色者血枯燥　黑而

失色者中惡

根頭沈黑失色者久積成滯而便濁　大小根紋黑而失

色沈結不能應手開化者氣血俱亡

以上共二十四紋再参五形面色及臟腑所屬斯病

無遁情矣

診唇口法附人中

經曰。中央黃色。入通於脾。脾竅於口。脾敗而見魚口。則啼不出聲。青色環於唇口者。木克土也。為驚風。角弓反張。為霍亂吐瀉。為噤口痢。在初生小兒為撮口臍風。在久病為脾絕。黑氣環於唇口者。水侮土也。為泄瀉。為水腫。為咳嗽。為飲食不化。唇色紅紫。熱也。又主虫噬積痛。淡白虛也。又主吐涎嘔逆。諸失血症。青為膽氣犯胃。常苦嘔逆。亦為風。黑為腸胃有瘀血伏痰。微燥而渴者可治。不渴者不可治。淡紅而面上有白斑者為虫癖。黃為濕痰。有寒有熱。唇青黑而腹急痛者。有中寒。有中毒。淡而四邊起白暈。為驟亡血。唇齒焦黑為燥屎。穢氣衝腸。雖用急下法。多不可救。唇蹇而縮不能蓋齒者。脾絕。口角流涎者脾冷。唇口腫赤而齒焦者。熱極。燥裂者亦熱。唇口生瘡声啞者虫積口乾脾热也。口燥胃热極也。口有血腥味者胃热。口不知食味者津液傷。小兒口如魚嘴尖起者死。口中氣出不返者死。環口黧黑者死。口張脚腫脉絶者五日死。口中不仁者外感。口燥齒乾形脱者不治。舌常欲伸於口外者心有热。舌中脹也。常以舌舐唇者。胃热而唇燥也。腹痛腰痛。而人中如黑色者。面上忽有紅点者。多死。病人鼻下平者胃病。微赤者病發癰。微黑者有热。青者有寒。白者不治。唇青人中滿者不治。

。察齒

齒為腎之表。舌為心之苗。心氣散。則舌出不收。腎氣絶。則齒忽嚙人。心腎俱絶。則陰陽相離（集成）

凡小兒生而有齒者大凶。主傷父母否則必自傷（陳飛霞）

凡病者齒燥無津。主陽明热病。若舌上焦黑無垢。主十三日死（蔡緑澄）

齒為腎之餘。齦為胃之絡。小兒病看舌後。亦須驗齒。

熱邪耗胃津者，胃熱也。齒色紫，紫如乾漆。宜安胃。（葉天士）齒光燥如石者，胃熱也。若枯骨色者，腎液枯也。若上半截潤者，是水不上承，為心火上炎也（葉天士）

齩牙嚙齒者，濕熱化風，為痙病。但咬不囓者，熱甚而牙關緊急也（周于蕃）

齒垢由腎熱蒸胃，濁氣所結。其色如灰糕，則枯敗而津氣俱亡。腎胃兩竭，為無治（葉天士）

齒縫流血者，胃火衝激則痛，如不痛，則出於牙根，腎火上炎也。齒焦者，腎水枯。無垢則胃液竭，有垢則火雖盛而液尚未竭也（葉天士）

齘齒者，眠睡而齒相磨切也。血氣既虛而風邪又客於牙車筋脈之間，故睡後而邪動，引其筋脈，故上下齒磨切有聲，謂之齘齒（蘭台軌範）

齒如熱者，病難治（醫緣隆）

久病爪甲焦黄，憔悴自折，與齒如熟豆者，謂之大骨枯槁。死不治。

久病牙齦。齒焦者死。齒光無垢者死。齒忽變黑者死。

熱病陰陽俱竭。齒如熟豆。其脈躁者死。淳[illegible]謂也。

骨蒸齒槁者死。

○察鼻準

年壽在鼻梁。為氣之門戶。赤光外侵。肺已受傷。則氣不流行。血必凝滯。有膿血之論（集成）

山根為足陽明之胃絡脈。小兒乳食過度。胃氣抑鬱。則青黑之紋橫截於山根。主生災（集成）

鼻孔為肺竅。乾燥熱也。流青滯寒也。流濁滯熱也。鼻準屬脾。紅燥脾熱也。慘黃脾敗也。（夏禹鑄）

鼻色青。主吐乳。又主腹中痛。肢冷者死（集成）

鼻色微黑者。痰飲水氣。在成人又主房勞。鮮紅者留飲。黧暗者病。鼻色黃者。主痰飲濕熱。胸中寒。白者氣虛。又主亡血藥也。

鼻孔燥黑如烟煤者。陽毒熱極也。若鼻孔濕。出冷氣者。

爲陰寒冷證。鼻上汗出如雨，爲心胃痛（醫宗金鑑）
鼻孔煽張，以及出氣多，入氣少者，皆無治（大全）
無病人忽現黑色于鼻內口鼻邊者，主凶（周于蕃）
噴嚏者，感於風也。若欲嚏而不能者，爲寒（周于蕃）
鼻鼾難言者，風溫。鼻鳴乾燥者，陽氣（周于蕃）
鼻色赤者，主肺熱，又主風熱。設微赤非時者死（金匱）
鼻色青爲痛，色黑爲勞，色赤爲風，色黃者便難（金匱）
病人鼻小，山根明亮，目皆黃者，病欲愈（周于蕃）
靈樞曰：明堂者，鼻也。明堂廣大者壽，小者殆。若明堂雖
小，與面部相稱者亦壽（經絡全書）
鼻扇者屬火。鼻色黃黑而亮者，小腹兩脇痛，及蓄血。鼻
小青黃色者爲淋（周于蕃）
鼻扇有虛實新久之分，不可概言肺絕。若初病即鼻扇，
多有邪熱風火壅塞肺氣使然。若久病鼻扇喘汗，爲肺
絕（林慎庵）

○診指爪法

五指尖常冷者。脾陽不足也。卒冷者。有氣厥有急痛也。中指獨熱為傷寒。中指獨冷為痲疹。凡三歲以下病深重危急者。指甲口鼻。多作黑色。此脈絕神困。良醫莫保。久病爪甲青者。肝絕也。爪甲黑者。血死脈絕也。爪甲白者。血脫也。俱死。淡紅者。血虛。淡紫者。血瘀。紅而成点不勻者。血少氣滯也。層層如浪紋者。有水氣。將為水腫泄瀉也。甲後近肉有白暈者。氣虛也。深黃如染者。黃疸也。淡黃者飲食停滯。脾胃弱也。卒病爪甲青而腹急痛者。有中寒。有中毒。或心胞絡或胃絡有瘀血也。爪甲厚硬。氣血濁也。爪甲薄軟。氣血清也。爪甲乾脆。血不足也。爪甲柔靱。血有餘也。

○診指紋法

幼科診察指紋。迄無定論。須分人驚獸驚。尤誕妄不經。不可為訓。即錢仲陽為幼科名家。以虎口三關。分為紋見風關證輕。氣關證重。命關證危。所言亦未必應。皆揣測之談也。或以紋之浮沉。分病之表裏。亦誤。然亦有至明至確者。小兒肌膚晃白。唇色慘淡。多屬陽虛。指紋四時皆淡。雖有病。亦止淡紅淡青淡紫而已。淡紅為虛寒。淡青為虛風。淡紫為虛熱。此皆根本不堅。中氣怯弱。無論新病久病。總遂于虛。切不可攻伐斷削。若病邪過鬱營衛。阻滯升降。羈留則指紋推而濇滞。絕無流利之象。由痰食風熱相搏。是謂實症。所謂以淡滯定虛實也。其審紋也。紋直則熱。紋曲則寒。紋多如脈數。紋少如脈遲。紋入掌中主腹中寒痛。紋向中指彎者。為內。為順症。為外感風寒。紋向大指彎者。為外。為逆症。為內傷痰食。紋如魚刺。風痰皆熱。紋如三叉。痰嗽不止。紋如生花。紋如了樣。或兩了齊上。透出三關。或向外彎而侵於指甲者難治。其辨色也。紫主熱。紫而兼青。主傷食。青主風。主驚。青而兼黑。主痰滯抑鬱。紅主寒。白主疳。黑主中惡。危險無治。

○察手足

指爪屬筋餘。脾為之運。小兒指尖冷。主驚厥。中指獨熱者屬寒。中指獨冷者。分男左女右。為痘疹發見之象。其或掌心冷。而十指或開或合者無治。

小兒拳四指已握。而大指加于四指上者。男順女逆。小兒拳將大指插入食指叉。而後握之。無論男女急慢驚風均屬險證。三歲內以至十歲外皆可以決之。

小兒熱邪傷神。手如數物。謂十指伸屈不定。如數物之狀然也。

凡病者。手足指甲下肉黑。八日死。

抽手撮空。循衣摸床。以及手撒不收者皆無治。

手熱足冷。頭痛發熱者。為挾陰證。

手熱足冷。汗多妄言者。暑濕病也。

足心熱。主熱。足腫冷主寒。

足趺上腫。兩膝大如斗者。十日死。

手背熱與背上熱者。外感。手心熱與小腹熱者。內傷。手心冷者，腹中寒；手心热者，虛火旺。足冷而暈者，氣虛也。手足抽搐，身反向後者痙病。額上及手足者，為陰症。如不能久立，行則掉動者，骨敗故也。

仰睡而脚伸者热，覆卧而脚踡者寒症。

手腫至腕，足腫至跗，面腫至脛，皆氣虛不還為最危。

聽聲

凡小兒聲音清亮者壽，有回音者壽，哭而聲音澁者病，散而無聲者夭。

凡聲音微者氣不足，聲壯者氣有餘，哭而無淚者實，哭而多淚者虛。

發热而靜默者邪在表，發热而煩躁者邪在裏。

聞聲而受驚者，肝虛也。

言遲者風，言急者火，聲高而嚮者，主内热外達。

氣衰言微者為虛，氣盛言厲者為實，狂言怒罵者為實热。久病聞呃者，為胃絕。痰声漉漉者死。

凡病者。語言聲音。不異於平時為吉。反者為凶。聲啞於勞損見之。為無治。譫語為實。鄭聲為虛。皆主熱。鄭聲者。如夢如囈。聲重鼻塞者。傷風聲暴啞者。風痰伏火。或暴怒叫喊。聲濁者痰火。平時無寒熱氣短不足。以息者亦痰火。

○切脈法

凡診小兒。既其言語不通。尤當以脈為主。而參以形色聲音。則萬無一失。小兒之脈。非比大人之多端。但察其強弱緩急。四者之脈。是即小兒之肯綮。蓋強弱可以見虛實。急可以見邪正。四者既明則無論諸病。但隨其證以合其脈。而參此四者之因。再加以聲色之辨。更得的確無疑。又何遁情之有。此最活最妙之心法也。若單以一脈鑿言一病。亦兼数脈。其中真假疑似。實有難於確据者。小兒脈。一息八至者平。九至者傷。十至者困。五歲以上。以一指取寸關尺三部。六至為平和。七八至為熱。四五至為寒。

小兒脈。多雀鬪。要以三部為主。若緊為風癇。沉者乳不消。弦急者。客忤氣。沉而数者。骨間有热。欲以腹摟清冷也。

小兒是其日数应蒸變之期。身热脈緩汗不出。不欲食。食輒吐哯者。脈乱無苦也。

小兒之脈。氣不和則弦急。傷食則沉緩。虛驚則促急。風則浮。冷則沉細。脈乱者不治。

凡看脉。先定浮沉遲數。陰陽冷热。沉遲為陰。浮數為陽。浮主風。沉遲主虛冷。緊主癲癇。浮緩主虛瀉。微遲有積有蟲。遲濇胃不和。沉主乳食難化。緊弦主腹痛。牢实主太便秘。沉数而細骨中有热。弦緊而數驚風。浮洪胃热。沉緊寒痛。濡者有氣。文主慢驚。芤主大便利血。

小兒之脈。其主病與大人同。但部位甚狹。難於分辨。然小兒病因無多。脈象當無多变。正不必多立名色。以自炫奇。又小兒六七歲以下。腎氣未至。脈氣止在中候。無論脈停毒浮毒沉。重摟總不能見脈。若重摟見脈。即其大人牢实動徒同論。但亦不可太浮無根耳。小兒脈氣有餘。腎氣不足。脈俾似宜見長。止因稚陽氣弱。経絡柔脆。不能如大人之充暢。首尾齊動也。故其脈來累累如電之掣。如珠之躍。又因乳食血液有餘。故滑利如不可執也。雀啄者。數中一止。止而又數頻併也。血多氣少。氣之力弱。未能鼓盪。血又壅盛。故其行易躓。八至為平者。三歲以下也。六至為平者。五歲以上也。

相病吉凶要訣

小兒病證或見畏。若太衝有脈。神氣未脫。顖門未陷。看顏色三関。未至黯點者。猶可着力。雖然。五臟六腑之精氣。上注於目。望而知之。當先以目中神氣之全為驗。若目中神氣在者。必不死。目無神者必死。

相病吉凶雜法

小兒大便赤青辦飧泄。脈小手足寒。難已。手足温。易已。小兒病困。汗出如珠。着身不流者死。頭毛皆上逆者死。囟陷者死。頭足相抵。卧不举身。四肢垂。或其卧正直如

小兒斗齋長 十二、 夏埠國醫專門學校

縛。掌中冷皆死。至十日。不可復治。
卒腫。其面蒼黑者死。
手掌腫無紋者死。
臍腫反出者死。
陰囊莖俱腫者死。足跗腫嘔吐頭傾者死。
小兒病。偉重。不得自轉側。頭不可舉抱者死。
小兒病若吮乳緊者易治。吮乳鬆者難治。
寒熱病。咽湯水并葯。喉中鳴是胃脘直。不能蔭肺也。此證留書必有。累驗多死。故心鑑曰哽飲知危候。

病因治法大畧

小兒之疾。如痘疹丹瘤臍風變蒸斑黃蟲疥解顱五軟之類。皆胎疾也。如吐瀉瘧痢腫脹癖積疳痨之類。皆傷食之疾也。惟發熱咳嗽。有因外感風寒者。故曰小兒之疾。屬胎毒者十之四。屬食傷者十之五。屬外感者十之一二。

九小兒一歲以下有病者多是胎毒。頭宜解毒為急。二歲以上有病者多是食傷。並宜消食健脾。

凡初生小兒病。須要辨其胎中所患。與出胎時所受爲致。蓋胎中蘊者宜清利。出胎所受者。宜解散也。

古論臍風皆由於水溼風冷。此猶未盡也。蓋臍風有內外二因。有可治不可治之別。外因即風溼所傷。內因乃禀父之真陽不足也。嘗見一士產十數胎盡殤於七日內之臍風。何無一能避風冷者。此內因之顯而易見也。

初生兒治法

嬰兒治法。以醫宗金鑑及驗方新編爲最佳。認證真。用藥準。爲最切實有效之通行善本。乃習兒科者不可不讀之書。亦不採入。用特補足餘義。并新發明之方法以資參攷。習幼科者。仍當於此二書求之。

初生嬰兒感冒不須服藥

初生嬰兒受風。鼻塞不能吮乳。切勿。輕易發散。因其氣体嬌嫩也。治之之法。惟以天南星爲末。生姜自然汁調成膏。貼于顖門。即愈。或以草烏皂莢爲末。葱汁搗膏貼於顖门亦效。

嬰兒偶因寒热不調。柔弱肌膚。最易感冒發热。不必用藥。只須於熟睡之時。夏以单被。冬以綿被。蒙頭鬆蓋。勿壅塞其鼻。但以稍暖為度。使其鼻息出入。皆有暖氣。少項微汗津津。務令上下稍透。則表裏通暢。而热自退。若寒天衣被冷冽。汗不易浔。惟須輕抱着身。赤體相貼。而上覆其面。則無有不汗出者。此至妙之法。百發百中者也。設或受寒邪甚者。依此兩三回微汗之。無有不愈。此法行於寅卯之時。則汗易出而效尤速。

初生三急症

嬰兒初生有三病。一口噤。二撮口。三臍風。名雖有三病却一類。皆急症也。口噤尤甚。此症最危。病甚者不治。百日內均須慎防。口噤病候。舌上生瘡如粟米狀。吮乳不浔。啼聲漸小。因胎热所致。此病據東醫言生後三日以内。及發热高至四十度以上者。多不治。吾國學說。在初生三日。至七日發者。印堂及人中每見青黑色。或口

涎沫出。甚至有灌以茶。則從鼻溢出者。其症必危。治法
於口硬時未至噤者。用甕盆子以洗米滓洗之。搗幼綫
丹調蜜與兒飲之。或王不留行亦可服。又法天南星
兩朴硝一兩為末。調醋抹足心可愈。口噤不開者。生南
星（去皮臍）研極細末。龍腦少許合和。用指蘸生姜汁。於大
牙根上擦之。立開。又口內抹方。射香　冰片（五厘）
硼砂（炒二分）硃砂（揮過一分）共為末。抹口中任吞下。又方赤腳金
頭蜈蚣（一條去足）炙令焦。入射香少許。以猪乳和之。分三服。猪
乳治小兒口噤不開最良。
撮口　撮口者唇撮聚而不開。面目青黃。啼聲不出。氣
冒喘急。口吐白沫。其狀如此。若舌強唇青。聚口撮面。四
肢冷。皆無救也。其或肚脹青筋。吊腸卵疝。內氣引伸皆
腸胃不通所致。
初生七日不食乳。名曰撮口。用蚕卷散。羌蚕（焙去嘴炒）茯苓
少許為末。蜜調抹口內。又方赤腳金頭蜈蚣（炙半條）鈎藤
上硃砂　直殭蚕（焙）全蝎梢（各半）射香（一分）合為末。每服一分

卜一年五月蔘六人　十八
夏月羽翁李羽孚发

取竹瀝水調下以解熱。又方治撮口最效。生甘草、蜈蚣煎服。令吐出痰涎。却以猪乳点入口中。即瘥。

臍風。臍風者。臍腫腹脹。四肢柔直。啼不吮乳。甚則發搐。若臍邊青黑。手拳口噤。此症我國舊說。謂斷臍後不知慎重。以致水濕風冷之氣。入於臍中而發。其實乃揣側之談。不足道也。近西醫以顯微鏡考察病原。以此症各為牙閟緊急。及破傷風。多起於生後第三日至第十日。因破傷風霉絲。自臍部之創面侵入體中。遂發為全身拘攣之證。當其初發之時。每以咬筋拘攣而始。故上下兩顎互相緊閉。噤口不開。或口角歪斜。不能吸乳。項筋強直。頭摩向後。是謂牙閟緊急。繼則背筋拘攣。軀幹強直而向後。角弓反張。四肢拘攣。結拳屈足。是謂破傷風。依此每間數分鐘。至數点鐘。必發一次。當發作停止之際。雖可哺乳如常。但病勢愈劇。停止之時間亦愈短。因之不能哺乳。至熱度經經高至四十一二度者。豫後都不良。此症患病由三日起或七日起。最多死亡。惟十日以上病势較轻，或能延至两三星期者，或有治愈之望。若屡屡發作，及热度高至四十度以上者，均極危險。斷宿危亡，及可治諸候，中西皆同。其危險者，均無治法。我家自明至今，歷代皆從事醫學，歷驗頗多。近林孝德先生家傳嬰兒科亦多可採，兹特觀列採集於後。

一、三四日臍風，初起身如銀珠，口内左右有一筋，色紅者，屬血热；白者屬氣分，均為臍風。此症甚重，須用鍼將筋挑破，然後服藥。方用蝉竹湯。赤苓　淡竹　生地　天竺　蝉退　生芍　甘草　等分　水煎，泡臍風散服。

二、初生三日臍風，噤口，不能吮乳，舌强唇腫。可灸夹車　承漿　地倉　率谷　中冲　三里　人中。

三、五六日臍風，初起牙關緊閉，舌不交乳，一對時不可救。須用針挑破青筋（筋在臍下或舌底或牙齦。隨時審視。舌中禁刺），然後服藥，至一對時過節愈。方用琥珀散。真琥珀　生芍　甘草　赤苓　胆星　柿蒂　等分　水煎，作二服，泡臍風散。

又方治嬰兒六日臍風藥散。硃砂二分 白羌蚕二分 天竺黃二分 黄金薄三張 為末擦口。凡臍風均可用。惟輕症較合。

又方治六日鎖即臍風藥散。薄荷一錢 生薏仁二錢 上硃砂二分 羌蚕一分 射香一分 冰片五厘 為細末。每日三次擦口。

又治六日鎖須視嬰兒口內牙跟有白點者刺之。徧身有白點者烛之。有紅紫色成塊者。用饒州磁器擇其最利者。剔破出血。銀針亦佳。用藥老鼠膽子下瓦上焙乾研末。調水服。尤以正金劍艸煎水服最妙。若無此草。終不能救。三急症也。

四、七日臍風初起身黃。須用針挑口內白点。然後服藥。方用三黃湯。黃着 黃芩 茯苓 黃柏 甘艸 灯心各等分 水煎泡臍風藥散。若黃不退。加枝子二粒。煎服即退。

又七日臍風不吃乳者。用此神效。上硃砂二分 生硼砂四分 羊公屎二粒燒存性 共為末。擦牙齒。口內白點。用針挑破出血。

又七日至十四日臍風。用川連五分煎極厚。油出砂一錢熔過擂細。先將兒口中清洗。上腭有黑白点。針刺破。以油出砂擦過。將川連水与兒食之。又在蒸桔梗甘草酌量水煎母代服之。上腭黑白点刺出血時須立刻拭去。

五、九日臍風。初起準頭黑青。吐乳不止。用桔芩湯泡藥散食。即愈。或荳蔻湯。茯苓　陳皮　荳蔻　藿香　川芥　羌蚕　炙草等分　水煎泡藥散。

六、十日臍風　初起嘴夾痰涎壅盛。用毛蝋一個。搥末。合槽篷牙皂頭。然後服藥。方用鈎藤湯。半夏　陳皮　蚕衣　双鈎　防風　茯苓　甘草等分　水煎泡藥散。

七、十一日臍風　初起頭面生粒如員。用火梔莉頭煎湯過洗。即愈。方用　桔梗湯　生耆　銀花　赤芍　桔梗　灯心　甘草等分　水煎泡藥散

八、十二日臍風初起在肚邊如水粒帯紅。用蚶殼灰調茶油抹之。方用 青皮 陳皮 桑白皮 皂夹 甘草 或硃砂 天竺 胆星 金蜘蛛为末等分泡服

九、諸凡臍風用之神效。蠐螬虫一條。將尾鬚二根剪斷。自然出水。滴入臍內。少頃即愈。此虫人家水缸底有之。

又 臍風臍腫。硬如盤。用田螺三个 射香一分 搗貼臍上。須臾再換。腫痛立消。

又 嬰兒初生七日內。若患臍風等症。小腹必發有青筋一道。上行至肚。生兩丫义。若行至心則不治。急以艾圓灸其筋頭上。并兩丫义盡處。青筋消去便活。但此屬先天病。雖暫時治愈。不數年復殤。歷驗多矣。敬告孕婦。宜於胎前慎之又慎為要。

又 臍風三急症。以三日至七日為重。用焠法最佳。取效亦捷。

焠法 頭后八毛三寸腦空一穴 顖會一穴 天突一穴

中脘一穴，手间使二穴，掌后三寸。足解谿二穴，气海一穴

再此时裏氣壅滯。尤以取下胎毒為要。宜用天麻丸。

天麻丸方　治嬰兒肚臍腫，四肢柔直，日夜多啼不能

吮乳。此方利驚化痰，凡天釣腹脹鎖肚並治　南星炮二錢

白附子炮　牙硝　天麻煨　五灵脂　全蝎去尾各一錢　輕粉叁

巴豆去油錢叁　右為末，稀糊為丸，麻子大，每服三丸，薄荷湯

淡姜湯送下

主驗臍風散　凡嬰九十二日以内諸症，皆可用之。

天竺　胆星　珍珠　琥珀　礞石　天麻　上

硃砂　双鈎　川貝　麝　冰片　殭蚕　金箔

中白　川連　等分　每用一二分，和藥服，或搽口。

附夏禹鑄臍風燈火急救法訣，曰臍風初發，吮乳

必口鬆，兩眼角挨眉心處忽有黃色，宜急治之。黃色到

鼻，治之仍易。到人中承漿，治之稍難。口不撮，微有吹嘘，

猶可治也。至唇口收束鎖緊，舌強頭直，不必治矣。一見

眉心鼻準有黃色，吮乳口鬆，神情異常，即用燈心蘸香

油。乾濕浮中。點燃。於顖门燒一燋。人中、承漿、兩手大拇指端、少商。各燒一燋。臍輪繞臍燒六燋。臍帶未落。於帶口燒一燋。既落於落處燒一燋。共一十二燋。風便止而黄即退。神效非常。先宜以墨點定穴道。然後用火。顖门穴在頭頂嚜吸處。人中穴在鼻下上唇正中。承漿穴在下唇稜下處正中。少商穴在兩大拇指外側。內側亦是。甲縫中不上不下即是。臍輪穴即臍之四圍近臍帶之所。

○臍溼

因洗浴不慎。或尿濕浸臍。遂至浸漬不乾。須以滲臍散敷之。若臍腫經久不差。延至百日即危。

滲臍散　红綿灰　龍骨　髮灰　乾臙脂（各五分）为極细末濕乾摻。乾者清油調匀塗臍

又方　治臍内出水汁不乾。當歸頭（一錢）（吉貝）綿（待臍帶未燒灰一錢 或舊綿亦可）

右为極细末。入麝香一小字同研。以少許乾摻臍。

又方　柏墨散　黄柏末　釜下墨（即百草霜）乱髮灰（等分）为细

臍瘡　隨其輕重而殊。輕者不過臍皮剝爛。久則化膿。臍窩周圍發紅。重者臍部淡瘍。往往延及化膿近處之皮膚上。使臍帶部日陷於不良。尤重者臍窩周圍結係織非常浸潤。甚至延及臍動脈臍靜脈。而體發寒熱。是重者為臍壞疽。由斷臍處變黑色。而肌肉壞死。潰瘍向內蔓延。則腹壁潰穿。久則虛脫而死。此症以速治為佳。

治法　金黃散　川黃連二錢　胡粉　龍骨煅一錢　各另研後合研為細末。每用廿許敷臍中。時時用。　膿血不乾用煅龍骨一錢　輕粉二分　黃連一錢　枯礬二分　麝香一厘　為末乾摻臍中

又方　金狗脊毛隔臍縛三枚香久。徹時須避風。以粗紙燒灰。調香油塗臍。　又用金銀灰　焙鱉甲　海螵蛸　冰片　硃砂　為末摻至乾

臍腫出　小兒月內臍突光亮如吹。捻動微響。赤腫可畏。或浴兒受濕。或束縛不緊。風濕入內所致。用煅牡

臍　大黄　礞　朴硝一両為末。并用田螺浸水調和。敷臍上。其水從小便而消。如啼哭不止。用釣藤　烏藥　益水服立止。

又方　紅飯豆　淡豆豉　南星　臍帶　白蘞　臍帶一具為末。用芭蕉自然汁調敷臍四旁。即愈。

初生無皮　兒初生遍體無皮。俱是紅肉。舊說以為逆胎以胎久處高樓。不沾地氣。故兒此異症。此乃模糊影響之說。殊不足信。試思近人住高樓者甚多。何以生的患此症者絕少。可見此症乃遺傳梅毒。由胎中稟受而來。審其雜像由於花柳者。內服換肌消毒散。外撲鵞黃散。或松花粉盛於軟絹袋內。在兒周身輕輕撲之。早稻白米作粉。時時撲之。亦效。

換肌消毒散方　當歸　生地　赤芍　皂刺　土茯苓　金銀花　連翹　甘草　白芷　白蘚皮　防風　灯心為引。水煎服。

鵞黃散方　生黃柏　石羔煅等分共研細末撲之。濕則乾糝。乾用猪膽調擦。

兩腿生瘡脫皮　兩大腿近小腹處生瘡，皮脫潤濕，延
小腹則不救。此名胎剝，宜用黃柏炙焦研末，和豬膽
汁敷。或用伏龍肝為末，口水調敷亦效。
身如蛇皮鱗甲　名胎垢，又名蛇胎。用羌蒼去嘴為
末煎湯洗之，或加蛇蛻研末和入亦可。
周身起泡　兒初生下，周身起如魚泡，光亮如水晶，擦
破則水滲流。此因母懷孕時過受濕氣而然，急宜蜜陀
僧研極細，炒過乾擦，仍令母服蘇合丸。
陰囊縮腹　小兒初生一二日後，陰囊收縮入腹，啼哭
不止者，寒邪也。寒則收引，速用硫磺、吳茱萸各五錢，為
細末，研大蒜調塗臍下，仍用蛇床子微炒，帛包熨其臍，
即下。
陰囊光亮　陰囊腫大，垂下不收，用紫蘇為末，患處濕
則乾擦，若乾可用香油調塗。雞皮潰而核微腫，患有抽
敷。此症小兒甚苦痛，宜急治。
陰囊過大　名胎疝。石蟹用好醋磨汁擦敷。

陰囊赤腫，用老杉木燒灰存性，加滑粉和清油調敷。

陽物腫痛，嬰兒陽物根上忽腫，小便時脹痛甚者，用燈草煎湯，不拘時服。

初生小便不通，用豬毛於陽物根上刺去薄皮，即通。屢試屢驗。如陽物根上並無薄皮，即係臍熱，用大葱頭一個，切四片，用乳汁半盞同煎，分作四服，即通。

小便數日不通，遍身腫滿。蘇葉斤，濃煎湯一盆，抱小兒向盆中熏之。冷即再換熱湯。外用炒鹽熨臍上及編身腫處，即愈。　又方：連鬚葱白一木搗融，炒熱，分二包輪流熱熨臍下。　又方：皂角末少許吹鼻令嚏。百藥不效者用此效。

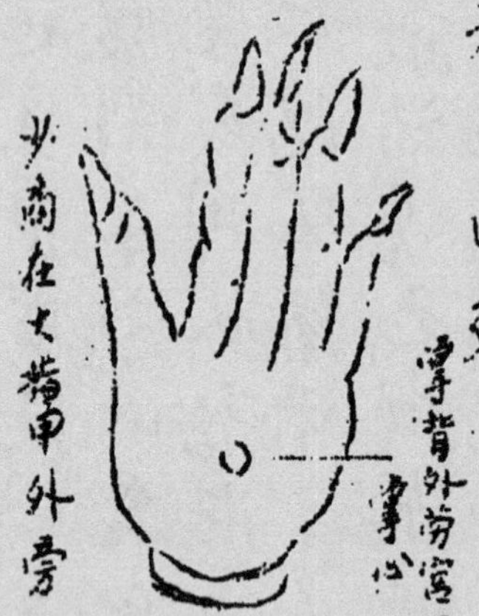

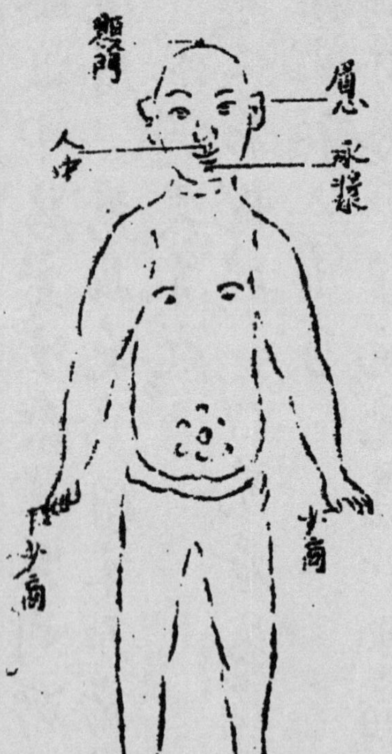

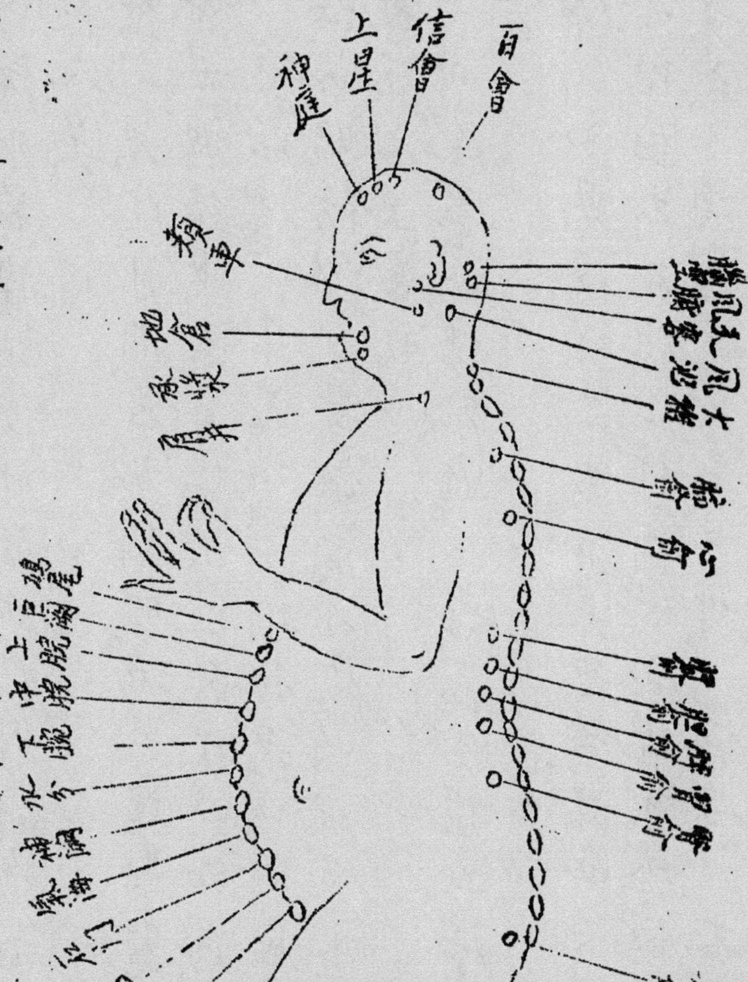

直鼻上入髮際五分即神庭穴又一寸即上星後一寸陷中即顖會穴顖會後三寸即百會穴

初生兒俾黃。兒生下或數日。遍俾全黃。此因胎內濕熱也。前火焠法治之最易亦最驗。總明面目身俾繞黃

蔓丁國醫專门學校

者。此症無疑。按法治之極效。或用生地、花粉、茵陳、各一錢煎服亦可。

初生兒体赤　兒生月内遍体红赤。肌若丹塗。此因胎受热毒。此用前方去茵陳加生甘草、連翹、各一錢。外用藍葉浮萍水杵搗爛絞汁。調大炒朴硝塗之立效。方已試過數人矣。

胎驚　兒生月内。壯热翻眼。握拳噤掣驚啼。此胎驚也。因妊母調攝乖常。有傷於胎。故生下即病。急取猪乳細研。辰砂研細　牛黄各少許調抹兒口。或煎導赤散與服。乳母另服防風通聖散。簡易方。以新汲水辰砂研濃汁調敷五心上。最效。

眼不開、不乳、二便不通、　醫宗金鑑各法歷試皆效。茲不贅。

夜啼　小兒夜啼不安。有寒热驚滞四因。寒啼者。脾氣寒冷。陰盛於夜。腹中作痛。故面青手冷。腰曲而啼。宜用炙黄芪、　酒當歸、　炙甘草、　酒芍、　木香、等分為末常塗乳頭上，令兒吮之。熱啼者，心火煩盛，面赤手煖，口中氣熱，仰身而啼，見燈火愈啼也。用鈎藤、茯神、生甘草、燈心、辰砂、木通，各一錢，煎湯服。滯啼者，乳食停滯作痛，啼而不哭，直声來往無淚者是也。用生麥芽、山查肉一錢，煎湯服。驚啼者，心氣不足，神不安寧，哭而不啼，連声多淚者是也。宜從驚治。服天王補心丹。外治用伏龍肝、蚯蚓泥等分為末，水調塗兒頭。頂及五心即愈。

乳草馬牙疳　兒口內有肉腫高起如草，名乳草；牙齦處生白泡子，名馬牙疳，致兒不能喫乳。急以指摘去其頭，備有血出，以帛拭去。輕者陳京墨搽之，即愈；重者用直殭蚕三條，去絲嘴，人中白四分，冰片少許，研極細，擦患處。略停片刻，用絹浸苦茶洗淨，再擦。一日三四次，自

愈。如未愈。方中加硼砂、血竭、青黛、各三分，兒茶分半、珍
珠一分各細末。和入煎藥。每日洗擦三次。無不愈者。
簡易方以馬齒莧根瓦上焙乾。再加雄黃研末吹之。

鵝口白屑　小兒初生百日內。口中往往有白点。不計其數。拭之即去。少刻復生。滿口纏徧。內竄入喉。日夜啼哭。俗名雪口。又名鵝口瘡。用　生甘草　黃連等分煎湯。以帛裹指、拭去、取桑皮中白汁塗之。立愈。再以辰砂益元散、燈心湯調下。則不再作。此症據西說謂乳兒哺乳後。未拭淨口內。或乳房不潔。遂以授乳。或用污穢之哺乳器授乳。皆能發生此病。至病之來源。實由一種細菌侵入口腔而生。究之細菌如何侵入。尚未明瞭。若云拭淨兒口及乳房。猶常令乳母用最潔淨之器。時時拭淨。仍不免有此病。且十兒患此者約有七八。治愈則

後發。可知此症乃由胎熱而來。未必由積乳之不潔也。依前治法。亦有效有不效。從之愈而復起。惟延至食管。則噬下困難。終致饑死。兼發下痢。此症豫後多良。余家有吹藥方。用之神效。

清熱瀉脾散方　炒山梔錢　石羔、薑黃連錢　生地、薑黃芩錢　赤苓錢　右以燈心炒為引水煎徐徐服之。

吹藥良方　人中白錢、硼砂錢、黃柏末錢、青黛錢、熊膽錢、馬牙硝錢、冰片錢　為細末。搽之神效無比。

走馬牙疳　牙床腐爛。若一二歲已出牙者。甚至牙齒脫落。謂走馬疳者。言其急也。此蓋熱毒蘊蓄而發。凡病此者。大為凶候。速以棗豆煎、濃汁頻飲。使毒從小便利出。外以人中白四分、銅綠用醋制者二分、杏仁去皮尖二分。冰片少許。為細末。敷患處愈。

又方：蒲黃炒擦即愈。

又走馬牙疳外治法　小兒口臭牙上爛。流涎沫。嘴唇如羊鬍鬚瘡。是他症也。其方用巴豆一粒研末雄黃為衣用蒸藥貼眉心。一日夜即揭去蒸藥。立愈。

腭腫　齦腫　連類裏及上顎腫者名腫顎。齒齦上腫者名腫齦。此二症不必服藥。用針將腫處挑破出血。即愈。其血速以淨濕拭去。

嬰兒

腹硬便秘。胎熱也。紫霜丸下之。方用代赭石兩火煅醋淬五次　赤石脂兩杏仁六十粒去皮尖炒　巴豆三十粒去油。共為末麻子大飯丸日三丸白湯下

吐涎牙緊。擦牙散。　生南星去皮　麝香龍腦　共為末用指蘸生薑汁擦牙根。立效。如不開。將藥調和含口

内。以筆管揷病人鼻孔。將藥用力吹入。立開。更用辰砂、全蝎散。 辰砂水飛五分 全蝎去尾毒三个炒 硼砂、龍腦、麝香各一分 乳母唾津調擦口唇内及齒上。病稍安勿過劑後即調和脾胃用勻氣散。 陳皮、 桔梗各一錢 炮姜、 砂仁、 炙草各五分 木香五分

共爲末，棗湯調服。

胎搐　母娠時驚恐。氣傳於子。生後頻頻作搐。身熱面赤。手足搐掣。牙關緊閉。腰直身僵。多啼不乳。此乃胎痫。不治之症也。如因身而作者。雖曰胎病。由於外因。天麻丸。 天麻、 姜製法夏、 防風、 羌活、 胆星、殭蚕、 全蝎、 爲末蜜丸 鉤籐湯送下後以六味丸久服自愈。

盤腸氣　幼科称爲内釣。抵心而痛。其聲轆轆如貓。吐

臭穢諸惡　三十六　[illegible]

惡。乾啼。口閉。手足皆冷。宜通氣調中散。木香、川楝、沒藥、茯苓、肉桂、青皮、萊菔子、枳殼、檳榔、炙艸、武荳蔻散、白蔻、砂仁、青皮、陳皮、炙艸、香附、莪朮、等。為末。紫蘇湯下　外用熨臍法。淡豆豉、生姜、葱白、食鹽、炒熱臍上熨之。

天鈞　頭目仰視。若鈞形。邪熱、積胸。痰氣壅塞。瘈瘲壯熱。與驚症同抽搐。用九龍控涎散。殭蠶炒、滴乳、天竺、各一錢 雄黃、炙甘艸各一錢 荊芥穗、枯礬各一錢 菉豆百粒半生半炒 廿、為末每服五分人參、薄荷湯下。驅風用牛黃散。麝香五分 牛黃、硃砂、螵蛸各一錢 天竺、鈞藤、各三錢 每服一字新汲水下 瘈瘲減參鈞飲。全蝎、羚羊角、天麻。甘艸、鈞藤、

水煎和羚角汁服

内釣　肝臟受寒，冀清搐抽。作止有時。曲腰腹痛。目中紅絲血点。瘈瘲甚者。鈎籐飲方見天釣　急啼腹痛

木香丸。沒药，木香，茴香，鈎籐，全蝎，乳香，大蒜搗細為丸鈎籐湯下。肢冷甲青唇口黑

養藏散。當歸，沉香，木香，肉桂，川芎，丁香，為末每服一錢淡姜湯下

腭腫　齦腫　着類裏及上腭而腫者。名腫腭。齒齦上腫者。名腫齦。此二症。不必服药。俱宜用針挑破出血即愈。

重舌，木舌，弄舌，　舌乃心之苗。三症是心脾蘊热。皆能須命重舌者。舌根肉壅。腫叠出。短小如舌是也。用竹瀝浸黄柏一宿点舌上。　木舌者。舌光腫大塞

滿口中。或僵硬如木不能轉掉是也。用萆麻子肉搗研。以綿紙取油將紙搯成條。点火吹滅以煙薰之即消。若舌下有如螻蛄或如臥蚕者。急于腫突處砭去其血。仍用釜底煤以鹽醋調厚敷之。脱去再敷或井花水調亦可。 经驗方用真蒲黄一味頻刷舌上。其腫自退。弄舌者。舌出掉動如蛇是也。心寧則舌靜。心擾則舌乱。以上三症。總屬火象。輕者灯心。重者黄連。煎湯细细與服。

吐舌 吐長收緩。心火也。瀉心導赤湯。 木通， 生地， 黄連， 甘草， 灯心， 一方人中白加冰片末塗之即收。

蛇舌風 舒長捲兩邊以明雄一塊点舌屡吹即安。

兩顋腫硬 兒初生月内。兩腮腫硬。有核。或僅只一边腫硬。此名痄腮。兒面色黄。鼻端起黑瘤。不時啼哭。亦不吮乳。可用桑柴灰少許。刺雄鷄冠血滴入一二點、再加鹽滷一匙和勻。頻擦患處。神效。 此症吳越之蘇常等處名為螳螂子。因初產嬰兒。口噤不乳。啼聲難出。兩腮腫硬。該處每令守生婆。將利刃於兒口內兩腮割開。挖出堅光惡肉。形如桑螵蛸。以珍珠散擦之。兒即能愈。據云。不將此肉挖出。即腫延喉鼻。塞住喉嚨。不能嚥乳。頃刻立斃。余於厦門。嘗遇此症。竟用外治法而消。並無塞住喉嚨之變。其法本諸保赤集。用巴豆一粒。分作三塊。用清涼膏藥三個。每膏藥中間。放入巴豆一塊。將膏藥貼在嬰兒印堂及左右兩顴三處。皆起泡。毒泄即愈。

○[illegible]哭

大哭晝夜不止。肝熱也。瀉青丸。羌活防風川芎梔子膽草當歸大黄為末蜜丸青黛為衣。如豆大。每服一二丸。薄薑湯下。

日夜啼哭。身熱煩躁。心熱也。導赤散生地木通竹葉草梢。

夜啼面青手冷。口不吮乳。臟寒也。寒甚腹痛。以手按其腹則啼止。起手又啼。加減當歸散。歸身錢半吳茱三分肉桂川芎木香炙草各五分黑薑小茴各一錢

夜啼面紅舌赤或舌苔白澁。無燈則啼稍止。見燈則啼甚。心熱也。宜導赤散加麥冬灯心。甚則加黄連膽草

夜啼睡中驚跳。抱母大哭。面色紫黑。神不安也。安神丸人參茯神麥冬山藥龍齒辰砂寒水石甘草冰片金箔。十味為末。蜜丸。灯心湯下。其吐瀉後及大病後夜

啼。治同。

簡易方　夜啼心熱面赤。青黛飾過二分。灯心十莖。黄湯調服。一方蟬退四十九个。去前半截。用後半截為末。每服四分。鈎藤湯下。一方五倍子研末。口津和作餅。納肚臍。以帶縛之。不論虛實皆效。

頭項顱症。

解顱　頭顱不合也。為腎虧髓不足。人無腦髓。不過千日。遂成廢人。其症多愁少喜。目白睛。面色㿠白。若成於病者尤凶。宜久服地黄丸。外用封顱法。南星不拘多少以姜汁炒枯為末。醋調搽於帛上。烘熱貼顱上。以合為度。

顖腫　寒氣上衝而腫者。則牢實堅硬。參蘇飲。方見湯頭歌括。　熱氣上衝而顖腫者。則柔軟紅色。瀉青丸。兒夜啼。

顖下陷如坑。此腎虛脾弱之極。若與枕骨同陷。百無一救。枕陷尤甚於顖陷。俱宜參苓白朮散。　人參　白朮　茯苓　扁豆　陳皮　炒淮　甘艸　蓮肉　砂仁　桔梗　薏仁　或八味地黃丸。

顖腫而高起甚者。為腦積水。難治。

天柱骨倒。忽然項軟傾倒。肝經風熱也。小柴胡湯。兒傷寒加粉葛。當歸、白芍。若因久病。或泄瀉之後。最為危症。宜十全大補湯加鹿茸。

有生下項便軟者。宜補腎地黃丸。　熟地　山葯　山茱　鹿茸　丹皮　牛膝　茯苓　澤瀉　五味　故紙　為末蜜丸鹽湯下。與六君子湯間服。此乃胃腎双補法也。

又方　生筋散，治筋軟無力。天柱骨倒。

木鱉六个　蓖麻子六个　並去殼。研如泥。先抱頭起。以手摩其頸。令熱。唾津調藥擦頸項。

又方　生附子去皮二錢　生南星去臍二錢　共研末。攤貼患處。

○目病

初生目紅閉而不開多眵者。染產婦白帶穢毒也。宜硼砂水洗之。由於胎熱者。內服生地黃散。

生地，赤芍，川芎，當歸，花粉，炙草，灯心，長流水煎。外用胆連，草煎湯洗。一日七次。恐延纏則損目。

初生眼胞赤爛。真金散。

黃連，黃柏，當歸，赤芍，各二錢　杏仁去皮尖五分　剉碎以乳汁浸一宿。飯上蒸。取汁點眼。

目內黃色。脾熱也。上下眼胞腫。脾經風熱，

赤同治。瀉黃散。藿香，枝子，石羔，防風，粉甘艸，

目連劄，肝有風也。瀉青丸。方見啼哭。

目直視。肝熱也。熱氣入目。牽其筋脈。目眥俱緊。不能轉運。故直視。瀉青丸。

久嗽眼眶腫。黑白珠紅赤。謂之血脈。瀉白散。炙艸，桔梗，陳皮，桑白皮，地骨皮，等分煎服。

小兒發熱。有傷風，傷寒，風溫，濕熱之別。當隨時感而施治。大法與成人同。由於外感。發熱者。邪尚在表。則惡風寒。不欲露出頭面。面帶慘色。不渴。清便自調。或鼻塞流涕。或噴嚏。渾身拘急。宜蘇葉，前胡，甘菊，薄荷，淡豉，葱白，之屬治之。裹熱者，喜露頭面。仰身臥。揚手擲足。揭去衣被。渴欲飲水。吮乳口熱。小便赤。大便秘。

宜蘆根，石羔，連翹，花粉，菉豆衣，苦杏之屬。燥寔者。調胃承氣湯下之。寔熱者。面赤腮燥。鼻孔乾焦。喜冷。或合面睡。或仰面卧。露出手足。揭去衣被。大小便秘。大渴不休。沆瀣丹。傷風發熱自汗。身熱呵欠目赤多睡。惡風喘急。桂枝杏子湯。

○傷寒發熱無汗。身熱呵欠。煩悶項急。面赤喘急。惡寒。口中氣熱。宜麻黃湯。外感溫邪依溫熱病門調治。不贅。傷熱發汗。身熱自汗作渴。昏睡。手足俱熱。白虎湯。虛者加人參。傷暑發熱。身熱自汗作渴。昏睡。手足冷。宜清熱解暑。桑葉，荷葉，銀花，菉豆衣，蘆根，冬瓜子，甘菊之屬。虛者生脈飲去五味子。加竹葉，荷葉，花粉之類。

夏門國醫專門學校

夜熱者，夜間作熱，日則退去。熱在血分也。清血散血法，薰肺熱，夜發者。必咳嗽，清血散血法合清燥救肺湯治之。清血散血方：

丹參、生芍、丹皮、茅根。

疳熱者，形色黃瘦，食不長肌，骨蒸盜汗。泄瀉無恆。肚大腳小。六君子湯，加當歸、白芍。

壯熱者，發熱不已。內則睡臥不安。精神恍惚。外則表裏俱熱。燥急喘粗。甚則搐搦。導赤散方：即生地，竹葉，木通、艸稍。瀉青丸即羌活，防風，枝仁，胆艸、當歸、大黃、為末蜜丸。青黛為衣。如豆大。每服一二丸。淡姜湯下。

煩熱。燥擾不安。五心煩熱。四股溫和。小便赤澀。導赤散，加麥冬，枝仁。

積熱。面赤口瘡。二便黃赤。此表裏俱實。沆瀣丹。

虛熱、困倦乏力。面色青白。虛汗自出。神慢氣怯。四肢軟弱。手足厥冷。四君子湯加煨薑。甚者加附子。

客熱作有似無。熱邪干心。先起頭面。後乃身熱。恍惚多驚。聞聲則惕。先以導赤散去其邪。後以團參散扶其正氣。人參、當歸等分為末。用豬心一個。切作三片。每末一錢。用豬心一片煎服。

血熱已午時發熱。過夜則涼。輕則導赤散。重則玉女煎。石羔、玄參、生地、知母、粉草。患此症者其舌必絳。

嘔吐

有聲有物謂之嘔。有物無聲謂之吐。有聲無物謂之噦。又曰乾嘔。久病見此者死。凡嘔吐多渴。不可與以茶水。水入復吐。終不能止。必強忍一二時。久而復以米湯予之。吐自止矣。

寒吐乳化不消。多吐少出。面白眼慢。氣緩神昏。額上汗出。脈沉微。輕者藿香正氣散。不止理中湯加藿香。又不止參蘇飲人參，沉香丁香藿香木香為末。木瓜湯調服。若再不止。此陰盛格陽。急以理中湯用公猪胆汁和童便少許。將藥潤濕炒熱。並服即止。

热吐面赤唇紅。吐次少而出物多。乳化已消。色黃。發熱煩燥。夏多此症。宜四苓飲加藿香、竹茹，方即茯苓，猪苓，澤瀉，白朮。不止，黃連湯。加竹茹，蘆根，方即黃連，厚朴，藿香，生姜，大枣，再不止。寒热夹雜也。治中湯人參，白朮，炮薑，黃連煎熟。調六一散冷服。

傷食吐。眼胞浮腫。面黃足冷。其热日輕夜重。或吐饅酸之乳。或吐黃水青痰。消積丸

西砂　公丁　烏梅　巴豆仁二粒煨
提去油爲末。米糊丸。白湯下三丸。
傷乳吐。纔乳即吐。或稍停即吐。此滿而溢
也。宜節其乳。
嗽吐　兒有咳嗽。嗽未定而即乳之。乳不
消化而爲痰。積桔二陳湯　積殼　桔梗
法夏　茯苓　陳皮　甘艸
傷乳吐　乳片不化。身熱面黃。腹膨脹。消
乳丸。香附　神麴　麥芽　砂仁
陳皮　炙艸　爲末。水丸。淡薑湯下。
傷食吐　腹脹。惡食。口臭。吐酸稠粘。眼胞
浮腫。或潮熱。和胃湯　陳皮　半夏
砂仁　川朴　藿香　香附　甘艸
仙查　神麴
蟲吐　面唇或紅或白。腹時痛。口吐青涎。
胃寒者。理中湯加川椒　烏梅　胃熱者化

兒科學　萬氏　　四十三　　夏門國醫專門學校

蟲丸。蕪荑 鶴虱 苦楝根 胡粉 使君子 檳榔 枯礬 少許 為末。麵糊丸

虛吐 神倦頭動睡則露睛。自利不渴頻起嘔吐。四君子湯加丁香沉香。

實吐 腹脹滿。便不利。痞鞕疼痛。發熱。喜涼。口吐酸臭。三一承氣湯芒硝大黃 枳實 甘草 厚朴

血症

吐血 胃中積熱火迫妄行。清胃散。枝子 生地 丹皮 當歸各一錢 黃連五分 或犀角地黃湯。便秘者加大黃。勞傷有熱欬嗽痰血者。雞蘇散。雞蘇 貝母 寸冬 桔梗 阿膠 生地 茅根 黃芩 蒲黃 勞傷吐血歸脾湯 有火者芍藥甘草湯加蒲黃茅根

丹皮　梔子　蓮藕。

咳嗽吐血。火炎無制。肺胃枯燥也。宜滋陰降火湯。生地　歸身　白芍　知母　蓮肉　玄參　黃連　花粉　炙草　水煎服

鼻血由於肺燥者。清燥救肺湯。由虛火上炎者。四君子湯加桔梗　麥冬　梔子　黃芩　燈心　竹葉。

便血。糞前見血者為近血。從大腸來。黃連解毒湯　黃連　黃柏　條芩　梔子　灯心

糞後見血者。為遠血。從胃腕小腸來。清胃散。久不止者。補中益氣湯，加黃連，槐花，阿膠，金匱黃土湯尤妙。

一云，初起肛門腫痛。是臟毒。先血後糞是也。若腸中不痛先糞後血。名曰，腸風。

俱宜槐花散。黃連、枳殼、槐花、側柏、荊芥、臟毒加蒼术、苦楝、腸風加秦艽、防風。

便血濕盛腹不痛，平胃地榆湯。蒼术、厚朴、陳皮、甘草、地榆、生姜。

下血日久。腹中痛。补陽和血湯。生地、熟地、黃耆、肉桂、陳皮、炙草、生甘草、當歸、白芍、丹皮、秦艽、升麻、蒼术、生姜、大棗。

先血日久。氣血虛。人參養榮湯。人參、白术、茯苓、炙草、當歸、白芍、熟地、黃耆、肉桂、陳皮。

溺血。多緣溺竅為病。牛膝四物湯牛膝、鬱金、木通、瞿麥、甘草、當歸、白芍、川芎、生地。又方烏梅燒灰存性。研細末。每服一錢米飲下。

○腫脹

腫在上者，據內經謂面腫白風。其實乃肺氣不利也。風即是氣，讀莊子大塊噫氣。其名為風，可悟也。故謂之風，可謂之肺氣不利亦可。西醫有肺水腫之說。大概指此而言。治之之法，參蘇飲合五皮飲，或借用越婢湯亦甚效。麻黃、甘草、石膏，加蒼朮

腫在下者主濕。大概由濕熱傷腎，小便不利而起。我國謂之腎水腫，西醫謂之腎盂炎。由於濕者，舌苔必白厚。小便亦不甚黃，可用五苓散，加防已、茯苓治之。由濕化熱者，小便必短而赤。宜紫菀、知母、生薏仁、滑石、萆薢、麻黃、黃柏、車前，加減治之。若寒濕水腫，得及腎陽，真武湯加桂枝、防杞、地膚子，大效。僅腎水腫而無夾濕熱等病候者，腎氣丸久服自愈。

水氣攻肺。喘不得臥。蘇葶丸。蘇子，葶藶，等分為末，蒸肉和丸。淡薑湯下。

水停中州。脹滿喘急。舟車神祐丸。甘遂，大戟，芫花各一兩。皆醋炒。大黃二兩。牽牛一兩。青皮，陳皮，木香，檳榔各五錢，輕粉一錢，為末。水丸。開水下二十丸。但此方極峻烈。審其確係實證者方可用。

凡腫先起於腹。而散於四肢者可治。先起四肢而還於腹者。難治。若元氣素虧或大病後。身腫肢冷。小水清。大便調。此陰寒之極。治腫之方切不可用。惟以四君子湯加肉桂，炮姜，砂仁，白蔻，以救脾胃。凡腫忌鹽。鹽助水邪。服之愈甚。必待消之後。以鹽煅過。少少用之。

○腹脹

虛脹。或因吐瀉傷脾。食少作脹。精神困

倦。厚樸溫中湯。厚朴，陳皮，黑姜，茯苓，木香，炙草。虛寒者加附子、肉桂，或四君子湯加香附，厚樸，亦佳。

實脹，胃口腹前亦脹。身熱口渴。倦卧不語。腹痛欲喘。目閉不開。平胃散加萊菔子，仙查，麦芽，神曲，或用洗滌丹。方見初生門。

熱脹大便閉结，小便赤澀。渾身壯熱。面赤燥煩。洗滌丹。方出幼幼集成

寒脹，面唇青。手足冷。氣喘。腹脹。異功散加厚朴。杏仁，桂枝。塌氣丸亦效。胡椒一兩蝎尾去鈎子，洗净焙乾。胡椒略去皮。炒過。和蝎尾研末。麵糊丸。極小。每服一二錢。陳皮湯下。

瘡疥漸洗，塗擦。逼毒入内。以致腫脹。方用土茯苓，銀花，鮮皮，薄荷，荆芥，防風，杏仁，川朴，麦芽，屢效。惟瘡不出者出。

黄疸。面黄，齒垢黄，爪甲黄，溺赤黄。
陽黄　身熱煩渴，躁擾不寧，小便熱痛，大
便秘結，脈沉有力。此症無汗者宜疏散，茵
陳麻黄湯，二味等分，煎加酒少許。　腹滿
便秘。茵陳湯：茵陳、枝子、大黄、灯心。無表裏
症，茵陳五苓湯。此症黄色亮，身多熱。
陰黄　喜靜惡動，喜暗畏明，神倦語微，畏
寒少食，四肢無力，或太便不實，小水如蕉。
宜四君子湯加煨姜。桂枝湯加茵陳附子
亦佳。
腹痛
寒痛　面色或青或白。甚者面色闇淡，唇口
爪甲皆青，或喜熱下利。輕者桂枝湯加人
參、香附。重者溫脾散：炮姜、厚朴、東埔蔻、砂
仁、麦芽、陳皮、良薑、炙艸，有吐瀉者保真丸。
人參　白朮　厚朴　陳皮　茯苓、藿